TRAITÉ CLINIQUE

DES

MALADIES DE L'ESTOMAC

PAR

le Dr Lucien PRON (d'Alger)

PARIS

LIBRAIRIE MÉDICALE ET SCIENTIFIQUE

JULES ROUSSET

1, rue Casimir-Delavigne et 12, rue Monsieur-le-Prince

1908

TRAITÉ CLINIQUE

DES

MALADIES DE L'ESTOMAC

DU MÊME AUTEUR

A LA MÊME LIBRAIRIE

Influence de l'estomac sur l'état mental et les fonctions psychiques, 2ᵉ édition, 1904, 1 vol. in-18, 188 p.   3 fr.

La Neurasthénie. Pathogénie et Traitement. 1905, r broch. in-18, 88 p. . . . . 1 fr. 50

Formulaire synthétique de médecine. 1908, 1 vol., in-18, 638 p., relié peau souple, tête dorée . . . . . . 6 fr.

Quelques remarques sur la périodicité des crises et le traitement de la migraine. *Revue internationale de médecine et de chirurgie*, (25 septembre 1902).

A propos d'un cas de rêve à répétition. (Société médico-psychologique, 26 janvier 1903).

Calcul biliaire très volumineux évacué spontanément par l'intestin. Guérison. (Société anatomique, 3 avril 1903, avec G. Leven).

Rôle des organes internes dans l'évolution et la constitution de la vie mentale (Société médico-psychologique, 27 avril 1903).

Des battements aortiques abdominaux chez les dyspeptiques. (Société de biologie, 23 mai 1903).

Hallucinations auditives et surtout visuelles durant depuis plusieurs années chez un vieillard et aboutissant à la démence sénile. (Société médico-psychologique, 28 nov. 1904).

Aphasie dans la tuberculose. (Société médico-psychologique, 29 janvier 1906).

Valeur très relative de l'analyse du suc gastrique comme moyen de diagnostic. (*Journal des Praticiens*, 20 avril 1907).

Dyspepsies et gastrites chroniques. (*Journal des Praticiens*, 13 juillet 1907).

Mérycisme volontaire et intermittent, sans troubles gastriques ni nerveux. (*Journal des Praticiens*, 12 octobre 1907).

TRAITÉ CLINIQUE

DES

MALADIES DE L'ESTOMAC

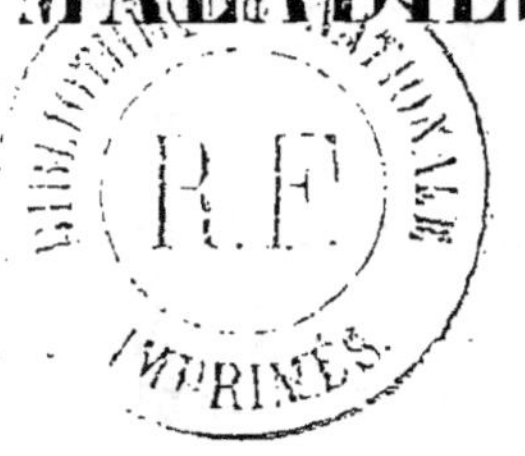

PAR

le Dr Lucien PRON (d'Alger)

PARIS

LIBRAIRIE MÉDICALE ET SCIENTIFIQUE

JULES ROUSSET

1, rue Casimir-Delavigne et 12, rue Monsieur-le-Prince

1908

PRÉFACE

—

La plupart des Traités des Maladies de l'Estomac sont
plus didactiques que cliniques.

Leurs auteurs, au lieu de se placer au point de vue pratique, semblent plutôt viser à faire des ouvrages savants,
dans lesquels les praticiens ne trouvent pas ce qu'ils dési-
rent : des notions claires, répondant à la vérité clinique.

On a également trop divisé et subdivisé les affections de
l'estomac ; on a trop voulu faire, des groupes de symptômes observés, des catégories à part, qui, au lieu d'apporter
de la lumière, arrivent à créer ou à faciliter la confusion.

On a surtout trop étudié l'estomac isolément, sans tenir
compte de ses relations avec le reste de l'organisme et on
a un peu trop tablé sur les expériences de laboratoire, pour
établir des théories, sur lesquelles on a édifié des méthodes
de traitement.

Cet ouvrage n'a été conçu ni dans le même but, ni d'après
les mêmes bases.

Si l'exposé des symptômes ne diffère guère de celui qu'on
trouve dans les excellents traités de ROBIN, SOUPAULT,
MATHIEU, etc., la manière de les interpréter en est dis-
semblable.

Suivant en cela la méthode de M. Leven, auquel je dois

beaucoup, je me suis efforcé de montrer les liens, qui unissent les uns aux autres les divers troubles gastriques et de faire voir que, sous leur aspect varié, il existe une unité, qui doit servir de guide, au point de vue séméiologique et thérapeutique.

Cette thérapeutique ne peut avoir, comme point de départ, les expériences de laboratoire, car, si l'organisme humain, est un laboratoire où s'accomplissent des opérations compliquées de chimie, c'est avant tout une machine vivante, où chaque réaction s'accompagne d'effets à distance et où chacune d'elles est modifiée à tout instant par les phénomènes vitaux. On ne peut l'assimiler à un tube à essai ou une cornue inerte.

J'ai cherché à bien montrer que dans le traitement des affections gastriques, il ne fallait jamais s'occuper seulement de l'estomac, mais tenir grand compte de ses rapports avec les autres organes.

Mon intention a été uniquement de faire un livre pratique. Puisse celui-ci répondre à ce but et être accueilli avec bienveillance.

ALGER, OCTOBRE 1907.

PREMIÈRE PARTIE

CHAPITRE PREMIER

INTERROGATOIRE DU MALADE

En général, il est assez facile, par un interrogatoire bien conduit du malade, de discerner, d'une façon plus ou moins complète, le type de l'affection dont il est atteint et de voir dans quel sens un examen plus attentif va orienter le diagnostic ferme.

Cet interrogatoire est absolument indispensable.

Il faut poser des questions précises et ne pas laisser le sujet s'en écarter, ainsi qu'ont coutume de le faire en général la majorité des malades, qui tiennent avant tout à décrire au médecin le plus de symptômes possible et qui pensent, en suivant ce penchant, l'éclairer sur leur affection. Le résultat de leur exposé prolixe et presque toujours désordonné est, au contraire, de jeter la confusion dans l'esprit du clinicien.

Celui-ci devra couper court à la faconde spontanée de son client et le prier seulement de répondre d'une façon brève et exacte, chose qu'il est souvent difficile d'obtenir, sur les points suivants :

1° Depuis quand ont commencé les troubles des fonctions digestives.

Si le début date de quelques semaines, il s'agit probablement d'une dyspepsie passagère (embarras gastrique, si l'on veut) succédant à quelque fatigue physique ou morale ou à quelque écart de régime alimentaire ou de boisson.

Si les troubles datent de plusieurs mois, on se trouve sans doute en présence d'un type variable de dyspepsie constituée, compliquée ou non, qui exigera un traitement suivi pendant un certain temps.

Si l'affection remonte à plusieurs années, quelquefois dix ou vingt ou même davantage, il faut s'attendre à découvrir une dilatation organique ou non, souvent très prononcée, aboutissant presque fatal des dyspepsies anciennes ou d'un ulcère cicatrisé — ou à avoir affaire à un cancer.

2° Quel est le degré de l'appétit ?

L'inappétence fera songer à une dyspepsie du type hyposthénique.

Un appétit exagéré, ou plutôt le besoin impérieux de manger fréquemment, sera une raison de penser à l'hypersthénie simple ou à l'hypersécrétion continue.

Ce besoin vif de prendre souvent des aliments ne sera pas confondu avec la sensation plutôt obscure de faim qu'éprouvent de temps à autre les hyposthéniques, pendant la période digestive, une ou deux heures, quelquefois moins, après le repas.

3° Quel est l'état subjectif des voies digestives, le matin au réveil ?

A ce point de vue, une seule chose est importante à savoir, c'est si le malade éprouve une sensation de brûlure, dont le siège varie avec les différentes positions qu'il occupe, ou un besoin impérieux de prendre quelque aliment.

C'est là l'indice probable d'une hypersécrétion acide (intermittente ou continue) ou d'une dilatation prononcée, s'accompagnant de stase, d'où résulte une irritation de la muqueuse.

Un symptôme commun à la grande majorité des dyspeptiques, au réveil, c'est ce que le vulgaire dénomme la langue pâteuse, la bouche mauvaise. Il n'y a aucune indication précise à en tirer.

4°. De quoi se compose le petit déjeuner du matin ?

Il arrive souvent que la dyspepsie est causée, favorisée ou entretenue, parce que le sujet a une nourriture indigeste à l'un des repas : par exemple, viande ou aliment solide le matin, et que si la composition du repas était différente, les malaises gastriques n'existeraient pas à ce moment là ou à un autre moment de la journée.

5°. Malaises éprouvés dans la matinée.

On est ainsi renseigné sur la façon dont l'estomac réagit à l'alimentation du matin (ou de la veille au soir).

6°. Quels malaises le malade ressent-il pendant ou après le repas de midi ?

Les hyposthéniques éprouvent une sensation de plénitude, dès le commencement du repas, qui se change en général en ballonnement, pesanteur, une fois le repas terminé, avec rougeur et chaleur du visage. Ces malaises durent plus ou moins longtemps, quelquefois toute l'après-midi, et indiquent par là le degré d'intensité de la maladie.

Le sujet éprouve-t-il, au contraire, un sentiment de bien-être ou de mieux, c'est sans doute un hypersthénique.

Ce diagnostic aura de grandes chances d'être confirmé si, à l'amélioration éphémère précédente, fait suite une sensation de chaleur, de brûlure ou de douleur vive, immédiatement ou un temps variable après le repas.

On devra penser à un ulcère, si une douleur subite, violente, aiguë, pongitive apparaît de suite après le repas, et si elle est localisée au milieu d'une ligne allant de l'appendice xiphoïde à l'ombilic.

Une douleur avec sensation de brûlure, apparaissant vers 4 ou 5 heures du soir fera songer à des fermentations gastriques à ou l'hypersthénie retardée.

Le malade a-t-il des renvois ? Ceux qui se montrent immédiatement après le repas ou même dès l'ingestion des premières bouchées ou de substances non fermentescibles, telle une simple cuillerée d'eau, indiquent un troublé ancien des fonctions digestives ou une perturbation accentuée du fonctionnement du système nerveux gastro-intestinal.

Les renvois qui apparaissent plusieurs heures après le repas et qui coïncident fréquemment avec la sensation de brûlure ou de douleur vive, sont l'indice de fermentations secondaires, acides ou gazeuses.

Tantôt le malade ne peut leur assigner aucune odeur ni saveur ; d'autres fois, il déclare qu'ils sentent l'œuf pourri (acide sulfhydrique), ou le beurre rance (acide butyrique) ou il les compare à telle ou telle substance.

7° Le malade prend-il quelque chose entre le repas de midi et du soir ?

Très souvent, les souffrances sont accrues ou provoquées par l'habitude de faire, vers 4 ou 5 heures, un goûter souvent indigeste (pain et chocolat par exemple).

8° Quel est le degré d'appétit, au repas du soir ?

La sensation de faim ou de non faim a ici beaucoup moins d'importance qu'au repas de midi. Elle est souvent commune à la fois aux dyspeptiques par défaut et aux dyspeptiques par excès. Chez les premiers, le manque d'appétit est la règle. Chez les seconds, il existe fréquemment, pour ne pas dire presque toujours, une dilatation gastrique et comme, en général, ils ingèrent au repas de midi une quantité d'aliments supérieure à la normale, leur estomac met un temps plus long à évacuer son contenu et ne leur fait éprouver aucun besoin ou désir de s'alimenter, quand l'heure de la table est venue.

9° Comment le malade passe-t-il la nuit ? (1)

Le degré du sommeil n'a aucune signification ; le sommeil est en général mauvais chez tous les dyspeptiques, qui ont de plus très fréquemment des rêves pénibles ou de vrais cauchemars.

Ce qu'il est important de savoir, c'est si le malade est réveillé, presque chaque nuit, à la même heure par des

____

(1) Certains sujets se plaignent, le soir au coucher, d'entendre dans leur estomac, un bruit de glouglou, à l'occasion des mouvements qu'ils font. Ce signe, qui prouve l'existence d'une quantité variable de liquide dans l'estomac, n'a d'importance et n'indique une dilatation probable que s'il persiste plusieurs heures après le repas.

symptômes gastriques. Ou bien il s'agit de pesanteur, de constriction sur la région épigastrique, symptôme d'hyposthénie, ou bien il y a besoin de prendre des aliments et l'on voit des malades — hypersthéniques, ceux-là, qui ont soin, chaque soir, de garnir leur table de nuit de biscuits ou autres aliments légers ou même d'une lampe à alcool et de lait qu'ils font chauffer dans le courant de la nuit.

Le premier de ces deux symptômes : lourdeur, peut exister dans l'hypersthénie, mais alors il s'accompagne d'une sensation d'âcreté ou de chaleur gastrique.

10°. — Le malade vomit-il ?

Les vomissements matutinaux, composés presque exclusivement de mucus, feront penser à la gastrite éthylique, quoi qu'on les rencontre également dans la dyspepsie simple.

Il arrive fréquemment que certains sujets ont des régurgitations de liquide aqueux, à saveur acide, qu'ils comparent au vinaigre ; ces régurgitations sont composées en grande partie de suc gastrique et indiquent une hypersécrétion acide.

Les vomissements de débris alimentaires ont une certaine importance diagnostique. S'ils se montrent chez des sujets jeunes, d'une façon fréquente, quelquefois quotidienne pendant des semaines ou même des mois, comme j'en ai observé un cas, et peu de temps, c'est-à-dire une heure environ après le repas, il s'agit d'une névrose motrice essentielle de l'estomac.

Si les vomissements d'aliments ont lieu plusieurs heures après le repas, d'une façon quelquefois plus tardive même, le diagnostic de sténose du pylore est probable. S'ils ont une teinte noirâtre, si le sujet (qui peut quelquefois être jeune) a maigri considérablement, vérifier, par une palpation attentive et au besoin l'analyse du suc gastrique, (1) s'il n'y a pas un cancer de la région pylorique.

Les vomissements de sang rutilant témoignent d'un ulcère gastrique, à moins qu'ils ne se produisent chez un sujet hystérique, auquel cas ils pourraient n'être qu'une des manifestations déroutantes et sans nombre de cette névrose polymorphe.

Les vomissements, contenant des débris d'aliments, ingérés depuis un ou plusieurs jours, pourront être sous la dépendance d'une obstruction organique du pylore (sténose ou cancer) ou plus rarement d'une grande dilatation.

Le rejet de bile soit pure, soit mêlée à des aliments, n'a pas une grande importance diagnostique, la bile refluant souvent dans l'estomac, chez beaucoup de sujets sains.

Les vomissements alimentaires, sans aucune douleur ni nausée, appelés justement en fusée, sont conditionnés, soit par une lésion grave du système nerveux central, soit simplement par une hyperesthésie morbide de la muqueuse, c'est-à-dire par une irritation prononcée du système nerveux gastrique.

11°. L'état du sommeil, les troubles des fonctions d'exonération intestinale étant toujours mauvais en général dans toutes les affections du tube digestif, il n'y a aucun renseignement réellement utile à tirer de questions dirigées dans ce sens.

12°. De même la connaissance des antécédents héréditai-

---

(1) Dont les résultats sont loin d'être absolus.

res ou personnels du malade ne sera utile qu'au point de vue étiologique et non du diagnostic.

Tel est le questionnaire qui pourra servir de base à l'interrogatoire du malade.

Malgré toute son importance, et malgré toute l'utilité des renseignements qu'il fournira au médecin, il ne doit être considéré que comme une entrée en matière et comme un premier moyen pour entrevoir le diagnostic, qui s'étayera sur un examen toujours physique, et physiologique, quelquefois chimique du malade et l'étude approfondie de chaque symptôme capital, envisagé dans ses rapports avec toutes les impressions morbides éprouvées par le sujet.

CHAPITRE II

EXAMEN PHYSIQUE DU MALADE

Après la recherche des symptômes subjectifs, il convient d'examiner directement et matériellement le malade, pour se rendre compte de l'état physique de son organisme et plus particulièrement des voies digestives et de leurs annexes ou des organes qui, comme le rein, peuvent être cause de l'affection gastrique et qu'il faut d'abord soigner avant ou en même temps que l'estomac

Aspect général. — L'état d'embonpoint et le teint seront notés soigneusement, quoiqu'ils ne soient pas d'une importance absolue.

Si l'état général est bon, il n'y a sans doute pas à envisager la probabilité d'une affection grave de l'estomac ou du tube digestif.

Mais de ce que l'état général est plutôt déchu, de ce que le sujet est maigri, il ne faut pas tirer une conclusion pessimiste; presque tous les vieux dyspeptiques, qui sont en général atteints de dilatation plus ou moins prononcée, ont une physionomie souffreteuse et une musculature émaciée, sans pour cela être en possession d'un cancer et la plupart des cas de cancer de l'estomac guéris par un traitement exclusivement médical ne sont que des cas d'hypersthénie permanente accompagnés de troubles profonds dans les échanges nutritifs.

Ce n'est que lorsque le malade a subi une perte de poids excessive, rapide, résistant au repos et au régime alimentaire et s'accompagnant de la teinte jaune paille des téguments qu'il faudra soupçonner et rechercher attentivement une lésion organique grave.

Examen de l'abdomen. — Cet examen, de même que celui de l'estomac, devra se pratiquer dans la station horizontale et dans la station debout.

Si l'on se borne à examiner le malade couché, on risque de n'avoir qu'une connaissance partielle ou même erronée de l'état physique et anatomique de l'abdomen, les rapports des viscères entre eux et des viscères avec la paroi abdominale variant suivant l'une ou l'autre position. De plus, la position verticale étant en somme la position naturelle chez l'homme, ce n'est qu'en examinant le sujet debout qu'on pourra vraiment se rendre compte de l'état réel et du degré des ptoses viscérales.

Le sujet étant étendu à plat et respirant largement, la bouche ouverte, pour éviter la possibilité de contracter les muscles droits et transverses, on se rendra compte par la palpation, de la résistance des parois abdominales, qui joue un rôle capital dans la statique des viscères sous-diaphragmatiques.

L'aspect de l'abdomen donne souvent des indications utiles sur l'estomac ; c'est ainsi qu'un abdomen saillant dans sa partie sus-ombilicale révèle l'existence d'une distension de l'estomac, qui se rencontre en général chez les gros mangeurs et qui est presque toujours accompagnée de congestion hépatique.

Une saillie médiane, située sur la ligne allant de l'appendice xiphoïde à l'ombilic, pouvant descendre au-dessous du nombril et empiéter sur l'hypocondre droit ou gauche et s'accompagnant d'une dépression de la région épigastrique indique d'une façon générale une dilatation de l'estomac avec ptose plus ou moins marquée.

Le ventre en bateau, c'est-à-dire aplati et plus ou moins excavé, se rencontre dans les cas d'intolérance gastrique persistante et est l'indice d'un état général grave.

En examinant obliquement la région épigastrique, on se rendra compte des inégalités de surface et des bosselures, d'origine viscérale ou non — ou des battements, qui sont fréquents chez les dyspeptiques nerveux, en dehors de toute lésion organique. On pourra également voir se dessiner des ondes péristaltiques isolées ou associées à des ondes antipéristaltiques ; ce phénomène se rencontre chez les névropathes ou plus souvent dans les sténoses organiques du pylore.

Examen de l'estomac.

Délimitation de l'estomac. Percussion. — Quand l'estomac est vide, la percussion doit être superficielle et légère dans la région du grand cul-de-sac et un peu plus forte dans la partie pylorique, à cause de la languette de foie, qui la recouvre.

On obtient ainsi une sonorité à timbre spécial, qu'il est difficile de définir, mais qu'on arrive assez vite à se mettre dans l'oreille, en la comparant à celle des régions voisines. On peut augmenter cette sonorité, en faisant faire au malade une série de déglutitions, qui introduisent une certaine quantité d'air dans la cavité gastrique ou en lui faisant ingérer successivement un quart de verre d'une solution d'un gr. d'acide citrique ou tartrique, et autant d'une solution d'un gr. de bicarbonate de soude. Il n'est pas toujours sans inconvénient pour un viscère malade et hypersensible d'employer des doses plus fortes allant jusqu'à 7 gr., qu'on a conseillées, dans le but de voir se dessiner sur la paroi épigastrique les contours de l'estomac.

Quand on examine l'estomac après un repas, le sujet étant couché, la percussion doit être moyenne dans la recherche de la limite supérieure de l'organe, qui est sonore et légère dans la recherche de la limite du bord inférieur, qui tantôt rend un son plus ou moins mat, à cause de la présence des aliments et tantôt n'est que difficilement perceptible.

En pratique, la délimitation du bord inférieur dans le sens vertical et les dimensions transversales sont les plus importantes à connaître ; la délimitation du bord supérieur est également importante, car seule elle permet de se rendre compte si l'estomac est abaissé. Lorsque le timbre de la sonorité pulmonaire se confond avec la sonorité gastrique, créant ainsi une difficulté, certains auteurs ont conseillé de transformer la sonorité gastrique en matité, par l'introduction dans l'estomac d'un verre de liquide, le sujet étant couché sur le côté gauche et le siège relevé.

Après un repas, la percussion de l'estomac, dans la *position verticale* donne d'une façon rapide et sûre la limite inférieure. puisqu'on passe de la pleine matité à la sonorité tympanique des anses intestinales. Le sujet devra être *assis* pour éviter la tension des muscles de la paroi abdominale, qui se produirait s'il était debout.

A l'état de vacuité, l'estomac est situé complètement à gauche de la ligne xipho-ombilicale.

A l'état de replétion moyenne, la région pylorique déborde légèrement à droite la ligne médiane, de 2 à 3 centimètres.

La *limite supérieure* de l'estomac se trouve au niveau du cinquième espace intercostal, quand on percute la face antéro-latérale de l'hypocondre gauche, et au niveau du septième espace intercostal, le long de la ligne axillaire. Quand le bord supérieur de l'estomac est situé plus haut, il y a distension gazeuse du grand cul-de-sac ; lorsqu'au contraire il est abaissé, il y a gastroptose, ou dilatation, ayant entraîné un changement dans la position de l'organe qui, d'oblique de gauche à droite, est devenu absolument horizontal.

La *limite inférieure* de l'estomac est quelquefois difficile à établir à jeun ; elle varie selon le degré de rétraction de l'organe.

A l'état de réplétion moyenne, on admet qu'elle se trouve sur un plan horizontal coupant la ligne xipho-ombilicale à l'union de son tiers moyen avec le tiers inférieur.

Testut, donne comme dimensions de l'estomac, à l'état de vacuité, 18 centimètres dans sa plus grande longueur et 7 centimètres du bord droit au bord gauche. A l'état de réplétion moyenne 25 et 12. Sa capacité serait d'environ 1.300 c.c.

Mais si l'on semble devoir admettré que la direction de l'estomac est à peu près verticale, d'après des coupes pratiquées sur des cadavres congelés, il est au moins certain qu'en pratique et en réalité, le médecin qui examine un estomac *après le repas*, lui trouve toujours une direction à peu près horizontale ou très oblique.

Il est difficile de fixer par des chiffres les dimensions d'un organe tel que l'estomac qui, plus qu'un autre, varie avec la taille et surtout avec le genre et la quantité de nourriture du sujet.

Les rapports des bords supérieur et surtout inférieur, — des extrémités gauche et droite, — donneront à cet égard des renseignements plus vrais, en raison de ce qu'ils ne seront pas basés sur des chiffres absolus.

Palpation. — La palpation est un mode d'exploration beaucoup plus important que la simple percussion ; elle permet de se rendre compte : 1° du degré de sensibilité de l'estomac ; 2° de la résistance de ses parois ; 3° des indurations et des tumeurs.

Le malade étant étendu bien à plat, les jambes allongées ou légèrement pliées, les bras le long du corps, on lui recommande de respirer lentement et largement, la bouche ouverte, afin de permettre le relâchement aussi complet que possible des parois abdominales. La palpation se pratiquera avec la pulpe des doigts, sans aucune brusquerie ; il faut éviter que les mains ne soient froides, ce qui aurait l'inconvénient, outre la sensation désagréable causée au malade, de provoquer une contraction des muscles abdominaux et de gêner beaucoup l'exploration.

1° — D'une façon générale, la douleur à la pression se rencontre surtout dans l'ulcère et la catégorie *fort nombreuse* des dyspepsies, qui évoluent chez des sujets à système nerveux surmené et malmené depuis longtemps (1). Elle fait souvent défaut dans les dyspepsies très anciennes, accompa-

-----

(1) De l'existence d'une douleur vive, il faut se garder de conclure à un ulcère.

gnées de dilatation plus ou moins prononcée ; on ne devra
donc pas conclure de l'absence de douleur au peu de gravité de la maladie.

Indépendamment des cas où une lésion, comme un ulcère,
siège en un point bien déterminé et où la douleur à la pression correspond au point lésé, le maximum de sensibilité
se trouve dans la région du creux épigastrique, le plus souvent exactement à quelques centimètres au-dessous de l'appendice xiphoïde, sur la ligne médiane, ou un peu à droite
de cette ligne.

Tantôt le résultat de la pression exercée par la pulpe des
doigts est une douleur vive, pouvant irradier vers le foie,
vers la région ombilicale ou lombaire ; tantôt c'est une
sensation d'angoisse, qui risquerait d'amener une syncope
chez certains sujets, si on la prolongeait et qui s'accompagne
de constriction au cœur. Le fait que le malade accuse, à la
pression, une douleur en broche qui semble le traverser
de part en part n'a aucune valeur pathognomonique de l'ulcère ; on la rencontre d'une façon courante dans les dyspepsies les plus banales.

Les recherches cliniques de LEVEN et celles plus récentes
de J. C. ROUX ont montré que le point épigastrique douloureux correspondait au plexus solaire.

A l'état de santé, le creux épigastrique ou mieux le plexus
solaire supporte une pression de 5 kilogr. sans la moindre
douleur, à la condition que la pression soit progressive et non
brutale. Roux a proposé un instrument, qu'il appelle *esthé-
siomètre gastrique,* pour mesurer exactement la sensibilité
de l'estomac et obtenir des évaluations précises, qu'on peut
comparer lors d'examens successifs. C'est là une idée excellente ; le seul reproche qu'on puisse faire à cet instrument
est d'être de dimensions un peu trop grandes.

Outre la sensibilité du creux épigastrique, il sera toujours utile de rechercher celle du gros intestin et de l'intestin grêle par la pression exercée à l'aide d'un doigt, à quatre ou cinq centimètres à droite et à gauche de l'ombilic (plexus mésentérique supérieur et inférieur).

2° *Degré de tonicité des parois de l'estomac. Clapotage.*
Pendant longtemps, on a fait du bruit de clapotage un signe pathognomonique de la dilatation.

Ce bruit s'obtient en imprimant avec la pulpe des doigts une série de petites secousses brèves à la région épigastrique (le sujet étant, cela va sans dire, étendu comme précédemment) dans le sens vertical, puis horizontal. En réunissant, par une ligne, les différents points supérieurs, inférieurs, droits et gauches, où le clapotage cesse de se produire, on obtient les limites de l'estomac.

Un bruit analogue au clapotage peut être obtenu, en saisissant de chaque côté le tronc à pleines mains et en lui imprimant d'assez fortes secousses dans le sens latéral ; c'est le *bruit de succussion*, qui sert de moyen de contrôle au premier.

Le bruit de clapotage indique la présence dans l'estomac d'une certaine quantité de liquide, qui peut être très variable ; on l'obtient à jeun, dans un estomac dilaté, après l'ingestion d'un demi-verre d'eau. Il peut être perçu chez des personnes en bonne santé, une heure ou même deux heures après le repas ; il n'a de signification pathologique que s'il se montre quelques heures après, au-dessous d'une ligne unissant l'ombilic aux fausses côtes gauches (1) ; il indique

____

(1) Cette limite n'a qu'une valeur très relative, pour établir le diagnostic de dilatation. Indépendamment de l'abaissement de l'estomac, qui est une

alors une *ectasie gastrique*, ou une *atonie* des parois de l'estomac.

Le matin à jeun, il indique une *stase alimentaire*, avec sténose probable du pylore ou une dilatation prononcée ou ancienne de l'estomac.

On trouvera plus loin des considérations sur la provenance du liquide contenu dans l'estomac dilaté, à l'état de jeûne.

Il peut arriver que le clapotage manque, malgré une grande dilatation et la présence d'une quantité appréciable de liquide dans l'estomac ; ce phénomène se produit dans les cas de sténose accompagnée d'hypertrophie des parois du muscle gastrique, qui a lutté pendant longtemps contre l'obstacle qu'il rencontre pour évacuer son contenu, — ou encore lorsque l'estomac contient une très grande quantité de liquide, qui le remplit presque complètement (1).

On a voulu, dans ce cas, faire jouer un certain rôle à la pression des gaz qui surmontent le liquide et qui contribueraient à augmenter la pseudo-tonicité des parois ; mais ces gaz, s'ils étaient réellement à une pression suffisante, s'échapperaient vraisemblablement par en haut.

Le clapotage s'accompagne d'un bruit caractéristique, qui peut être justement comparé à celui qu'on obtient en secou-

cause d'erreur à éviter, en déterminant la limite supérieure de l'organe il y a plusieurs années que j'ai remarqué que la distance comprise entre l'appendice xiphoïde et l'ombilic était extrêmement variable et non en fonction de la taille du sujet ; un estomac dont le bord inférieur arrive à l'ombilic peut être plus petit qu'un estomac situé à quelques centimètres au-dessus de l'ombilic. G. LEVEN et BARRET ont exprimé récemment la même opinion. *(Archives des maladies de l'appareil digestif ;* mars 1907.)

(1) Se servir alors d'un stéthoscope à tube de caoutchouc ou d'un micro-phonendoscope, appliqué sur la région gastrique, pour percevoir le bruit de contact du liquide avec les parois de l'estomac.

ant une bouteille incomplètement pleine ; en général, il ne peut prêter à confusion.

Il est pourtant des cas où l'intestin dilaté, pour une cause organique ou autre, donne, à la palpation brusque, un bruit qui simule, quelquefois à s'y méprendre, le clapotage gastrique.

Il faut également penser comme cause d'erreur possible, aux gargouillements intestinaux.

Dans les cas douteux, on peut lever la difficulté, en évacuant avec une sonde le contenu de l'estomac et en se rendant ensuite compte si le bruit persiste. S'il est absent, puis s'il reparaît après qu'on a fait ingérer au malade un verre d'eau, il n'y a plus aucun doute possible sur son origine gastrique.

Outre ce mode d'exploration de l'estomac, qui est actif de la part du médecin, on a décrit la *palpation passive*. Une main étant posée à plat sur l'hypocondre gauche, le médecin engage le malade, qui est couché et auquel il a fait auparavant ingérer une petite quantité de liquide (100 à 200 gr)., à faire un brusque effort ; le liquide passe ainsi brusquement de la paroi postérieure de l'organe vers la paroi antérieure et imprime à la main exploratrice une secousse. En plaçant la main de plus en plus bas, le point où les ondulations produites par le liquide ne sont plus senties, indique la limite inférieure de l'estomac.

3° La recherche *des indurations et des tumeurs*, au moyen de la palpation, est souvent difficile à cause de leur situation plus ou moins profonde et de la contraction quelquefois invincible de la paroi abdominale. Là, plus qu'ailleurs, il faut recommander les larges inspirations et mettre à profit les périodes expiratoires, pour enfoncer profondément les doigts.

En faisant coucher le malade sur le côté opposé à celui qu'on veut examiner, une jambe étant étendue et celle du côté à palper fléchie sur le bassin, on arrive à obtenir un relâchement beaucoup plus appréciable, que dans la position dorso-horizontale.

Lorsqu'on sent une tumeur profonde, on peut toujours affirmer qu'elle est plus volumineuse que ne l'indique la palpation ; si celle-ci provoque des douleurs, il y à craindre un abcès en formation ou des adhérences avec le péritoine ou les viscères voisins.

Autres moyens d'exploration de l'estomac-Phonendoscopie. — Cette dernière méthode permet, outre l'auscultation de l'estomac, qui peut d'ailleurs se pratiquer avec un stéthoscope ordinaire et qui n'a guère sa raison d'être, de délimiter l'estomac, ce qui est plus important.

Elle se pratique à l'aide du phonendoscope de Bazzi et Bianchi, ou de celui de Capitan, qui se composent d'un tambour soit plat, soit hémisphérique, muni à la partie inférieure d'une tige amovible et portant, à la partie supérieure, deux tubes courts auxquels s'adaptent deux tuyaux de caoutchouc, destinés à être introduits dans le conduit auditif.

Tenant d'une main l'appareil, la tige appuyée sur la région de l'estomac, on exerce, avec le pouce de l'autre main, des frictions dans les différents sens autour de cette tige ; tant que les frictions sont faites sur la région correspondant à l'estomac, on perçoit un bruit fort ; lorsque ce bruit diminue notablement, on est averti qu'on n'est plus sur l'estomac.

Si le sujet n'est pas à jeun et si on l'examine debout, il est nécessaire de déplacer l'instrument vers le bas, car on a, tout en étant sur l'estomac, deux zones de sonorité distinctes ; l'une supérieure, correspondant à une cavité à peu près vide, l'autre correspondant aux liquides ou aux aliments accumulés dans la partie inférieure de l'organe. En plaçant le bouton sur la zone supérieure seule, le changement de tonalité perçu au moment où les frictions sont exercées sur la zone inférieure, pourrait faire admettre comme limite inférieure de l'estomac le plan horizontal passant à la surface du contenu gastrique.

Je ne fais que mentionner, sans m'y arrêter, la *gastrodiaphanie* et l'examen de l'estomac, à l'aide des *rayons de Rontgen*, après ingestion d'une pilule contenant 0,50 cg. à 1 gr. de sous-nitrate de bismuth et en faisant prendre au patient des positions diverses: station debout, décubitus latéral droit et gauche. Ces méthodes ne sont pas du domaine de la pratique courante.

CHAPITRE III

EXAMEN PHYSIQUE DES AUTRES VISCÈRES
ABDOMINAUX.

Lorsque le médecin se trouve en présence d'une personne qui se plaint de l'estomac et même uniquement de l'estomac, il ne doit pas se borner à l'examen de cet organe. Souvent, en effet, les affections de l'estomac, ont une cause extrinsèque, par exemple rein flottant, lithiase hépatique, métrite ou déviation utérine, à côté de laquelle il ne faut pas risquer de passer — ou bien elles exercent un retentissement sur les viscères abdominaux, dont il est nécessaire de connaître l'état.

Foie. Le foie et l'estomac ne sont presque jamais malades, l'un sans l'autre.

On se rend compte de la *sensibilité* du foie, en insinuant la pulpe des doigts sous le rebord costal droit et en exerçant des pressions tout le long de cette ligne. La sensibilité de la *vésicule biliaire*, est recherchée en appuyant avec un doigt au point d'intersection de la dixième côte avec le bord externe du muscle grand droit.

La palpation simple, pratiquée de bas en haut et la percussion donneront des indications sur le volume du foie.

Si ces deux modes d'investigation ne fournissent qu'un résultat douteux, on aura recours au *procédé du pouce,* de GLÉNARD : les quatre derniers doigts de la main gauche soulevant la fosse lombaire droite du sujet, (dont les jambes sont *allongées*) et faisant en quelque sorte saillir le foie en avant, le pouce appuie de bas en haut sur l'hypocondre ; au cours des inspirations profondes qu'on recommande au malade de faire, ce doigt rencontre le bord inférieur du foie — ou à la *palpation respiratoire* de MATHIEU : le médecin, placé à droite du malade et lui tournant le dos, applique les deux mains, le bout des doigts étant recourbé, sur l'hypocondre droit ; le foie, s'abaissant à chaque mouvement d'inspiration, vient à leur contact — ou au *procédé du glaçon,* à recommander surtout quand l'organe est hypertrophié et qui consiste à imprimer avec la pulpe des doigts des secousses brusques sur l'hypocondre droit ; le foie, étant ainsi repoussé, revient vers la paroi abdominale, en produisant un choc en retour.

Lorsqu'aucun de ces procédés ne donne de renseignement précis ou lorsqu'on ne peut arriver à un relâchement complet des muscles droits, on obtiendra de meilleurs résultats en pratiquant la *palpation profonde*, le malade étant couché sur le côté opposé à celui qu'on veut examiner avec la jambe inférieure étendue et celle du côté à palper fléchie sur le bassin.

INTESTIN. La simple *inspection* de l'abdomen permet de se rendre compte, outre le degré de tonicité des parois, du relâchement ou de la contracture de la masse intestinale. Dans le premier cas, on observe du ballonnement généralisé ou localisé, dû soit à la présence de gaz abondants, soit à la sté nose d'un point du canal intestinal amenant une dilatation en amont. Dans le second cas, le ventre est aplati ou creusé en bateau.

. La *percussion*, quoique la sonorité intestinale ait un timbre plus élevé que la sonorité gastrique, ne fournira d'utiles indications qu'en cas de tumeur superficielle.

. La *palpation* est un mode d'investigation .beaucoup plus riche en résultats ; surtout en ce qui concerne *le gros intestin*. Il renseigne sur la *sensibilité* de l'appendice et du côlon, souvent douloureux à la pression, au niveau des coudes droit et gauche et de l'anse sigmoïdienne, chez les dyspeptiques et dans l'entéro-névrose — et sur sa *consistance*, qui peut être plus ou moins dure (*cordes côliques*) ou pâteuse (*scybales*).

La palpation permet également de se rendre compte de l'existence des tumeurs du gros intestin ; mais il n'y a guère que celles de la portion ascendante qui soient perceptibles, au début de leur évolution.

La pression exercée avec l'extrémité du doigt sur les points péri-ombilicaux de Leven (droit, gauche et inférieur, à 4 ou 5 cm. de l'ombilic) renseigne sur la sensibilité de l'intestin grêle (points droit et gauche) et des organes génito-urinaires (point inférieur).

REIN. La situation de cet organe est très importante à déterminer chez les personnes malades de l'estomac, car souvent le rein flottant est la cause de crises ou de troubles gastriques et toujours il augmente l'intensité des symptômes morbides primitifs de l'estomac.

La recherche du rein mobile peut se faire par la *palpation bimanuelle* de GUYON. Une main étant placée à plat sur la région lombaire, l'autre main déprime assez profondément la paroi antérieure du flanc correspondant. Lorsque le rein est déplacé ou augmenté de volume et que la main placée sur le flanc, lui imprime une série de secousses, ces dernières sont perçues par la main qui soutient la région lombaire.

Elle peut encore se faire par le procédé classique suivant : faire faire, à intervalles variables, de brusques inspirations au malade, les mains ayant la même position que dans le procédé de Guyon. A chaque inspiration, on insinue sous les côtes le bord radial de la main placée sur le flanc, de façon à saisir le rein qui descend. Puis au moment de l'expiration, on bascule la main en arrière, pour aider au mouvement de retour du rein vers le haut. Ce mouvement est perçu en même temps par la main antérieure et la main postérieure.

Enfin, GLÉNARD a conseillé un procédé qui lui est personnel : Une main, formant pince, saisit le flanc, le pouce en dessus ; l'autre main appuie par son bord cubital sur la ligne médiane de l'abdomen, pour empêcher le rein de glisser de côté. Si cet organe est mobile, la main qui tient le flanc, entre en contact avec lui, pendant les larges inspirations que fait le malade.

CHAPITRE IV

EXPLORATION DES FONCTIONS GASTRIQUES

I. — CHIMISME GASTRIQUE

Sa valeur relative comme moyen de diagnostic.

La plupart des ouvrages classiques, célébrant à l'envi les louanges du cathétérisme de l'estomac, préconisent cette méthode d'exploration [comme moyen important de diagnostic et il est de bon ton de penser ou de dire que seule l'analyse du suc gastrique permet de bien savoir ce qui se passe dans l'estomac et que, sans elle, on ne peut faire que de la médecine d'à peu près.

Plus loin, on verra ce qu'il convient, — d'après des expériences faites *in anima vili*, d'après les résultats éloignés de la gastrectomie, d'après l'état général de sujets à chimisme gastrique nul et même d'après la physiologie, — de penser de l'importance de l'estomac, au point de vue de la digestion, c'est-à-dire de la transformation des aliments en substances absorbables et assimilables. Je voudrais ici seulement montrer brièvement qu'on a attendu et qu'on attend encore de l'exploration du chimisme gastrique beaucoup plus qu'il ne peut donner.

1° Pour que, étant donné un suc gastrique pathologique extrait après un repas d'épreuve, on puisse se rendre compte de son rapport avec le suc gastrique d'un individu sain, en ce qui concerne l'acidité, il faudrait qu'on ait une base de comparaison fixe.

Or, si l'on consulte à ce sujet les chiffres donnés par les physiologistes, on voit que RICHET évalue la quantité d'acide à 2 p. 1.000, que DUVAL et GLEY admettent une oscillation entre 1 et 3 ou même 4 pour 1.000 — et que pour LANGLOIS et VARIGNY, l'acidité du suc gastrique peut varier entre 0,5 et 4,5 p. 1.000.

D'après ces données très flexibles, ne sera-t-il pas très difficile et très aléatoire, dans certains cas, de diagnostiquer que tel malade est hypo ou hyperchlorhydrique ?

Sans doute, il n'y a pas que l'acidité totale (A) dont on doive tenir compte dans l'interprétation d'une analyse de suc gastrique ; il y a encore la *chlorhydrie* (acide chlorhydrique libre H+acide chlorhydrique combiné C). Mais l'accord est loin d'être fait sur l'importance respective de *chacun* de ces deux états chimiques ; pour HAYEM, elle est capitale et il est indispensable de doser H et C séparément ; pour d'autres, elle est accessoire.

2° Les différences considérables dans les chiffres cités ci-dessus s'expliquent facilement.

La composition globale du suc gastrique et surtout la quantité d'HCl et de pepsine varie d'une façon notable chez un individu, *à l'état de santé*, avec le régime alimentaire. Le suc gastrique d'un homme, qui est surtout carnivore, sera beaucoup plus acide, et aura une puissante digestion beaucoup plus grande que celui d'un homme, qui se nourrit de légumes, de lait et de pain ou dont l'alimentation carnée est très réduite.

L'analyse chimique de l'un et l'autre suc fournira des chiffres, qui s'écarteront en plus ou en moins, et d'une manière sensible, du chiffre moyen *théorique* de 2 gr. p. 1.000. Le médecin pourra, de ce fait, se croire autorisé à poser un diagnostic, à dire que l'un des deux sujets est hypochlorhydrique et l'autre hyperchlorhydrique, alors qu'en réalité leur estomac a toujours fonctionné d'une manière parfaite ; et si, toujours guidé par la chimie, il veut rapprocher du type moyen *théorique* ces sucs gastriques qu'il juge anormaux, donner des alcalins ou des saturants à l'un, et à l'autre des acides, il arrivera à ce résultat que chacun des sujets, continuant son régime habituel, duquel il s'était toujours bien trouvé, éprouvera des troubles digestifs.

Si le médecin leur prescrit de changer de régime et de l'accompagner ou non de médicaments, ils ressentiront les mêmes malaises, car ce n'est pas impunément qu'on modifie la quantité et la nature des ingesta, chez un sujet qui, depuis longtemps, suit un régime déterminé. L'estomac n'est pas seul, tant s'en faut, à agir sur les aliments ; il y a collaboration étroite et même influence des divers sucs du tube digestif les uns sur les autres. Modifier d'un jour à l'autre le fonctionnement d'un estomac, c'est agir en même temps sur les sécrétions du foie, du pancréas surtout et de l'intestin.

3° Il n'y a pas que le régime alimentaire qui modifie la composition du suc gastrique, chez un sujet sain ; les fatigues les émotions, le genre de vie sont des facteurs de variation importants.

Chez les dyspeptiques, qui sont presque tous des nerveux, qui réagissent par conséquent d'une façon exagérée à la moindre influence physique ou morale, les variations sont beaucoup plus sensibles encore. Une fatigue corporelle, une

veille, un chagrin, un travail intellectuel exagéré et surtout
un écart de régime alimentaire changeront d'un jour à l'autre les rapports qui existent entre les éléments constitutifs
de leur secrétion gastrique. Prenez un hyperchlorhydrique
dont l'acidité inconnue est, en temps ordinaire, de x grammes ; si, la veille du jour où on fait l'analyse de son suc gastrique, il a eu une contrariété ou s'il a passé une mauvaise
nuit, on pourra trouver une acidité de $x+1$ ou même 2 gr. ; on
aura donc un chiffre ne correspondant pas au degré réel de
la maladie.

4° Le repas d'épreuve est, pourrait-on dire, un repas anti-
naturel. Le suc gastrique, qui résulte de l'introduction dans
l'estomac de 200 gr. de thé léger et de 60 gr. de pain blanc
rassis, n'est pas, chez une même personne, identique à celui
qui est sécrété après l'ingestion de bouillon et de viande.

Pour connaître l'état chimique absolu d'un estomac, il
faudrait pouvoir examiner le suc après un repas ordinaire,
ce qui est impossible, à cause de la consistance et de la couleur de la bouillie qu'on retirerait difficilement du reste et
qui ne permettraient pas de se rendre compte des réactions
limites.

On pourra dire que la connaissance de l'état chimique
relatif de l'estomac est suffisante, si dans tous les cas on
fait usage du même repas d'épreuve, les examens compara-
tifs ultérieurs devant toujours avoir la même base d'appréciation.

Ceci est vrai, si on envisage le cas d'un malade donné ;
mais non si l'on parle d'une manière générale. Le suc fourni
par un repas d'épreuve composé de thé et de pain se rappro-
chera beaucoup plus du suc sécrété après le repas habituel
du malade, chez un sujet qui est surtout végétarien et

buveur d'eau, que chez celui dont l'alimentation est en grande partie composée de viande et qui prend du vin en quantité moyenne·

La relativité des rapports existant entre le suc gastrique du repas d'épreuve et celui du repas habituel varie avec chaque sujet.

5° Encore, faudrait-il, au moins, qu'il y eût un repas d'épreuve type, adopté par tous uniquement. Or, tandis que le repas de G. Sée se compose de 60 à 80 gr. de viande, 100 gr. de pain et un verre d'eau, se rapprochant ainsi assez d'un repas ordinaire, Hayem conseille un repas composé de 60 gr. de pain et 250 gr. de thé et Robin celui-ci ; la moitié d'un œuf dur, 60 gr. de pain et 200 gr. d'eau à la température de la chambre.

Il est bien évident que, toutes autres conditions étant égales, un même estomac fournira un suc beaucoup plus riche avec le repas de G. Sée qu'avec celui d'Hayem ou de Robin.

Je ne parle pas des repas de Boas et Ewald, Ritter et Hirsch, Klemperer, Gluzinski et Jawovski, etc.

6· Dans un cas donné, par exemple dans le cancer de l'estomac, les résultats fournis par l'analyse sont souvent opposés ou du moins ne concordent pas, la sécrétion gastrique différant selon que le mal a son siège dans la région pylorique ou dans le corps de l'estomac. Dans le premier cas, le liquide vomi contient *tantôt* très peu d'acide chlorhydrique libre, tantôt une quantité se rapprochant beaucoup de la moyenne ou même la dépassant. Dans le second cas, il y a hypochlorhydrie ou anachlorhydrie constante.

De quel appoint sera pour le diagnostic une analyse indiquant une quantité moyenne d'acide chlorhydrique libre ?

En ce qui concerne le cancer de l'estomac, l'analyse du suc gastrique ne peut donner de résultats que si on opère sur le liquide extrait après un repas d'épreuve, précédé d'un lavage quotidien pendant plusieurs jours, de façon à nettoyer la cavité gastrique de tous les produits putrides qu'elle contient.

Souvent, les malades ne peuvent supporter ni ces cathétérismes répétés, ni même le repas d'épreuve. Et encore, faut-il se rappeler que, dans la dyspepsie hyposthénique grave, le liquide extrait peut ne pas contenir d'acide chlorhydrique libre et, au contraire, de l'acide lactique, comme dans le cancer. Le diagnostic est plus que difficile.

7° Il est très fréquent de rencontrer des dyspepsies à type dissocié et de voir des malades qui présentent, à des intervalles de quelques jours ou même moindres, tantôt le type hypo, tantôt le type hyper.

Si l'on pratique un seul examen du suc gastrique, on sera conduit à un diagnostic erroné, que, chiffres en main, on croira solidement assis ; si l'on en pratique plusieurs, on arrivera à des résultats discordants, qui laisseront le médecin fort perplexe.

8°. L'accord est loin d'être fait sur la meilleure méthode d'analyse du suc gastrique ; selon qu'on suivra l'une ou l'autre, on pourra arriver à des résultats variables. De plus, toutes les méthodes, si on veut faire une analyse minutieuse et arriver à des dosages précis, comportent des chances d'erreur, que ne craignent pas d'avouer ceux-là mêmes, qui ont coutume de pratiquer d'une façon systématique l'examen de la sécrétion stomacale, chez tous leurs malades.

En somme, à quelque point de vue qu'on se place : com-

position variable du suc gastrique normal servant d'étalon-
composition variable du repas d'épreuve, — variation de la
composition du suc gastrique chez un malade donné, sous
l'influence de facteurs divers, — types dyspeptiques à forme
dissociée, — causes d'erreur inhérentes à toutes les méthodes
d'analyse, on en arrive à cette conclusion que nul praticien
n'a le droit d'asseoir un diagnostic sur une analyse chimique
seule et que, dans la pratique des maladies de l'estomac, il
faut *avant tout* tenir compte des symptômes subjectifs du
malade.

L'analyse du suc gastrique, pratiquée d'une façon systématique, comme moyen principal de diagnostic, n'a pas sa
raison d'être ; dans la grande majorité des cas, l'examen
clinique seul suffit pour établir un diagnostic précis.

L'analyse du suc gastrique sera réservée aux cas réellement embarrassants et là encore il sera bon de soupçonner
qu'un système nerveux très irritable ou irrité est la cause de
la bizarrerie ou de la non concordance des symptômes vers
un diagnostic stable. Elle sera surtout réservée aux cas où
l'estomac à jeun contient une certaine quantité de liquide et
où il est urgent de connaître exactement la nature de ce
liquide ; elle le sera encore quand on voudra se rendre
compte des éléments *qualitatifs* du suc gastrique, dans les
cas de fermentations.

L'analyse du suc gastrique est un mode d'investigation,
qui, sous des allures de précision chiffrée, cache une relativité
très grande. Il ne doit être, en général, qu'un moyen de contrôle et un procédé d'étude intéressant, mais ne venir qu'en
seconde ligne. La clinique doit, en pathologie gastrique,
rester au premier rang, dans l'état actuel de nos connaissances.

Contre-indications du cathétérisme de l'estomac. — Il est d'ailleurs des cas assez fréquents où l'extraction du suc gastrique peut donner lieu à des accidents et où il est prudent de s'abstenir.

C'est ainsi que chez tous les malades qui ont eu des hématémèses ou qui ont rendu du sang dans leurs selles récemment, le cathétérisme peut provoquer une nouvelle hémorrhagie. De même, si l'on craint l'existence d'un ulcère de l'estomac ou du duodénum, sans même qu'il y ait eu présence de sang dans les vomissements ou les déjections, le cathétérisme devra être évité.

Chez les personnes très névropathes, qui réagissent d'une façon exagérée à la moindre excitation ou irritation, il ne faudra pas insister si l'introduction de la sonde dans les voies digestives détermine des accès d'œsophagisme, des contractions violentes du pharynx ou de grands efforts de vomissements, avec congestion de la face.

Le cathétérisme de l'estomac est à éviter d'une manière absolue chez les sujets atteints d'anévrysme, de cardiopathie — et à employer, seulement avec réserve, chez les lithiasiques biliaires, dans la crainte de provoquer par voie réflexe une crise de colique hépatique.

Composition du repas d'épreuve. — Ainsi qu'on l'a vu plus haut, des repas de composition bien diverse ont été proposés.

Celui de G. Sée : 60 à 80 gr. de viande, 100 gr. de pain blanc rassis et un verre d'eau, à la température de la chambre, est celui qui se rapproche le plus de l'alimentation normale et avec lequel on aura le maximum de probabilité d'obtenir un suc gastrique semblable à celui qui est sécrété d'ordinaire chez un sujet donné. C'est donc à lui qu'on devrait donner la préférence ; mais en France et à l'étranger, on lui substitue un repas composé de 60 gr. de pain blanc rassis et de 200 gr. de thé léger sans sucre.

Il va sans dire que le repas d'épreuve sera administré le matin, à jeun.

Lorsqu'on a affaire à un estomac qui, à jeun, contient une certaine quantité de liquide avec des résidus alimentaires, il faut extraire le contenu de l'estomac avant l'administration du repas d'épreuve et faire ensuite un lavage jusqu'à ce que l'eau ressorte propre, en s'assurant que la quantité de liquide qu'on retire égale celle qu'on a introduite dans la cavité gastrique, sans quoi on obtiendrait un suc dilué, qui fausserait les résultats.

Extraction du repas d'épreuve. — Cette extraction doit avoir lieu une heure après l'administration du repas. En effet, au cours de la première heure, Robin a remarqué que l'acide chlorhydrique libre était souvent masqué par les matières albuminoïdes avec lesquelles il se combinait, qu'après une heure et demie l'acide lactique se montrait d'une façon presque constante, même chez les sujets normaux et qu'après deux heures l'acide chlorhydrique libre était souvent absent.

L'extraction se pratique au moyen du tube de Faucher, du tube de Debove (on a fait au premier le reproche de n'être pas assez résistant, au second d'avoir un calibre intérieur trop étroit) ou du tube de Frémont, qui a l'avantage d'avoir des parois assez rigides, sans l'être trop et un calibre suffisant et de présenter trois ouvertures à son extrémité.

Le malade étant assis, on jette sur lui une alèze nouée

derrière le cou et enveloppant les membres supérieurs de manière à le protéger contre les vomissements et à le mettre dans l'impossibilité relative de porter ses mains à sa bouche. On lui fera pencher la tête légèrement en avant et on enlèvera les fausses dents, qui pourraient être entraînées dans les voies digestives et causer des accidents.

Le médecin, placé à droite du sujet, entoure le cou, de son bras gauche, et maintient ainsi la tête. De la main droite, il présente à la bouche du patient l'extrémité de la sonde, préalablement trempée dans l'eau bouillie, en lui ordonnant de la sucer et de la happer pour ainsi dire. Pendant que la main gauche maintient l'extrémité de la sonde dans la bouche, la main droite lui imprime un mouvement lent de progression par petites poussées. Quand elle arrive au pharynx, on recommande au malade de faire des mouvements de déglutition (pendant qu'on continue à pousser la sonde) et de respirer largement, dans le but de favoriser la descente de la sonde et surtout d'empêcher les efforts de vomissement. Les larges inspirations seront continuées pendant tout le trajet œsophagien.

En aucun cas, il ne faudra procéder avec brusquerie ; s'il se produit un arrêt, on devra attendre et laisser quelques secondes de répit au malade, avant de continuer le cathétérisme.

Lorsque la sonde est parvenue dans l'estomac, il arrive que le liquide gastrique reflue spontanément, après l'émission de gaz.

Le plus souvent, il ne s'écoule rien ; on conseille alors au malade de se pencher davantage en avant et de tousser ou de faire des efforts de vomissement. Si ces moyens très simples ne donnent pas de résultat, on cherche à enfoncer davantage la sonde, jusqu'à l'index de verre et on la retire brusquement de 10 à 15 centimètres, de manière à amorcer le siphon.

La méthode dite d'expression est très usitée en Allemagne, où elle a été préconisée par |EWALD ; pendant que le malade tousse fortement, on lui fait exercer ou on exerce des pressions sur la région épigastrique.

Si l'on ne peut extraire le repas d'épreuve par aucun de ces procédés, il faut avoir recours à *l'aspiration*.

A l'extrémité libre de l'index en verre, on adapte la seconde partie du tube de Frémont, qui porte la poire et à quelques centimètres au-dessous un fermoir à pression. Le fermoir étant ouvert, on fait comprimer par un aide le tube entre la poire et l'index de verre ; puis on serre brusquement la poire de la main droite, pour y faire le vide. On appuie sur le fermoir, pour intercepter la communication entre l'air et le tube. Ensuite, l'aide cessant de comprimer le tube et la main droite de l'opérateur lâchant la poire, il se produit une aspiration des liquides de l'estomac vers elle.

Examen du liquide gastrique. Caractères physiques. — On recueille dans un verre à pied le liquide qui s'écoule par la sonde et on enlève les mucosités qui surnagent.

A l'état normal, la quantité de liquide retiré varie entre 60 et 120 c. c. C'est une bouillie homogène, incolore ou blanc jaunâtre, visqueuse, à odeur de macération de pain.

Par le repos, elle se divise en deux couches : l'une, supérieure liquide ; l'autre, inférieure, presque pâteuse.

Dans les dyspepsies hypersthéniques, la bouillie est bien homogène et le pain bien divisé. Dans l'hyposthénie, ce dernier n'est qu'imparfaitement modifié.

Si des bulles de gaz apparaissent à la surface, c'est un indice de fermentations et si l'on distingue, dans la masse du chyme, des débris alimentaires provenant du repas de la veille, c'est la preuve d'une stase gastrique.

La couleur du liquide filtré a une certaine valeur séméiologique. Dans l'hypersthénie, elle est presque nulle ou jaune pâle ; dans l'hyposthénie, elle est plus foncée.

Une teinte jaune biliaire (par reflux de la bile dans l'estomac, au moment du tubage) indique que le liquide est d'une richesse moyenne ou pauvre en acide. S'il est coloré en vert, c'est qu'il contient beaucoup d'acide.

Une couleur rose ou noirâtre indique la présence de sang, provenant d'une lésion plus ou moins ancienne. S'il y a un filet rouge nageant dans le liquide, c'est que la sonde a produit une érosion superficielle de la muqueuse.

L'odeur fournit également des renseignements. Dans les sténoses du pylore avec grande dilatation secondaire ou dans l'hyposthénie avec grande dilatation, le chyme dégage une odeur de pourriture. Les fermentations avec production d'acides acétique, sulfhydrique, butyrique sont indiquées par l'odeur caractéristique de chacun de ces acides.

La réaction chimique sera recherchée à l'aide d'un papier de tournesol ; elle est toujours acide, sauf quelques cas absolument exceptionnels.

ANALYSE QUALITATIVE DU SUC GASTRIQUE

Elle ne demande qu'un temps très court, aucun matériel spécial, aucune connaissance chimique particulière et elle peut fournir des renseignements quelquefois utiles, toujours intéressants et, dans une certaine mesure, suffisants pour le praticien.

Recherche de l'acide chlorhydrique libre. 1° Plonger dans le liquide filtré un papier au *rouge du Congo*. Ce papier devient bleu au contact de HCl *libre* et prend une teinte lilas, tournant au brun noir, au contact des acides organiques, à mesure que ceux-ci sont plus concentrés.

2° Dans une capsule de porcelaine, mettre dix gouttes du liquide gastrique filtré et autant de *réactif de Günzbourg*, préparé assez fraîchement :

Phloroglucine	2 gr.
Vanilline	1 —
Alcool absolu	30 —

Chauffer doucement sur une lampe à alcool, en inclinant la capsule, pour que le liquide, étalé en couche mince, s'évapore vite. On voit apparaître une coloration rouge vif, d'autant plus intense que la quantité d'acide chlorhydrique est grande.

3° Opérer de la même façon avec le *réactif de Boas* :

Résorcine	0 gr. 50
Sucre blanc	1 gr. 50
Alcool. à 90°	50 gr.

Cinq gouttes de réactif et dix gouttes de liquide filtré. On obtient une coloration rouge-cerise, qui disparaît par le refroidissement.

4° En ajoutant au liquide gastrique une goutte d'une solution alcoolique de *diméthylamidoazobenzol* à 1. p 100, on obtient une coloration rouge groseille, en présence de HCl libre et rouge orangé, avec les acides de fermentation (1).

5°. En chauffant doucement jusqu'à *dessiccation* une petite quantité du suc gastrique contenant HCl libre, dans une capsule de porcelaine, on obtient un résidu violet brun, d'autant plus foncé que la proportion d'acide est plus considérable.

6°. Le *violet de méthyle*, en solution *très étendue*, bleuit au contact de HCl libre (L'acide lactique donne le même changement de coloration, avec une solution de titre moyen) Mais cette réaction est souvent masquée par la coloration foncée ou grisâtre du chyme et par l'excès de chlorures et de peptones.

Recherche de l'acide chlorhydrique combiné. — Il n'existe pas de réaction caractéristique pour déceler la présence de l'acide chlorhydrique combiné. Un moyen donnant une indication très relative est d'évaporer le suc gastrique, jusqu'à dessiccation, comme précédemment. On obtient un résidu de coloration *jaune brun*, au lieu de violet brun, si la proportion d'acide combiné est forte — et jaune très pâle, si elle est faible. On peut encore se rendre compte de la présence et de la proportion d'acide chlorhydrique combiné en neutralisant une partie du liquide filtré avec une solution de soude. Il se produit un précipité floconneux d'autant plus abondant que la quantité d'acide combiné est plus grande.

Recherche des acides de fermentation.

Acide lactique. C'est lui qu'on rencontre le plus souvent dans le suc gastrique.

---

(1) On obtient une teinte rouge, si la quantité des acides organiques atteint 5 p. 1.000.

1º. Dans 10 c. c. d'eau distillée, on ajoute une goutte de *perchlorure de fer*. puis 20 gouttes du liquide gastrique. On obtient une coloration jaune d'or.

2º Préparer, au moment de s'en servir, le *réactif d'Uffelmann* :

Solution aqueuse d'acide phénique à 1 gr. 25 p. 100.   10 c. c.
Perchlorure de fer en solution concentrée.   Une goutte.

Cette solution, de couleur améthyste, devient *jaune serin*, au contact d'un liquide renfermant au moins 0,10 p. 1.000 d'acide lactique.

Acide butyrique. 1º A côté de l'odeur de beurre rance qu'il communique au suc gastrique, cet acide est décelé de la façon suivante : Agiter 10 c. c. de liquide stomacal avec 50 c. c. *d'éther* ; décanter et évaporer dans un verre de montre. Ajouter une petite quantité d'eau distillée au résidu, puis du *chlorure de calcium*, en menus fragments. On voit monter à la surface des gouttelettes huileuses, à odeur caractéristique.

2º Ajouter à 2 c. c. du liquide autant *d'alcool* à 90º et deux gouttes *d'acide sulfurique*. En chauffant, on obtient l'odeur spéciale de l'éther butyrique (ananas).

Acide acétique. 1º Chauffer jusqu'à dessiccation quelques c. c. du liquide (qui dégage une odeur caractéristique) avec des traces *d'acide arsénieux* ; le mélange dégage l'odeur infecte du cacodyle.

2º Ajouter à 2 c. c. du liquide 2 c. c. *d'alcool* à 90º et deux gouttes *d'acide sulfurique*. En chauffant, on obtient une odeur de pomme reinette (éther acétique).

Recherche des albuminoïdes non transformés.— Chauffer, dans un tube à essai, quelques centimètres cubes du liquide ; il se forme un précipité, s'il y a des albuminoïdes non transformés et le trouble est d'autant plus grand que la digestion des albuminoïdes est défectueuse.

Recherche des syntonines ou acidalbumines. — Elles sont précipitées de leur solution, lorsqu'on neutralise cette dernière avec une *solution de soude*. L'abondance du précipité est proportionnelle à la quantité d'acide combiné aux albuminoïdes, comme on l'a vu précédemment.

Recherche des propeptones ou protéoses.— On filtre le mélange précédent, pour éliminer les syntonines et on ajoute au liquide obtenu la même quantité de *solution saturée de chlorure de sodium* ; puis on y fait tomber quelques gouttes *d'acide acétique* pour l'acidifier. On obtient un précipité qui se dissout à chaud.

Recherche des peptones.— Après avoir fait les essais préédents, on s'assure, par l'addition de ferrocyanure de potassium que l'albumine, les syntonines et les protéoses, ont été éliminées et on ajoute quelques gouttes de *liqueur de Fehling*. Il se produit une coloration d'un beau rose, (réaction du biuret).

Appréciation clinique de la quantité totale d'albuminoïdes dissoutes dans le suc gastrique. — Ajouter goutte à goutte à 1 c. c. du liquide filtré, de la liqueur de Fehling, à l'aide de la burette de Mohr, jusqu'à ce qu'on obtienne une teinte bleu clair. A l'état normal, il faut 1 c. c. de liqueur de Fehling, (ROBIN).

Recherche des produits de la digestion des féculents. — Elle s'effectue au moyen de la solution iodo-iodurée suivante :

<table>
<tr><td>Iode métallique.</td><td>1 gr.</td></tr>
<tr><td>Iodure de potassium.</td><td>2 —</td></tr>
<tr><td>Eau distillée.</td><td>100 —</td></tr>
</table>

ou de teinture d'iode allongée d'eau distillée, jusqu'à obtenir un liquide limpide, brun clair.

En versant quelques gouttes du réactif iodé dans un liquide qui contient de *l'amidon soluble* ou *amylodextrine*, on obtient une coloration *bleue* ; s'il contient de *l'érythrodextrine*, on obtient une coloration *rouge* ; avec *l'achroodextrine*, il n'y a pas de changement de couleur.

Pour que la digestion des amylacés soit bonne, il faut donc que la réaction soit absente.

La *maltose*, dernier terme de la transformation des féculents, se recherche par la liqueur de FEHLING.

Une fois ces diverses données acquises, le praticien sera dans la plupart des cas suffisamment renseigné. S'il veut pousser l'analyse plus loin et arriver à une appréciation *quantitative*, il pourra suivre les indications suivantes, d'après la méthode de ROBIN.

ANALYSE QUANTITATIVE DU SUC GASTRIQUE.

Méthode de Linossier et Robin.

Opération unique permettant de doser rapidement tous les acides.

Elle est basée sur ce principe que si l'on verse une solution alcaline dans un mélange d'acides de nature diverse, les acides saturent selon leur ordre d'énergie. Le chyme contenant quatre espèces d'acides : acide chlorhydrique libre, acides organiques, acide chlorhydrique combiné aux albuminoïdes, phosphates acides (1), ces acides seront saturés dans cet ordre, puisque l'acide chlorhydrique libre est le plus fort et l'acide chlorhydrique combiné est le plus faible.

A l'aide d'une pipette jaugée, on prelève 5 c. c. du liquide gastrique filtré, qu'on recueille dans un petit verre de Bohême mince. On y ajoute deux gouttes de *réactif de Linossier* :

Diméthylamidoazobenzol . . . . . .   0 gr. 25 cg.
Phénolphtaléine. . . . .   2 —
Alcool à 90°. . . . . 100 —

Dans lequel le diméthylamidoazobenzol sert d'indicateur pour l'acide chlorhydrique libre et la phénolphtaléine pour l'acidité totale.

Si le liquide gastrique contient de l'acide chlorhydrique libre, le mélange prend une teinte rouge groseille.

A l'aide d'une burette de Mohr, divisée en dixièmes de c. c. et contenant une *liqueur de soude caustique* titrée de façon que 1 c. c. sature exactement 0 gr. 005 d'acide chlorhydrique libre (ROBIN) ou une solution décinormale de soude caustique (4 gr. pour un litre d'eau) dont 1 c.c. sature 0, 00365 d'HCl, on fait tomber goutte à goutte cette solution alcaline dans le liquide gastrique, *jusqu'à ce que la teinte groseille disparaisse*.

Deux cas peuvent se présenter :

1°. Ou bien il n'y a pas d'acides organiques, alors le liquide prend une teinte *jaune d'or*.

---

(1) En quantité pratiquement négligeable.

2°. Ou il y a des acides organiques, et la teinte groseille se change en *rouge orangé*. Elle ne deviendra jaune d'or que quand ces acides seront saturés.

Dans ce dernier cas, il n'y a qu'à lire, sur la burette, le nombre de divisions employé, au moment du virage jaune orangé, soit par exemple 2 c. c. puis au moment du virage jaune d'or, soit 1 c. c. ; on arrive aux chiffres suivants, si on emploie la solution décinormale de soude :

HCl. libre. — 2 c. c. soit 0,0073 HCl. libre dans 5 c. c. ou par litre $0,0073 \times 200 = 1$ gr. 46.

Acides organiques. — 1 c. c. soit 0 gr. 00365 d'acides organiques exprimés en HCl. libre dans 5 c. c. ou par litre $0,00365 \times 200 = 0$ gr. 73.

En continuant à verser la liqueur de soude jusqu'à ce que le mélange vire au *rose stable* de la phénolphtaléine, on a *l'acidité totale* : il n'y a plus qu'à déduire du total la somme des deux chiffres précédents pour connaître la quantité d'acide chlorhydrique combiné (on admet que l'acide combiné aux phosphates est négligeable).

Si l'on a employé en tout 4 c. c. 5 de liqueur de soude, 2 revenant à l'acide chlorhydrique libre et 1 aux acides organiques, il en reste 1,5 pour l'acide combiné, soit par litre :

$$1,5 \times 0,00365 = 0,005475 \times 200 = 1 \text{ gr. } 095.$$

On a donc ainsi :

Acidité totale (A) $1,46 + 0,73 + 1,095 = 3$ gr. 285

Se répartissant en :

Acide chl. libre (H)	1,46
Acide chl. combiné (C)	1,095
Acide de fermentation (F)	0,73

Dans cet exemple, la valeur *chlorhydrique* (H+C) serait représentée par le nombre $1,46 + 1,095 = 2,555$, chiffre élevé.

Sans doute, cette méthode ne donne pas des résultats absolus, car l'appréciation du moment précis où se fait le changement de teinte est fort délicate ; mais elle est suffisante, en pratique. Les procédés proposés pour vérifier les chiffres qu'elle fournit sont très compliqués et non exempts d'erreurs eux-mêmes.

Dosage de la pepsine.

La mesure la plus simple du pouvoir digestif de la pepsine s'effectue par le procédé suivant. On suspend, dans un tube à essai contenant 20 c. c. de liquide gastrique, un petit cube d'albumine de cinq centigrammes et on met à l'étuve à 38°. D'après le temps que met l'albumine à se dissoudre, on juge l'activité de la pepsine. Suivant JAWOVSKI, il faut 3 heures, avec un suc gastrique normal.

On peut faire à cette méthode, comme à toutes les autres, le reproche de vouloir rapprocher les résultats obtenus, en faisant agir une quantité *énorme* de suc gastrique sur une quantité *infinitésimale* d'albumine, de ce qui peut se passer dans un estomac vivant. Le rapport des chiffres précédents et classiques est de 400 à 1. Un estomac, qui reçoit à un repas 100 gr. d'albumine (*quantité minime*) devrait alors sécréter une quantité de suc gastrique telle qu'on n'ose l'écrire.

On a le grand tort de vouloir, dans la physiologie et la pathologie de l'estomac, tabler, devant un organisme vivant, d'après ce qui se passe dans un tube à essai ou une cornue inerte.

Quant au *labferment*, la valeur clinique de ses variations n'est pas définie.

RECHERCHE DES PRODUITS ÉTRANGERS A L'ESTOMAC

La recherche de la *salive,* qui se fait à l'aide de quelques gouttes de perchlorure de fer (coloration rouge due au sulfocyanure de potassium) n'a que peu d'importance.

La recherche de la *bile,* dans le cas où la coloration du contenu stomacal est douteuse, se fait au moyen de la réaction de GMÉLIN. Il convient d'opérer sur le liquide décanté, mais *non filtré* car le filtre retient la plus grande partie de la bile.

La plupart du temps, les caractères physiques et la coloration rutilante, brune, marc de café, café au lait, du contenu gastrique permettent de conclure à la présence du *sang*. Mais, si ce dernier existe en très petite quantité, il est nécessaire d'avoir recours à un procédé chimique pour le déceler.

On ajoute, dans un tube à essai, quelques gouttes d'acide acétique concentré à quelques c. c. du liquide à examiner, puis quelques c. c. d'éther et on agite. L'éther s'empare de l'hématine et prend une coloration rose ou brune.

On peut encore employer le procédé d'ALMEN, qui consiste à ajouter à 3 c. c. du liquide suspect 1 c. c. de teinture de gaïac fraîche et 1c. c. du mélange suivant :

Acide acétique glacial. . . . 2 gr.
Eau distillée. . . . . . . 1 gr.
Essence de térébenthine. . . } áá 100 gr.
Alcool rectifié. . . . . . }

En agitant, il se produit une coloration bleue.

II. — MOTRICITÉ GASTRIQUE

Bien des procédés ont été proposés pour apprécier la rapidité avec laquelle l'estomac évacue son contenu dans l'intestin.

On a recherché le moment de mise en liberté dans l'intestin et la durée d'élimination de certaines substances chimiques : *salol*, administré sous forme d'un cachet d'1 gr., trois quarts d'heure après un repas d'épreuve ; à l'état normal, la réaction de l'acide salicylurique obtenue en faisant agir sur l'urine le perchlorure de fer, apparaît au bout d'une heure — capsule de gélatine, renfermant 10 centig. *d'iodoforme* ; l'iodoforme, modifié seulement dans l'intestin, est décelé dans l'urine, au moyen d'une solution de sublimé, qui donne un précipité d'iodure de mercure à couleur caractéristique ; la réaction se montre au bout d'une heure et demie au maximum, chez les sujets sains — une cuiller à café *d'iodipine*, donnée une demi-heure après le déjeuner ; l'iode se retrouve dans l'urine ou la salive au bout d'une heure environ. On s'est également servi du *simple cathétérisme* suivi d'un lavage, pratiqué 7 heures après l'ingestion d'un repas composé de 400 gr. de bouillon, 200 gr. de bifteck, 100 gr. de pain et 200 gr. d'eau (BOAS) ; à l'état normal, l'estomac doit être vide au bout de ce laps de temps — et de la recherche banale du *bruit de clapotage*.

Tous ces procédés sont sujets à des causes d'erreur ; c'est ainsi que le salol peut être éliminé plus ou moins rapidement selon le pouvoir d'absorption de la muqueuse intestinale et l'état de la perméabilité rénale) — et que l'évacuation tardive du contenu gastrique peut être dûe aussi bien au spasme du pylore, c'est-à-dire à des contractions exagérées de la musculeuse, qu'à l'atonie des parois de l'organe.

D'autre part, en ce qui concerne le bruit de clapotage, le liquide provient, dans la dilatation, davantage de l'extravasation *aqueuse*, qui se fait par les capillaires de la muqueuse que de la rétention des liquides ingérés. Laissez à jeun pendant 24 heures un sujet atteint d'une grande dilatation atonique ; vous pourrez, au bout de ce temps, retirer deux litres de liquide de son estomac et ce liquide n'est pas du suc gastrique.

J. C. Roux et Laboulais ont proposé dernièrement (1) une méthode, perfectionnement de celle de Mathieu et Rémond, de Metz, qui conduit à des résultats précis. L'estomac étant vide, le malade ingère 400 c. c. d'une solution de phosphate de soude à 0 gr. 50 par litre, ne pouvant exercer à ce titre dilué, qu'une action négligeable sur la muqueuse. On extrait, au bout de 20 minutes, une certaine quantité du contenu gastrique. On introduit ensuite dans l'estomac 200 c. c. d'eau distillée, en ayant soin de faire descendre à plusieurs reprises le contenu gastrique dilué dans l'entonnoir, puis de le reverser dans l'estomac pour que le mélange soit homogène. On fait alors une seconde extraction.

On dose les phosphates dans le liquide extrait directement et dans le liquide dilué.

En désignant par p le titre en phosphate du liquide extrait directement et par p' le titre en phosphate du contenu gastrique, après dilution avec 200 c. c. d'eau, $\wp$ étant le volume du liquide extrait directement, le volume total V est donné par la formule :

$$V = v + \frac{200 \times p'}{p-p'}$$

Connaissant le volume total du contenu gastrique, au moment de l'extraction et le titre en phosphate de ce liquide, il

---

(1) Le transit stomacal. (*Archives des maladies de l'appareil digestif*. avril 1907).

4

est facile de déterminer la totalité du phosphate retenu encore dans l'estomac. On calcule par différence la quantité de liquide évacué et le volume total de la secrétion, au moment du tubage.

Supposons que le malade ait ingéré 400 c. c. de la solution de phosphate de soude et que vingt minutes après, on trouve dans l'estomac 300 c. c. de liquide, contenant encore 0 gr. 25 de phosphate de soude.

Pour trouver la quantité x du liquide primitif, qui reste encore dans l'estomac, on établit l'équation suivante :

$$\frac{x}{0,25} = \frac{400}{0,50}$$

$$\text{d'où } x = \frac{400 \times 0,25}{0,50} = 200 \text{ c. c.}$$

Comme le volume total du contenu gastrique est de 300 c. c., il y a donc dans l'estomac 200 c. c. de liquide ingéré en second lieu, plus 100 c. c. de liquide de sécrétion.

A l'état normal, la plus grande partie du liquide ingéré doit être évacuée au bout de vingt minutes.

En général, il vaut mieux employer le repas d'épreuve, ce qui permet de doser la teneur en acide chlorhydrique libre et combiné. On ajoute alors 60 gr. de pain à la solution phosphatée et on extrait le repas, après une heure. On détermine de la même manière le volume du liquide retenu dans l'estomac et celui du liquide de sécrétion.

Cette méthode précise, mais peut-être un peu compliquée en pratique, mérite d'être signalée.

CHAPITRE V.

LES DYSPEPSIES.

DIFFICULTÉ DE LEUR CLASSIFICATION.]

Lorsqu'on ouvre un traité de pathologie ou un ouvrage consacré spécialement aux maladies de l'estomac, on reste étonné devant les classifications sans nombre qu'on y trouve, et devant les dénominations appliquées aux différentes formes de dyspepsie.

Les auteurs les plus compétents et les plus consciencieux offrent entre eux des divergences d'opinion, telles qu'il n'est pas exagéré de dire que le plus grand chaos règne dans la manière de comprendre, d'interpréter et de soigner les symptômes dyspeptiques.

Les uns, se basant sur l'analyse du suc gastrique et sur la plus ou moins grande quantité d'acide chlorhydrique libre et combiné, divisent les dyspepsies en deux variétés : hyperchlorhydrie et hypochlorhydrie. Les autres, se basant sur l'étiologie, adoptent la classification suivante : idiopathiques, réflexes, névropathiques, ces dernières se subdivisant en : motrices, sensitives et secrétoires. HAYEM, avant de tout ramener à la gastrite, dont il distingue quatre variétés : parenchymateuse hyperpeptique, interstitielle, muqueuse et atypique, classait les dyspepsies en hypo et hyperpepsie et arrivait au chiffre respectable de douze variétés.

Mais, ni la prise en considération de la quantité d'acide chlorhydrique contenue dans le suc gastrique ou du pouvoir digestif de ce suc, ni l'étiologie des dyspepsies ne légitiment les classifications adoptées.

A côté du phénomène sécrétion, il y a le phénomène motricité, au point de vue physiologique et tel estomac brassant mieux les aliments (action physique) qu'un autre plus riche en acide et en pepsine (action chimique), fournira une aussi bonne digestion que lui.

Et peu importe la cause, ce sont les symptômes seuls, révélateurs de troubles fonctionnels ou de lésions, qui constituent la maladie. Qu'une pneumonie soit dûe à un coup de froid ou succède à un traumatisme, elle n'en est pas moins pneumonie dans les deux cas.

D'autre part, dissocier les fonctions de l'estomac en motricité, sensibilité et secrétion et décrire des troubles de l'une ou l'autre de ces fonctions, à l'exclusion des deux autres est impossible et ne correspond pas à la réalité, car motricité, sensibilité et secrétion sont les trois constituantes inséparables de la fonction gastrique.

Robin, tenant compte de ce fait, admet que les fonctions de l'estomac envisagées dans leur ensemble, peuvent être troublées au point de vue quantitatif, en plus ou en moins. Il admet deux variétés de dyspepsie : l'*hypersthénie*, caractérisée par un appétit exagéré, un suc gastrique abondant et riche en Hcl et des crises de douleurs se montrant à un moment plus ou moins rapproché de la fin des repas et l'*hyposthénie*, dans laquelle on rencontre les symptômes opposés : manque d'appétit, pauvreté de la secrétion, absence de fortes douleurs, mais pesanteur, lourdeur à la région épigastrique de suite après que le sujet a mangé.

A ces deux variétés, il en ajoute une troisième, qui résulte de la viciation qualitative des fonctions gastriques : c'est la dyspepsie avec fermentations.

Dans la majorité des cas, cette classification, qui a en outre le grand mérite d'être simple, répond assez bien à la réalité des faits. On voit journellement, dans la pratique courante, des sujets qui se plaignent d'avoir, le matin au réveil, la bouche pâteuse, de manquer d'appétit, d'éprouver une sensation de lourdeur au creux épigastrique, pendant un temps plus ou moins long après le repas, d'avoir la tête comme embarrassée et de la rougeur du visage, pendant la période digestive et qui, aux heures éloignées des repas, se sentent à l'aise. On voit de même des malades qui ont toujours faim, qui éprouvent, une demi-heure ou une heure avant le moment habituel de se mettre à table, une chaleur et presque une brûlure à l'estomac, qui sont très soulagés pendant les heures qui suivent l'ingestion de nourriture et qui éprouvent, quelques heures après, des douleurs violentes, accompagnées de vomissements ou de régurgitations acides.

Quant au troisième groupe, il rentre tantôt dans l'un, tantôt dans l'autre des deux précédents, puisque les fermentations se rencontrent aussi bien dans l'hypersthénie que dans l'hyposthénie, aussi bien dans un suc gastrique trop riche en acide que dans celui qui est en déficit, à ce point de vue.

Nous adoptons la classification de Robin, tout en faisant dès maintenant sur sa valeur absolue des réserves, que nous nous efforcerons de légitimer dans un des chapitres suivants.

Nous étudierons successivement l'hyposthénie et l'hypersthénie ; puis la maladie de Reichmann, la dilatation et les fermentations gastriques.

Auparavant, il convient d'aborder d'une façon générale l'étiologie des dyspepsies.

CHAPITRE VI

ETIOLOGIE DES DYSPEPSIES

La dyspepsie se montre à tout âge, mais de préférence chez les sujets à tempérament nerveux ou chez ceux dont les parents étaient eux-mêmes dyspeptiques ou en possession d'une manifestation de la diathèse neuro-arthritique (goutte, rhumatisme, migraine, asthme, etc..,).Il ne me paraît même pas exagéré de dire que *pour devenir dyspeptique, il faut avoir un système nerveux prédisposé*.

Il n'est pas rare de rencontrer des personnes souffrant de l'estomac et chez lesquelles, malgré l'interrogatoire le plus complet, on ne trouve aucune cause à cet état morbide. L'affection se montre pour ainsi dire spontanément. Ces personnes sont nées avec une tendance à devenir dyspeptiques ; leur système nerveux général ou gastrique (plexus solaire) n'est pas en état de supporter, sans réagir par une souffrance, les conditions ordinaires de la vie et le régime alimentaire de tout le monde, qui comporte, d'une façon courante, des mets de digestion difficile.C'est ainsi que des enfants, âgés de quelques années deviennent dyspeptiques, sans avoir suivi une alimentation plus défectueuse que les autres.

Mais en général, la dyspepsie apparaît sous l'influence de causes nombreuses et de nature diverse.

Causes locales ; alimentation et boisson. C'est d'abord le *nombre et la régularité des repas*.

L'enfant peut faire quatre repas par jour, car il prend beaucoup d'exercice et surtout il se développe avec rapidité. L'adulte, qui n'a plus à croître, et a besoin seulement d'une ration d'entretien, ne doit en faire que trois. Le vieillard, qui travaille peu et qui a un tube digestif affaibli comme le reste de son organisme, devrait se contenter de deux repas ordinaires.

Il est important que les repas soient pris aux mêmes heures. Quand l'heure de se mettre à table arrive, l'estomac, en vertu de l'habitude qu'il a d'entrer en action à ce moment, s'apprête à sécréter son suc digestif et la circulation de la muqueuse devient plus active ; il se passe un véritable travail, qui se fait à vide, si le moment du repas est reculé d'une heure par exemple. Lorsque ce phénomène se répète fréquemment, les exigences de l'organe n'étant pas satisfaites, il en résulte des troubles qui, de légers et passagers, deviennent graves et permanents.

Inversement, si un repas est trop rapproché du repas précédent, l'estomac, qui vient à peine de finir une besogne, ne pourra venir à bout du nouveau travail qu'on lui demande qu'en se surmenant ; après un temps plus ou moins long de ce régime, la dyspepsie apparaîtra.

Outre le nombre et la régularité des repas, il y a la *manière de les prendre*, qui peut souvent être la cause de troubles gastriques. Beaucoup de personnes, mangeant seules, ont l'habitude de lire pendant le repas ; cette habitude retentit d'une manière fâcheuse sur l'estomac, de même que le fait de se déranger souvent de table et d'effectuer des va et vient continuels, comme sont obligés de faire la plupart des commerçants. Il est également mauvais de reprendre son travail, physique ou intellectuel immédiatement, après avoir fini de manger. A ce moment, l'estomac a besoin de repos et de faire appel aux forces du reste de l'organisme pour se mettre en route et amorcer la digestion dans de bonnes conditions.

La nourriture devra être prise posément, sans hâte, bien mastiquée, avec un léger intervalle entre chaque plat ; on veillera avec soin à l'état de la dentition, qui est souvent le point de départ de la dyspepsie.

Il faut ensuite faire une place *à la quantité et à la nature des aliments*. Les gros mangeurs et les grands buveurs, à force de surmener leur estomac, arrivent tôt ou tard à le rendre malade, à moins que cet organe ne soit doué d'une résistance extraordinaire.

L'abus d'aliments indigestes (charcuterie, poissons gras, choux, ragouts, champignons, hors-d'œuvre, patisserie, etc...) ou l'excès de viande sont également nuisibles.

L'habitude, très fréquente, surtout dans les pays chauds, de prendre une nourriture trop épicée et de faire un usage constant de condiments, est nocive pour l'estomac. Pendant une période plus ou moins longue, les condiments sont bien supportés et même ils stimulent d'une façon heureuse la musculature gastrique ; mais, arrive un moment où l'estomac ne réagit plus, il est épuisé par la série d'excitations qu'il a subies et il devient atone ou plus fréquemment son irritation devient continue et alors apparaissent des douleurs plus ou moins vives, une sensation de brûlure, des régurgitations acides, etc...

Inversement, on peut devenir dyspeptique par une *nourriture insuffisante* ; mais cela est beaucoup plus rare.

Boissons. Les boissons tiennent peut-être une place plus considérable que les aliments dans l'étiologie de la dyspepsie.

L'eau pure, à la température ordinaire, constitue la boisson idéale au point de vue de l'hygiène ; prise froide et surtout glacée, elle est souvent cause de troubles gastriques et intestinaux.

Les boissons alcooliques légères, telles que la bière peu alcoolisée, le cidre, le vin à faible degré peuvent être pris sans inconvénients par les personnes en bonne santé et dont l'estomac est normal, à condition que ce soit à dose modérée, dose variable avec la quantité de travail physique fournie et le genre de vie. Un litre de vin par jour, coupé bien entendu de beaucoup d'eau, est trop pour un employé de bureau, qui a une vie sédentaire ; cette quantité pourra être dépassée, sans être nocive, par un ouvrier des champs, qui vit au grand air et qui élimine plus facilement ses déchets organiques.

Au contraire, les vins forts, qualifiés à tort de bon vins, les alcools et les liqueurs diverses, dénommées bien injustement digestives sont nuisibles à l'estomac, par l'irritation qu'elles exercent sur la muqueuse.

Les vins médicamenteux méritent encore davantage ce reproche, car ils sont souvent conseillés chez des sujets anémiques dont les fonctions digestives s'effectuent mal et il est regrettable de voir la consommation qu'on en fait, sous le prétexte fallacieux de tonifier l'organisme : dans bien des cas, on ne réussit qu'à augmenter ou à créer la dyspepsie.

Mais, rien ne délabre si sûrement et si rapidement l'estomac

que les apéritifs, surtout ceux qui sont pris sans addition
d'eau ; en effet, la muqueuse se trouve à leur contact direct et
elle éprouve une irritation ou une stimulation brutale, qu'elle
ne peut occuper à rien.

La quantité de boisson entre aussi en ligne de compte et
il est possible de devenir dyspeptique en buvant de grandes
quantités de liquide, fût-ce de l'eau pure, surtout aux repas ;
le suc gastrique est ainsi amené à une grande dilution, qui diminue son pouvoir chimique et, au point de vue mécanique,
l'estomac a moins de prise sur la masse alimentaire.

Quoique la physiologie enseigne que les liquides ne séjournent pas dans l'estomac et que la cravate de Suisse (bande
musculaire se continuant avec les fibres longitudinales de
l'œsophage et du duodénum) se contracte de manière à former
comme un canal destiné à l'évacuation des liquides, quelques
minutes après leur ingestion, on observe un clapotage très
net, une heure après avoir fait absorber, pendant un repas
ordinaire, à une personne, dont l'estomac est sain, six ou huit
verres d'eau. Les liquides sont chassés immédiatement dans
l'intestin, lorsque l'estomac est vide, mais non quand ils sont
pris en même temps que la nourriture.

Médicaments.—Dirigés contre une maladie quelconque, les
médicaments, pris par la bouche, sont souvent mal tolérés
par l'estomac et il est fréquent de voir l'usage prolongé de
certains d'entre eux, comme les sels de quinine, les iodures, le
salicylate de soude, le chloral, le copahu, etc., causer des
troubles sérieux.

Outre la nature des médicaments, la forme sous laquelle
ils sont ingérés joue un grand rôle ; les pilules, qui dur-
cissent dans leur boîte, les dragées, les cachets qui contien-

nent des produits usuels et en apparence bénins, comme l'antipyrine, etc... et qui viennent crever en un point de la muqueuse gastrique créent là une irritation qui, si elle est renouvelée souvent, se change en dyspepsie. La forme liquide est le meilleur mode d'administrer les médicaments, à cause de l'état de dilution dans lequel ils se trouvent ; encore, certaines préparations magistrales inscrites au Codex. le sirop de chloral, par exemple, son-telles difficilement supportées, parce qu'elles sont trop concentrées.

Les purgations, répétées trop souvent, irritent l'estomac et le tube digestif et c'est une faute de vouloir lutter d'une façon habituelle contre la constipation des dyspeptiques par l'emploi d'eaux purgatives ou de pilules à base de drastiques (gomme-gutte, jalap, scammonée. etc...). Les unes et les autres ne doivent êtres prescrites que rarement, chez les sujets à voix digestives en bon état.

L'abus *d'eaux minérales* est une cause fréquente de dyspepsie. Il faut bien se pénétrer, en effet, de cette vérité que certaines eaux, consommées journellement pour le motif le plus futile, sont des médicaments ; il est indispensable de les doser, pour en obtenir un bon résultat et mauvais d'en boire plusieurs verres aux repas. Prendre en deux repas une bouteille d'eau de Vichy (Grande-Grille, Chomel, Hôpital, Célestins) équivaut à prendre 4 ou 5 gr. de bicarbonate de soude ; un tel régime est nuisible par l'action de ce sel sur l'estomac, si on le continue pendant plusieurs semaines. Or, il n'est pas rare de voir des personnes consommer une bouteille d'eau de Vichy ou même davantage par jour, en pensant qu'une eau minérale ne peut jamais faire de mal.

On peut en dire autant des eaux *fortes* de *Vals Précieuse, Madeleine, Désirée, Perle*, n°s 3, 4, 5, 6) qui sont très actives et ne peuvent être consommées, dans le but de remplacer l'eau ordinaire. Par contre, la source de *Vals St-Jean* qui contient 1 gr. 5 de bicarbonate de soude par litre ; les *Perle* nᵒˢ 1 et 2, qui en renferment respectivement 1 et 2 g. peuvent être prises plus largement sans inconvénient. De même *Vals lu Reine* et *Vals Carmen*, qui contiennent moins d'un gr. par litre.

Traumatismes. — C'est là une cause rare de dyspepsie ; pourtant il arrive de temps à autre qu'on rencontre des malades qui attribuent leur affection à un coup ou à une chute sur la région épigastrique. Etant donné qu'un traumatisme porté immédiatement au-dessous de l'appendice xiphoïde peut occasionner la mort subite, par inhibition nerveuse (point de départ : plexus solaire), on conçoit que la même cause, agissant en un point voisin, détermine une perturbation dans le système nerveux gastrique et dans le fonctionnement de l'estomac.

Corset. — On a exagéré l'importance du corset comme facteur de dyspepsie. Il n'est pas douteux que mieux vaut avoir tous les organes libres qu'enserrés dans un lien quelconque, mais, chez les femmes à l'estomac en bon état et en statique normale, le corset ne peut jouer qu'un faible rôle, à condition qu'il ne soit pas trop serré, car la constriction porte au-dessous de la grande courbure ; l'estomac se trouve aussi plutôt soutenu. Par contre, chez les femmes dont tous les viscères sont abaissés, chez celles dont l'estomac descend plus bas que normalement et dont le foie est ptosé ; le corset, même moyennement serré, est nocif, parce que la constriction porte sur l'estomac lui-même, qui prend peu à peu la forme d'un bissac ; le foie subit de son côté une déformation analogue.

Position penchée. — Cette position dans laquelle l'estomac se trouve comprimé dans le sens vertical, entre le diaphragme d'une part et d'autre part la partie inférieure de l'abdomen, par le mouvement de flexion du tronc, ne lui permet pas d'effectuer d'une façon normale son travail et gêne la circulation abdominale mécanique. Après le repas, le mieux est de se caler dans un fauteuil, dans une position presque horizontale et de s'abstenir de tout travail.

CAUSES ORGANIQUES EXTRA-GASTRIQUES. Dans un chapitre ultérieur, nous examinerons le retentissement des diverses affections organiques sur l'estomac. Indépendamment des états pathologiques, il est des conditions qui favorisent ou créent la dyspepsie.

C'est ainsi que le *travail physique*, poussé fréquemment jusqu'à l'extrême fatigue, en causant l'épuisement nerveux, d'abord de la moëlle épinière, centre d'innervation des membres, puis du plexus solaire et du cerveau, amène un trouble dans les fonctions de l'estomac, de même qu'elle détermine une diminution de l'activité cérébrale. Bien des personnes sont devenues dyspeptiques pour avoir soumis leur corps à de trop rudes épreuves, pour avoir passé debout trop de veilles, etc.

De même, le *travail intellectuel exagéré*, les chagrins, les émotions, qui épuisent ou diminuent le dynamisme cérébral, agissent immédiatement sur l'estomac, pour y créer la maladie : c'est le premier organe qui subit le contre-coup.

Au moment de l'établissement de *la menstruation*, il est fréquent de voir apparaître des troubles du côté de l'estomac, qui participe d'une manière anormale à la modification plus ou moins profonde, selon l'état de la santé générale et l'équi-

libre du système nerveux, imprimée à l'organisme tout
entier.

La grossesse est souvent cause de troubles dyspeptiques. Sans vouloir entrer dans la discussion, qui dure
depuis longtemps, sur la pathogénie des vomissements gravi-
diques, accompagnés ou remplacés par d'autres symptômes
et sans esquisser les diverses théories qu'on a émises, qu'il
me soit permis de dire après M. LEVEN qu'il ne s'agit souvent que de troubles d'origine réflexe. Dans bien des cas, le
simple régime alimentaire et quelques médicaments anodins
améliorent de suite ou font disparaître rapidement les
nausées, vomissements, etc...

Il est très fréquent de voir la dyspepsie naître à la suite de
l'accouchement.

Certaines professions, qui obligent les ouvriers à respirer
des vapeurs *toxiques* (mercure, phosphore, pétrole, céruse,
etc...) ou des produits agissant mécaniquement ou chimiquement (coton, plâtre, laine, poussières métalliques ou autres)
peuvent avoir des conséquences fâcheuses pour l'estomac.

Il existe une dyspepsie dûe au *tabac*, surtout quand on
fume à jeun, parce qu'on avale sa salive et en même temps
des principes nocifs ; ou bien on crache abondamment et il
en résulte une déperdition de salive, qui pourra faire défaut
au moment du repas. Après le repas, les inconvénients sont
beaucoup moindres ; on a même prétendu que le tabac
exerçait une influence stimulante sur toutes les sécrétions
du tube digestif et qu'il pouvait, à ce titre, être utile. Mais
là, de même qu'à ce qui touche à son action nocive à jeun,
il faut tenir compte des susceptibilités et des dispositions
de chacun.

Causes extrinsèques. D'une façon générale, on peut dire que les fonctions digestives s'accomplissent mieux dans les pays froids que dans les pays chauds et que, dans une région tempérée comme la France, les troubles gastriques sont moins fréquents en hiver qu'en été. L'action débilitante des hautes températures rend clairement compte de ce fait. Mais si 'hygiène alimentaire, la quantité et la nature des boissons qu'on ingère dans les pays chauds étaient mieux surveillées, la dyspepsie serait beaucoup moins fréquente. Ici, comme dans beaucoup d'autres circonstances, il est permis de dire que le malade est, dans une certaine limite, cause de sa maladie.

Par contre, un changement brusque de température, le fait de passer d'une pièce chauffée dans un endroit froid peut suffire pour entraver la digestion chez certaines personnes.

____

CHAPITRE VII

L'HYPOSTHÉNIE ET L'HYPERSTHÉNIE GASTRIQUE

____

I. HYPOSTHÉNIE OU DYSPEPSIE PAR DÉFAUT.

Cette variété de dyspepsie, encore appelée atonie gastro-intestinale, dyspepsie nervo-motrice, dyspepsie asthénique, hypochlorhydrie, est caractérisée par la diminution des fonctions stomacales : il y a hypochlorhydrie et affaiblissement de la motilité.

Symptômes subjectifs. — D'une façon générale, le malade a la bouche mauvaise, pâteuse, le matin au réveil, quelquefois des nausées. Son petit déjeuner, qu'il prend toujours peu abondant, à cause de l'absence d'appétit, est souvent bien toléré et la matinée est assez bonne.

Après le repas de midi, pris sans entrain et avec une répulsion marquée pour certains aliments, le malade éprouve une sensation de *pesanteur,* de *ballonnement* à la région épigastrique, qui l'oblige à desserrer ses vêtements ou à enlever son corset : d'autres fois, c'est une constriction ou bien un malaise que le sujet compare à la lourdeur d'une pierre qu'il aurait dans l'estomac. En même temps, la circulation est gênée, il y a de la *rougeur de la face,* accompagnée ou non de palpitations et de *somnolence.*

Ces symptômes, qui, le plus souvent, se montrent de suite ou peu de temps après le repas, durent un temps variable, d'une demi-heure à plusieurs heures, puis tout rentre dans l'ordre.

Tel est le tableau habituel de la maladie.

D'autres fois, après la période de ballonnement et de gêne stomacale, surviennent des *douleurs* dûes à la production de *fermentations* ou simplement à l'irritation de la muqueuse, qui ne supporte pas tel ou te aliment ; ces douleurs sont suivies ou non de *vomissements* ou de régurgitations acides. Quand les vomissements se produisent peu de temps après le repas, ils sont neutres ou très peu acides, car les acides de fermentation n'ont pas eu le temps de se développer.

Il peut arriver que l'estomac manifeste son mauvais fonctionnement par des *symptômes non localisés* en lui. Ce sont des baillements répétés, une sensation de fausse faim, du vertige, du trouble dans les idées, une douleur ou une lourdeur de tête, etc...

Après le repas du soir, les malaises sont souvent moins accentués que dans l'après-midi, (sans doute parce que la quantité de nourriture ingérée est moindre) sauf la somnolence, qui oblige les malades à gagner leur lit.

Signes physiques. — *La langue* est saburrale ou recouverte d'un enduit blanc jaunâtre, plus ou moins épais, surtout à la base.

L'examen de *l'estomac* indique l'existence d'un *météorisme*, dû à l'atonie des parois, bien plus souvent qu'au spasme du pylore, qui serait consécutif au développement d'acides de fermentation.

Dans les deux ou trois heures qui suivent le repas, on perçoit du *clapotage,* qui a comme caractère de n'être pas constant à ce moment et de faire défaut à la fin de la digestion. L'organe est peu douloureux à la pression.

Le foie, peu sensible à la pression, a un volume normal, dans la majorité des cas. Ce n'est qu'en cas de production abondante d'acides de fermentation qu'il se congestionne et déborde les fausses côtes.

L'abdomen est météorisé après les repas.

La constipation existe chez les trois quarts des malades ; due à l'atonie intestinale, elle est moins tenace et rebelle que celle de l'hypersthénie.

État de chimisme gastrique. — La bouillie qu'on retire des estomacs hyposthéniques ne forme pas une masse homogène ; elle contient des débris alimentaires, ce qui démontre l'insuffisance motrice de l'organe, marchant de pair avec l'insuffisance sécrétoire.

L'acidité totale habituellement au-dessous de la moyenne, est normale ou exagérée dans un certain nombre de cas ; elle est due alors à l'acide chlorhydrique combiné et surtout aux acides organiques, qui manquent rarement ; de ceux-ci, le plus fréquent est l'acide lactique et le plus rare, l'acide acétique. L'acide chlorhydrique libre est presque toujours absent.

La digestion des albuminoïdes est imparfaite dans la majorité des cas et celle des féculents s'opère presque toujours dans des conditions voisines de la normale (1).

État de la nutrition. — L'aspect général, l'embonpoint, les forces physiques paraissent peu touchés dans l'hyposthénie.

---

(1) Ces constatations, malgré l'autorité légitime qui s'attache aux noms de ceux qui les ont faites, n'auraient d'importance que si l'estomac avait comme principale fonction un rôle essentiellement chimique. On verra plus loin qu'il n'en est rien.

Au point de vue des échanges organiques, voici à quelles conclusions est arrivé Robin, après de patientes et savantes recherches. Il y a diminution de la capacité oxydante de l'organisme, chute du rapport de l'acide phosphorique terreux à l'azote total (12 au lieu de 18 p. 100) et augmentation du coefficient de déminéralisation.

L'acidité urinaire est normale ou augmentée. L'urine contient de l'urobiline dans 1/5 des cas, plus souvent de l'indican, indice de fermentations gastriques et intestinales, de l'albumine quelquefois. Les sédiments contiennent de l'acide urique, des urates, de l'oxalate de chaux ; les divers phosphates sont rares, à cause de l'acidité normale ou augmentée.

Lorsque la maladie dure depuis de longues années et que les troubles sécrétoires et moteurs sont très accentués, l'abaissement du coefficient d'oxydation azotée est plus prononcé, (76 au lieu de la normale 83 %) la fonction biliaire est moins active, les fermentations gastro-intestinales plus intenses et il y a tendance à la destruction globulaire.

II. Hypersthénie ou dyspepsie par excès.

Opposée à la variété précédente, l'hypersthénie gastrique est caractérisée par une exagération des secrétions et des phénomènes moteurs de l'estomac, au moins dans la première période de la maladie ; quand l'affection dure depuis longtemps, il y a alternatives de motilité exagérée et d'atonie.

Synonyme de dyspepsie acide ou d'hyperchlorhydrie, l'hypersthénie est plus fréquente que l'hyposthénie ; c'est par excellence la dyspepsie des nerveux et des surmenés intellectuels.

Symptômes subjectifs.— Le matin, au réveil, l'hypersthé-nique éprouve une grande lassitude, conséquence de son sommeil mauvais le plus souvent et de l'irritation nerveuse qui fait rarement défaut.

L'appétit est exagéré ; à peine réveillé, le malade est prêt à prendre son petit déjeuner, contrairement à l'hyposthénique qui volontiers, s'en passerait. La matinée est assez bonne ; pourtant, vers 10 ou 11 heures, 2 ou 3 h. par conséquent après le petit déjeuner, apparaît la sensation de faim, sous forme d'une *brûlure* modérée qui va, en augmentant à mesure que l'heure du repas de midi approche et qui oblige souvent le malade à prendre un acompte sur ce repas.

A table, tout va bien ; c'est un convive qui fait honneur à la maîtresse de maison. *Son estomac est soulagé au contact de la nourriture*, qu'il prend en quantité supérieure à la moyenne ; au lieu d'un malaise quelconque, il éprouve un bien-être général ; les symptômes de la matinée ont complètement disparu.

Mais c'est pour peu de temps. Au bout d'une ou deux heures en moyenne, apparaît une sensation de constriction au creux épigastrique, puis une *douleur* qui peut irradier dans le dos, l'abdomen, la région précordiale et que les malades comparent à une brûlure : « C'est disent-ils, comme si j'avais du feu dans l'estomac ». En même temps, il y a *salivation exagérée*, renvois ou éructations plus ou moins bruyantes et *régurgitation de liquide*, rappelant la saveur *acide* du vinaigre.

Cette douleur-brûlure dure un temps très variable, quelquefois une demi-heure, mais plus souvent davantage, deux, trois heures ; on voit des sujets, chez lesquels elle ne disparaît complètement à aucun moment de l'intervalle compris entre son apparition et le repas du soir.

Le soir, l'appétit est, en règle générale, moindre qu'à midi et le malade attend facilement l'heure du dîner. Ce repas, qui, d'ordinaire est moins abondant que celui du midi est mieux supporté. Pendant la nuit, tout se borne, le plus souvent à une brûlure modérée, accompagnée d'agitation nerveuse et de moments d'insomnie, ce qui ne veut pas dire qu'une véritable crise ne puisse se montrer, à l'occasion d'une cause quelconque.

La soif est plus grande dans l'hypersthénie que dans l'hyposthénie et l'abondance des liquides ingérés, si elle a l'inconvénient de surcharger l'estomac, a l'avantage de diluer le suc gastrique hyperacide. Pourtant, l'ingestion d'un ou deux verres d'eau, au moment où la sensation de brûlure atteint son maximum, arrive rarement à l'atténuer ; les liquides chauds agissent mieux, ce qui prouve qu'il n'y a pas que l'acidité du milieu qui entre en ligne de compte.

Signes physiques. — *La langue* est tantôt rouge, tantôt et peut-être plus souvent recouverte d'un enduit jaunâtre, plus ou moins abondant et peu influencé par les repas.

L'estomac est très sensible à la pression. Il est *fréquemment distendu* ; il l'est même toujours, quand la maladie dure depuis plusieurs années et on y provoque facilement le bruit de *clapotage*.

Le foie a une tendance marquée à la congestion, congestion qui est surtout perceptible, après les repas et qui est dûe à la suractivité fonctionnelle résultant du passage sur l'ampoule de VATER d'un suc gastrique trop riche en acide.

La constipation est plus fréquente et plus tenace que dans l'hyposthénie.

Etat du chimisme gastrique : L'acidité totale est augmentée, ainsi que la valeur de la chlorhydrie (acide chlorhydrique libre + acide chlorhydrique combiné). Les acides de fermentation existent dans les trois quarts des cas.

La nutrition générale est plus touchée que dans l'hyposthénie ; l'amaigrissement est toujours assez prononcé, sauf au début de la maladie.

A côté de l'hypersthénie chronique, qui dure des mois ou des années et qui se manifeste tous les jours d'une manière régulière, il convient de signaler la variété qu'on pourrait appeler *hypersthénie intermittente* et qui survient par *crises*, entre lesquelles, existe un état de santé gastrique à peu près bon, attirant peu l'attention du malade.

Il s'agit, le plus souvent, d'un sujet jeune.

Un beau jour, après un surmenage intellectuel, une grande fatigue physique, un chagrin, des excès d'ordre varié, il ressent une violente douleur épigastrique, pouvant se montrer peu de temps après le repas, ou à n'importe quel moment du jour ou de la nuit, même à jeun. Cette douleur existe seule ou elle est précédée d'un violent mal de tête localisé à un côté.

En même temps, le malade est en proie à une grande agitation nerveuse, qui s'accompagne fréquemment d'une légère élévation de température ; quoique souffrant beaucoup il ne peut tenir en place dans son lit et son cerveau est traversé par des idées sans suite.

Cette crise simple (gastrique) ou double (céphalique et gastrique) dure plusieurs heures. Elle se termine peu à peu après une période d'exacerbation ou bien la fin est précédée de régurgitations ou de vomissements acides. Le malade s'endort, pour se réveiller le plus souvent brisé.

Cette hypersthénie, qui procède par crises, ne diffère en rien, comme nature, pathogénie et origine, de l'hypersthénie ordinaire. Si, en dehors de ces paroxysmes, les malades se plaignent peu ou pas de leur estomac, c'est que les symptômes gastriques sont chez eux atténués. Mais, en les interrogeant et en les examinant attentivement, on arrive à se convaincre que leur estomac fonctionne habituellement d'une façon anormale et qu'en somme ils rentrent dans la catégorie précédente.

III MALADIE DE REICHMANN
OU HYPERSÉCRÉTION CONTINUE (1).

La maladie de REICHMANN est une hypersthénie grave, caractérisée par la *sécrétion continue de suc gastrique et sa présence dans l'estomac, à jeun.*

Symptômes subjectifs.— Ils sont les mêmes que dans l'hypersthénie ordinaire, mais plus accentués ; il est inutile de les décrire à nouveau.

Le matin, au réveil, la lassitude est plus grande et le malade accuse une sensation de brûlure ou de douleur plus ou moins marquée, due à l'action du suc gastrique sur la muqueuse.

Cette douleur, calmée par le petit déjeuner, revient dans la matière, puis l'après-midi, sous forme de crise violente

----

(1) Gastrosuccorrhée, catarrhe, acide, etc...

avec vomissements hyperacides ; elle se montre également la nuit.

Les fringales sont fréquentes.

Signes physiques. L'estomac est sensible à la pression, au creux épigastrique et dans la région du pylore.

Il est toujours *distendu* et on y provoque le bruit de *clapotage à n'importe quelle heure de la journée* en général, mais surtout dans l'après-midi, aussi bien six heures que deux heures après le repas, alors que, dans l'hyposthénie, le clapotage manque à partir de la seconde période de la digestion.

A cause du contact de la muqueuse avec un liquide riche en acide, le pylore a des contractions spasmodiques, qui se traduisent par des *mouvements ondulatoires* péristaltiques, visibles lorsqu'on examine obliquement la paroi abdominale. Ces spasmes du pylore durent plus ou moins longtemps et peuvent, avec le temps, se changer en contracture et amener une hypertrophie de la tunique musculeuse et une augmentation de la distension de l'estomac.

A la palpation, la main, au moment des contractions, éprouve une sensation de résistance qui, en raison de l'amaigrissement et du mauvais état général du malade, peut faire penser à l'existence d'une tumeur. Pour être fixé à ce sujet, il est nécessaire de pratiquer l'examen plusieurs fois dans les périodes de calme de l'estomac, c'est-à-dire à jeun, ou dans la matinée.

Le foie est congestionné et déborde plus ou moins les fausses côtes pour les raisons exposées plus haut.

La constipation est la règle. Elle aboutit fréquemment à la coprostase, dont on se rend compte par la palpation du cœcum et de l'S iliaque.

Etat du chimisme gastrique. — Un lavage préalable ayant été fait la veille au soir, jusqu'à ce que le liquide ressorte clair, on pratique le cathétérisme de l'estomac, le matin, à jeun. Par la sonde, s'écoule une quantité variable, pouvant aller jusqu'à 100 gr. et au delà, d'un liquide, qui est du suc gastrique contenant de l'acide chlorhydrique libre.

Lorsque la quantité de liquide est beaucoup plus grande et que ce liquide contient une certaine quantité d'acides organiques, on peut affirmer l'existence d'une sténose du pylore avec stase, complication de l'hypersthénie.

L'analyse du liquide extrait après le repas d'épreuve indique une acidité totale pouvant aller jusqu'à 6 gr. et dûe surtout à l'acide chlorhydrique libre (qui peut atteindre 3 ou 4 gr.) et combiné. Contrairement à ce qu'on pourrait penser a priori, on rencontre des acides organiques de fermentation dans plus de moitié des cas, surtout l'acide lactique.

La digestion des albuminoïdes serait mauvaise, d'après ROBIN, par suite d'un arrêt dans la sécrétion de la pepsine.

Etat de la nutrition.—L'amaigrissement, un teint jaunâtre, la sécheresse de la peau, un aspect cachectique sont la règle dans l'hypersthénie gastrique et s'expliquent facilement, car le coefficient de déminéralisation totale est en hausse et porte surtout sur le chlorure de sodium ; les matières ternaires sont incomplètement oxydées ; il y a, dans les fèces, augmentation des résidus organiques et inorganiques non utilisés, et dans l'urine augmentation de l'azote total non utilisé.

L'analyse des urines indique une acidité faible, qui peut même faire défaut. L'albuminurie est fréquente (1/3 des cas),

de même que la présence de l'urohématine et de l'indican ;
l'urobiline est un peu plus rare.

Complications. — L'hypersthénie gastrique peut être pré
monitoire de *l'ulcère* et elle peut aboutir à la *sténose du
pylore*, dont il sera question plus loin.

Même en dehors de toute complication, l'hpersthénie gas
trique est une affection sérieuse beaucoup plus que l'hyposthénie ; toujours elle est longue à guérir et les rechutes sont
très faciles, sous l'effet de la moindre cause, même après une
longue période d'amélioration.

Gastromyxorrhée.

KUTTNER a publié, à l'occasion du 60ᵉ anniversaire d'EWALD, un travail
sur la *gastromyxorrhée*, affection qui consiste dans la secrétion de mucus en grande quantité par la muqueuse stomacale, à jeun. Alors qu'à
l'état normal, on ne retire de l'estomac que 2 à 5 c. c. de mucus flottant,
on peut en retirer jusqu'à 100, dans cet état pathologique.

Il décrit une forme intermittente, rare et une forme chronique. Les
accès paroxystiques consistent dans des vomissements violents, composés
de mucus, de bile et quelquefois de suc duodénal ; l'estomac ne peut rien
supporter, le ventre est rétracté, le pouls faible, la langue sèche. Les
douleurs gastriques sont faibles ou font défaut. L'accès ne dure souvent
qu'un jour. Entre les accès, on constate à peine des troubles passagers
et l'on trouve habituellement une quantité normale d'acide chlorhydrique.

On admet que l'augmentation de la sécrétion muqueuse est le signe
d'un catarrhe concomitant ; mais KUTTNER, tout en acceptant cette explication, croit que plus souvent l'affection se développe sous une influence
nerveuse.

Le traitement de l'accès consiste à évacuer les masses muqueuses
de l'estomac et à pratiquer un lavage dès le début du vomissement, ce qui
permet parfois de couper l'accès. Plus tard, le lavage a peu d'influence.

Il est inutile d'administrer des médicaments pendant l'accès, rien
n'est toléré ; il est préférable de faire une injection de morphine et d'atro-
phine. Dans les accès graves avec tendance au collapsus, chez des sujets
atteints de faiblesse cardiaque, on aura recours aux injections d'huile
camphrée, de sérum physiologique, de spartéine, etc.

CHAPITRE VIII

DYSPEPSIES ALTERNES ET MIXTES
FONDS COMMUN AUX TYPES DE DYSPEPSIES D'APPARENCE OPPOSÉS

A côté de ces deux types dyspeptiques l'un par défaut, l'autre par excès, qui sont suffisamment tranchés pour servir de base de classification relative, il est fréquent de rencontrer, dans la pratique, des malades qui présentent, pendant un certain temps, tous les signes de l'hyposthénie gastrique, puis, peu après les symptômes opposés de l'hypersthénie.

Cette variation peut se faire à quelques mois d'intervalle et ne permet qu'un diagnostic temporaire. D'autres fois, la variation a lieu au bout de quelques jours seulement, de sorte qu'il est impossible d'établir un diagnostic stable et de mettre une étiquette : variété, sous la dénomination globale : dyspepsie. soit que dans ce but on se borne à l'étude des symptômes, soit qu'on tente de demander un semblant d'exactitude à l'analyse du suc gastrique, ce dernier variant dans sa composition, selon le jour où l'examen en est fait.

On se trouve donc là en présence d'un type instable, oscillant, auquel conviendrait la dénomination de *dyspepsie alterne*.

On rencontre également des dyspeptiques qui, d'une façon non passagère, mais constante, c'est-à-dire pendant des semaines ou des mois consécutifs, présentent chaque jour des symptômes n'appartenant à aucun type défini.

Dans de tels cas, qui sont loin d'être rares, il est impossible de faire un diagnostic précis et il faut se contenter de la dénomination : *dyspepsie à type mixte*.

Cette difficulté à poser un diagnostic ferme et le grand nombre de vocables employés par les différents auteurs pour caractériser tel ou tel type ou telle ou telle apparence de type dyspeptique sont évidemment de nature à jeter le doute dans l'esprit du praticien et à faire croire que rien n'est aussi mal connu et mal assis que les maladies de l'estomac.

C'est que là, comme dans la plupart des cadres nosologiques, on a voulu aller trop loin dans la division ; on a pensé qu'on y verrait plus clair, en séparant les uns des autres les divers types morbides rencontrés et en les classant chacun sous une étiquette différente ; on a cru apporter la lumière, en les disjoignant et en les étudiant à part, au lieu de les comparer entre eux et de les rattacher les uns aux autres par un lien commun.

Ce lien commun est le système nerveux qui, seul, permet de comprendre l'étiologie, la symptomatologie, la marche de certaines affections de l'estomac et d'arriver à une thérapeutique vraiment efficace.

La parole dogmatique de G. Sée : « la dyspepsie sera chimique ou elle ne sera pas » n'a pas survécu longtemps au maître. La chimie de l'estomac commence, depuis quelques années, à être fortement battue en brèche, au point de vue pathogénique et thérapeutique, par d'autres maîtres à la parole autorisée, tels que Robin (1). Mais le premier qui, rompant ouvertement, après de longues années d'expérience clinique et de recherches expérimentales, avec toutes les traditions universellement admises, s'efforça d'établir l'unité de la dyspepsie ou des types dyspeptiques, fût Leven père (2).; depuis plusieurs années j'ai pu me rendre compte, au contact des malades, de la justesse de ses idées.

Sans vouloir entrer dans les détails anatomiques, je crois qu'il est bon de rappeler le mode d'innervation de l'estomac et la constitution du *plexus solaire*, que la presque totalité des ouvrages traitant des maladies de l'estomac passé consciencicusement sous silence, comme s'il n'existait pas et auquel Leven accorde, à juste titre, un rôle prépondérant en pathologie gastrique.

De l'extrémité interne des deux ganglions semi-lunaires, appliqués contre les piliers du diaphragme, un peu en dedans des capsules surrénales, partent de nombreux rameaux plexiformes, qui constituent une anastomose transversale entre ces deux ganglions. Chacun d'eux reçoit, par son angle

---

(1) Si le chimisme stomacal règne aujourd'hui en maître, on pressent déjà l'effondrement de ses plus solides assises. Moi-même, qui ai été depuis quinze ans l'un de ses promoteurs, je ne crains pas de reconnaître aujourd'hui, après expérience faite, que ce séduisant système n'était qu'une illusion et que l'heure n'est pas lointaine, où il rejoindra les autres dans l'oubli, parce que sont inutiles ou nocives la plupart des indications thérapeutiques systématiques, dont il a été le point de départ. (*Les maladies de l'estomac* (1900) p. 90.

(2). *Traité des maladies de l'estomac*. (Paris 1879).
Estomac et cerveau (1884).
La névrose. Etude clinique et thérapeutique (1887).

externe, le nerf grand splanchnique et le petit splanchnique correspondants, des filets du pneumo-gastrique et d'autres venant des ganglions lombaires supérieurs. De plus, le ganglion semi-lunaire droit, mieux partagé que son homonyme, reçoit une branche volumineuse du pneumogastrique du même côté.

Tout cet ensemble de rameaux enchevêtrés d'origine diverse (ganglions, grands et petits splanchniques, pneumogastrique droit), contribue à la formation du plexus solaire, qui constitue une nappe nerveuse située au-devant de l'aorte et des piliers du diaphragme, autour du trépied vasculaire ou tronc cœliaque et qui envoie des plexus secondaires à tous les viscères abdominaux.

La face postérieure de l'estomac, accolée contre le plexus solaire, en reçoit un nombre considérable de rameaux et l'absorbe pour ainsi dire en entier. Sa petite courbure est innervée par le plexus coronaire stomachique né du plexus solaire. La grande courbure reçoit le plexus gastro-épiploïque gauche et la grosse tubérosité le plexus des vaisseaux courts, nés tous deux du plexus splénique, issu lui-même du plexus solaire. Quant à la face antérieure, elle est tapissée par les ramifications du pneumogastrique gauche.

Tous ces rameaux nerveux issus du grand sympathique et des pneumogastriques pénètrent *dans l'épaisseur des parois stomacales* et s'y étalent, en formant deux plexus : l'un moteur, intra-musculaire, homologue du plexus d'Auerbach de l'intestin grêle, situé entre le plan des fibres longitudinales et le plan des fibres circulaires ; l'autre sensitif sous-muqueux, correspondant au plexus de Meissner de l'intestin grêle, relié au précédent par de nombreuses anastomoses et dont les filets afférents montent et disparaissent *dans l'é-*

paisseur de la muqueuse. soit dans la *couche épithéliale*, soit en entourant les *tubes glandulaires*.

De plus, von Openchowsky a décrit des *groupes ganglionnaires*, situés dans la région du cardia et du pylore, indépendants du plexus d'Auerbach et rappelant par leur structure les ganglions du cœur. L'importance de ces ganglions est telle qu'après la section de tous les nerfs se rendant à l'estomac, les glandes secrètent encore (1).

L'anastomose entre le plexus nerveux moteur et le plexus nerveux sensitif des parois de l'estomac et la constatation anatomique que toutes les artères, artérioles et vaisseaux de l'estomac sont entourés par des filets nerveux, montrent qu'il est impossible de dissocier les fonctions de cet organe et de distinguer une dyspepsie sécrétoire et une dyspepsie motrice ou nervo-motrice. La secrétion ne peut être atteinte sans que la motricité et la sensibilité le soient et inversement.

Au point de vue de 'étiologie, toutes les causes agissant pour créer une dyspepsie ou la dyspepsie ne peuvent arriver à destination et être efficaces, qu'en passant par le système nerveux (en exceptant bien entendu les maladies infectieuses, qui n'entrent que rarement en ligne de compte.)

Si la cause est d'origine cérébrale (chagrins, émotions, travail intellectuel exagéré) elle agit sur le plexus solaire et sur le fonctionnement de l'estomac, par l'intermédiaire de la chaîne sympathique, qui est en relation de continuité avec l'encéphale, au niveau du ganglion cervical supérieur et inférieur.

Si la cause est d'origine périphérique (travail physique

---

(1) Gley. Traité élémentaire de physiologie (1906) p. 193.

ou marches répétées, poussés pendant un certain temps jusqu'à l'extrême fatigue) elle agit sur l'estomac par le plexus solaire, en vertu de l'union de la moëlle épinière et de la chaîne sympathique, par les rami-communicantes.

Si la cause est d'origine génito-sexuelle, intestinale ou rénale (ptose du rein) elle aboutit au plexus solaire par le plexus hypogastrique, par les plexus rénaux et surrénaux, par le plexus mésentérique supérieur.

Si elle est d'origine alimentaire (boissons comprises), étant donné que l'arrivée d'un aliment ou d'une substance non indifférente (vin, alcool, etc...) dans l'estomac, met *immédiatement* en jeu la sensibilité, le pouvoir sécrétoire et la motricité de cet organe, on comprend sans peine que des excitations insolites, des irritations répétées amènent un trouble plus ou moins sérieux et durable dans ces trois fonctions, trouble qui n'est autre chose que la dyspepsie.

Au point de vue de la symptomalogie, le système nerveux seul peut rendre compte de la multiplicité des malaises éprouvés par les malades. Chacun fait sa dyspepsie à sa manière, les uns par des crises de douleurs, les autres par une sensation de gêne et de pesanteur, les autres par des vomissements, d'autres par des symptômes éloignés, qui ne paraissent pas au premier abord avoir l'estomac pour point de départ.

Personne ne peut prétendre que le type alterne ou mixte soit explicable par autre chose que par une disposition spéciale du système nerveux.

Si l'on objecte que cette dénomination est bien vague et ne répond à rien, je demanderai si quelqu'un connaît *l'essence* des névroses, telles que la neurasthénie. On sait comment elle naît, comment elle se manifeste, mais on ignore ce qu'elle est.

Non que je veuille dire que la dyspepsie soit une névrose, au sens où on entend d'ordinaire ce mot, c'est-à-dire un trouble dynamique sans lésions ; mais je crois que c'est par le système nerveux qu'il faut passer pour expliquer l'étiologie, la symptomatologie, la marche de la dyspepsie, pour comprendre les modifications que lui impriment toutes les causes morales ou physiques ou celles provenant du milieu extérieur et pour faire une thérapeutique efficace — et j'étends ces considérations à la dilatation d'origine non organique, qui n'est qu'un symptôme, ainsi qu'à l'ulcère de l'estomac, qui se rencontre presque toujours chez des sujets jeunes et nerveux.

Sans doute, le tableau de l'hyposthénie type et celui de l'hypersthénie type sont en apparence bien différents : l'un, c'est l'insuffisance, l'atonie ; l'autre c'est l'hyperfonctionnement : manque d'appétit, inertie de l'organe, pauvreté de sécrétion chez l'un — appétit exagéré et fringales, contractilité musculaire trop prononcée, secrétion abondante et riche chez l'autre.

Mais la neurasthénie par exemple ne présente-t-elle pas ces deux types opposés : l'un atone, asthénique ; l'autre caractérisé par de l'excitabilité ? Pourtant, le fond est le même.

L'hypersthénie aboutit comme l'hyposthénie ou inversement à la dilatation ; l'une comme l'autre ont une marche irrégulière, c'est-à-dire qu'après une période d'amélioration, se montre un retour offensif des symptômes morbides, l'une et l'autre sont également influencées par la fatigue physique ou intellectuelle ou par les chagrins, par le changement de vie ou de milieu, par le régime alimentaire ou

les boissons ; donnez du vin pur à un hypo ou à un hypersthénique ou de la viande en abondance ou un mets très épicé
ou de la pâtisserie ou de la salade, l'un et l'autre verront
leurs symptômes aggravés.

C'est le système nerveux qui commande à la sensibilité,
à la motricité, à la fonction sécrétoire de l'estomac ; ces
fonctions ne peuvent être troublées que par l'intermédiaire
du système nerveux, qui, lorsqu'il est solidement équilibré
ne permet pas à la dyspepsie de naître, malgré toutes les
causes d'ordre divers qui peuvent agir sur l'estomac.

L'amélioration ou l'aggravation des symptômes ne peut se
faire que par l'intermédiaire du système nerveux, qui rend
la muqueuse plus ou moins tolérante et sensible, la sécrétion
plus ou moins abondante et acide, qui diminue ou exagère
la contractilité de l'organe ; ce n'est que par une modification imprimée au système nerveux gastrique qu'on peut arriver à rapprocher de la normale la sensibilité, la motricité
et les sécrétions de l'estomac.

Je ne dis pas : la dyspepsie nerveuse (*au sens où ce mot
est pris par tous*) existe seule, mais : *le fond commun à toutes les dyspepsies*, — qu'on en ramène les types à deux comme ROBIN ou qu'on admette douze ou treize variétés comme
HAYEM — à quelque point de vue qu'on se place, pathogénique, symptomatologique, thérapeutique — qu'on admette des
lésions de la muqueuse ou qu'on n'en admette pas — *est le
système nerveux*.

CHAPITRE IX

LES FERMENTATIONS GASTRIQUES, LES GAZ DU TUBE DIGESTIF.

Certains auteurs décrivent, comme une entité à part, *la dyspepsie flatulente*. Or, il est de toute nécessité que les fonctions sécrétoires ou motrices de l'estomac soient troublées pour que des fermentations puissent se produire. La dyspepsie flatulente ne peut exister seule ; elle rentre dans l'hyposthénie ou dans l'hypersthénie, puisqu'elle se rencontre dans l'une et l'autre variétés ; elle ne peut être primitive, mais seulement symptomatique.

Les fermentations gastriques, en effet, se rencontrent dans toutes les affections de l'estomac et surtout dans les cas où les parois de l'organe sont atones, où il y a de la stase, où l'estomac se vide mal. On les trouve dans l'hyposthénie, où elles s'expliquent facilement, puisqu'il y a à la fois insuffisance motrice et acidité au-dessous de la moyenne; on les trouve plus souvent encore dans l'hypersthénie, malgré la richesse du suc gastrique en acide chlorhydrique libre, parce que la stase est fréquente à cause de la contracture plus ou moins durable du pylore, qui réagit à l'hyperacidité du milieu; on les trouve de même dans la dilatation, dans le cancer.

Nature des fermentations. -- On peut distinguer deux classes de fermentations gastriques : les unes *acides*, les autres *gazeuses*.

Parmi les fermentations acides, la plus importante est celle qui produit *l'acide lactique* ; cet acide existe en petite proportion au début de la digestion normale, mais il disparaît vite, au fur et à mesure que la secrétion d'acide chlorhydrique augmente ; sa présence n'est pathologique que si on le trouve à la fin de la digestion. Puis viennent *l'acide butyrique et l'acide acétique*.

A l'état normal, l'estomac renferme certains gaz ; on y trouve de l'azote, de l'oxygène et de l'acide carbonique, rarement et en quantité minime de l'hydrogène, de l'hydrogène sulfuré et du formène. Lorsque les gaz habituels (O-Az-CO^2) existent en grande abondance, qu'ils incommodent le malade d'une façon mécanique (pneumatose), on dit qu'il y a flatulence. Lorsque les gaz qui n'existent habituellement qu'en quantité insignifiante sont abondants, on dit qu'il y a fermentations gazeuses, à proprement parler. L'un et l'autre cas sont pathologiques.

Symptomatologie.— Les symptômes propres aux fermentations gazeuses sont d'abord, une sensation de gonflement et de gêne dans la région épigastrique. qui oblige le malade à desserrer ses vêtements ou à enlever son corset. Puis, un temps variable après le repas, quelquefois immédiatement, d'autres fois plusieurs heures après, se produisent des renvois ou des éructations gazeuses, inodores ou à odeur variable et désagréable, accompagnés de rejet d'aliments ou de liquide. Souvent, l'haleine est fétide, surtout lorsque la constipation est prononcée.

Dans certains cas, on voit les éructations gazeuses se produire dès l'ingestion d'une quantité insignifiante de liquide en apparence absolument anodin (une cuiller à café d'eau) ou le matin à jeun, lorsque le malade met pied à terre.

En même temps, se font entendre des bruits divers œsophagiens ou gastriques : bruit de glouglou, suivant les mouvements respiratoires, et, du côté de l'intestin, des borborygmes, accompagnés de vents plus ou moins odorants et de tympanisme.

Outre ces symptômes localisés au tube digestif. on note de la dyspnée, de l'oppression et assez fréquemment des intermittences cardiaques ou des palpitations.

On a expliqué ces malaises par le refoulement du cœur et des poumons, sous l'influence de l'estomac distendu soulevant le diaphragme. Cette raison n'est pas suffisante, car on note ces mêmes troubles d'origine gastrique chez beaucoup de dyspeptiques, qui n'ont pas de flatulence objective et dont l'estomac n'est pas distendu par des gaz. Il faut, outre la gêne mécanique, tenir compte du retentissement du trouble du plexus solaire sur les plexus voisins (pulmonaire et cardiaque).

Puis la crise disparaît brusquement ou peu à peu, quelquefois après de véritables vomissements.

Les symptômes pulmonaires et cardiaques peuvent manquer et tout se borne à des éructations gazeuses, qui durent parfois la plus grande partie de la journée, chez certains malades, avec des exacerbations à l'occasion des repas ou d'autres causes, dont il sera question tout à l'heure.

La percussion et la palpation permettent de délimiter l'estomac et de se rendre compte du degré de sa distension.

État de la nutrition et des urines, — Pour ROBIN la capacité d'échange organique est en baisse, l'oxydation des matières albuminoïdes éprouve un léger retard et celle des matières ternaires laisse à désirer.

L'acidité de l'urine est normale ou exagérée. L'urohématine est le plus souvent augmentée. L'urobiline et l'uroérythrine existent dans 1/5 des cas. Mais, la caractéristique urinaire des fermentations gastro-intestinales est la présence de l'indican, qui est constant et se rencontre souvent en grande quantité.

Origine des fermentations acides. — On a voulu faire jouer un rôle important aux microbes, aux sarcines, aux levures et aux ferments dans la production des acides de fermentation gastrique ; mais étant donné que l'estomac *sain* renferme des sarcines, des levures et des espèces microbiennes nombreuses et utiles, il est bien difficile de pouvoir attribuer à cette flore la part d'activité qui lui incombe réellement (1). On admet, en général, que la principale source des acides organiques et des gaz de l'estomac sont les hydrocarbonés qui, passant à l'état de glucose, sous l'action de la ptyaline ou des ferments figurés, donnent de l'alcool, de l'acide lactique, de l'acide butyrique, de l'acide acétique, avec dégagement d'H et CO_2.

Les matières albuminoïdes peuvent, fournir par leur décomposition, ces mêmes gaz et acides.

Les produits de fermentation provenant des corps gras sont plus douteux.

---

(1) Il semble que ce n'est qu'à la faveur d'un trouble fonctionnel que cette flore puisse entrer en activité ; pour donner naissance à des produits anormaux.

Origine des fermentations gazeuses. — D'où pro vien nent les gaz normaux contenus en quantité anormale c'est-à-dire pathologique dans l'estomac et qui sont de beaucoup les plus importants ?

Parmi les modes de production ou d'arrivée de gaz dans l'estomac, il convient de citer d'abord l'abus des boissons gazeuses, la décomposition des carbonates alimentaires, au contact des acides de l'estomac, la déglutition volontaire ou involontaire d'air atmosphérique, qu'on ait affaire à des simulateurs ou à des hystériques (tic aérophagique de BOUVERET).

On a voulu faire jouer un rôle important, presque prépondérant à l'aérophagie, pour expliquer la présence de gaz dans l'estomac. C'est ainsi que SOUPAULT prétend que l'éructation est impossible sans déglutition d'air ; pour lui, les gaz contenus dans l'estomac ne peuvent en sortir par la simple contraction de la tunique musculeuse, aidée ou non par celle des muscles abdominaux, car la fermeture du cardia s'y oppose et le rejet des gaz est un acte coordonné, auquel participent, outre le cardia et tout l'estomac, le diaphragme et l'œsphage.

Mais, le vomissement est un acte aussi compliqué et plus difficile, puisqu'il consiste dans le rejet de substances solides et liquides, plus lourdes que des gaz. C'est pourtant un phénomène fréquent et absolument spontané, dans lequel la déglutition et la volonté ne sont pour rien.

SOUPAULT dit également qu'en observant avec attention un grand nombre de flatulents, on voit se produire chez eux, à chaque éructation, le mouvement de déglutition d'air, ce dont on peut s'assurer en regardant les mouvements successifs de descente et d'ascension du larynx, et que le sujet, pour éructer, emmagasine par une inspiration profonde, une certaine quantité d'air dans sa bouche et son naso-pharynx, puis ferme la bouche et rapproche son menton de la poitrine.

Sans doute on voit cela. Mais cès derniers mouvements qui résultent des contractions du diaphragme, sont obligatoires et on les observe chez toute personne *saine* qui, *accidentellement*, sent un renvoi proche ou a le hoquet ; ils sont destinés simplement à aider l'ascension des gaz.

Quant au double mouvement d'ascension et de descente du larynx, il est également réel, mais n'a pas plus d'importance ou de signification pathologique. Chez toute personne également saine, on le rencontre au moment d'un renvoi accidentel et il ne prouve pas, loin de là, l'existence d'une déglutition préalable. La preuve, c'est qu'on l'obtient facilement et plusieurs fois de suite, en se pinçant le nez et en ayant la bouche hermétiquement fermée, (en supprimant par conséquent les communications avec l'air extérieur), et en contractant brusquement ses parois abdominales, comme si l'on voulait évacuer le contenu de l'estomac (en faisant par conséquent un mouvement opposé à celui de la déglutition).

Quant à l'impossibilité pour « qui que ce soit, même à l'é-ructant le plus exercé, d'avoir une expulsion gazeuse si la bouche est maintenue largement ouverte ; en effet, dans ces conditions aucune déglutition d'air, de liquide ou de solide ne peut se produire » (1) je crois que SOUPAULT a exagéré beaucoup, car l'expérience banale de chaque jour prouve au contraire qu'il est très [facile d'éructer, avec la bouche grande ouverte, en contractant ses parois abdominales.

---

(1) SOUPAULT. *Traité des maladies de l'estomac*, (1906), p. 228.

Sans doute, il est des cas, peut-être nombreux, dans lesquels le rejet de gaz par la bouche est conditionné par une déglutition préalable d'air, volontaire ou inconsciente ; bien loin de moi l'idée de nier ce mode symptomatique. Mais il est exagéré de prétendre qu'il en est *toujours* ainsi et qu'absolument démontrée aujourd'hui est « l'hypothèse, qui admet que l'accumulation de gaz en grande quantité dans l'estomac et dans le tube digestif provient d'une déglutition anormale de l'air atmosphérique, d'une véritable aérophagie ».

Une autre source de production de gaz normaux, en quantité anormale ou de gaz anormaux dans le tube digestif est l'ensemble des *aliments albuminoïdes*, comme on l'a vu précédemment. Ces aliments, se trouvant en contact avec des sucs digestifs de composition qualitative ou quantitative plus ou moins éloignée de la normale, avec des *ferments solubles ou figurés* variés, subissent des transformations incomplètes ou viciées et une véritable putréfaction, qui donnent lieu à un dégagement abondant de gaz.

Je ne fais que citer ces modes de fermentations gazeuses, connus et admis par tous.

Je désirerais insister davantage sur le rôle réel et sur le *mode d'action* des aliments dans la production des gaz — de même que sur une autre origine des gaz du tube digestif.

Un fait d'observation banale et superficielle, c'est que, si un dyspeptique affecté de flatulences, prend certains aliments féculents, tels que haricots ou lentilles, il est plus incommodé par les gaz que s'il prend par exemple de la viande. On en a conclu pendant longtemps, avec un semblant de justesse, que les haricots ou les lentilles fermentaient plus que la viande.

Cette opinion est loin d'être toujours l'expression de la vérité.

Voyons d'abord ce que dit l'expérimentation sur les animaux.

« Si, dit M. Leven, l'aliment est une cause principale des gaz, il s'ensuit qu'on doit en trouver bien moins chez un animal à la diète que chez un animal nourri.

Si l'aliment est une des sources principales des gaz, il faut que l'on trouve des quantités à peu de choses près équivalentes de gaz, chez des animaux soumis à une même ration.

Il faut encore que, mis à la diète, ils donnent la même quantité de gaz et que, dans les diverses conditions où je les ai placés, la nature des gaz offre les plus grandes analogies.

Or, il n'en est rien ». (1).

1° Chez les animaux à la diète, Leven a trouvé des quantités très variables de gaz, souvent supérieures à celles qu'on trouve chez un animal nourri. En laissant quatre chiens *de même taille et de poids sensiblement égal à la diète pendant quarante-huit* heures et en les sacrifiant par piqûre du bulbe, il trouve chez l'un 2 c. c. de gaz dans l'intestin, chez un autre 32, chez les deux derniers 7 et 14 c. c.

La qualité des gaz varie de même que la quantité : CO^2 6, 6, 8 et 9 % — Az 2, 8 et 9 %.

2° Chez des animaux nourris de la même manière, il y a de grands écarts dans la quantité et la qualité des gaz et il peut arriver que l'intestin de l'animal à jeun contienne plus de gaz que celui de l'animal nourri.

----

(1) M. Leven. *Traité des maladies de l'estomac* (1879), p. 140. Ces expériences *in anima vili* restent aussi probantes aujourd'hui qu'à l'époque où furent publiés leurs résultats. Surtout, elles ont le mérite de cadrer avec les constatations de l'observation clinique.

Quatre chiens ayant avalé une forte quantité de pain et de viande, Leven trouve dans l'intestin de l'un 3 c. c. de gaz ; chez l'autre 88 c. c. ; chez le troisième 2 c. c.. chez le quatrième, 5 c. c. Ainsi, chez trois d'entre eux, la quantité de gaz est six à dix fois moins forte que chez un des précédents à jeun.

Les gaz de l'un contenaient 31 °/₀ de CO_2 et 36 °/₀ d'H, ceux d'un autre, 57 °/₀, de CO_2 et pas d'hydrogène.

Il n'y a donc pas de rapport entre un régime alimentaire donné et la qualité et quantité des gaz du tube digestif.

3° Les végétaux peuvent ne pas donner plus de gaz que la viande, même dans un tube digestif malade (ce qui ne veut pas dire qu'à part la question gaz, les souffrances ne seront pas plus grandes.)

Leven nourrit pendant 5 jours un chien uniquement avec des choux et de la graisse. A l'autopsie, il constate que la muqueuse stomacale est congestionnée, couverte d'arborisations vasculaires et qu'elle présente des hémorrhagies sous-muqueuses ; il en est de même, quoiqu'à un degré moindre, pour l'intestin grêle.

L'estomac contient 3 c. c. de gaz et l'intestin grêle 5 c. c. et pourtant, e tube digestif est malade et les choux passent pour donner lieu à une fermentation prononcée.

Les données de la clinique sont entièrement d'accord avec les résultats de l'expérimentation.

Dans une même famille, dont tous les membres sont soumis à un régime alimentaire unique, certains ont des gaz abondants, d'autres en quantité moyenne. d'autres pas du tout ; c'est là un fait d'observation courante.

Chez les dyspeptiques, soit hypo, soit hyperchlorhydriques, la variation des gaz est absolument irrégulière. Tel hyperchlorhydrique en a beaucoup, tel autre pas.

D'autre part, on voit des dyspeptiques ne prenant depuis plusieurs jours qu'une petite quantité de lait et de liquides anodins tels que de l'eau et des infusions, avoir des gaz abondants par en haut et par en bas.

Un de mes amis, le Dr Cortet soignant sa mère malade de l'estomac, me racontait qu'il était fort surpris de constater que la prise d'une seule cuillerée à *café* d'eau ordinaire, provoquait immédiatement une suite de renvois.

Je ne pense pas que les partisans de la doctrine de l'aérophagie absolue objectent que juste à ce moment-là des malades, qui n'ont pas ou ont peu de renvois gazeux, quand on laisse leur estomac complètement au repos, se mettent à déglutir de l'air et à l'expulser ensuite d'une façon sonore.

L'eau n'a évidemment pas fermenté, surtout dans l'espace d'une ou deux secondes.

Sans doute, *la nature des aliments influe* sur la quantité des gaz contenus dans le tube digestif, mais *non leur composition chimique*. Donnez un aliment indigeste quel qu'il soit : charcuterie aussi bien que choux, à un dyspeptique, il verra ses malaises augmenter et au nombre de ses malaises, pourra figurer la flatulence.

C'est parce que *la muqueuse du tube digestif réagit de* façon différente au contact de tel ou tel aliment qu'il se produit des gaz, en quantité plus ou moins grande. La preuve, c'est que chez les biens portants, comme chez les malades du tube digestif, *le même aliment peut donner beaucoup ou peu de gaz*, quelquefois pas du tout. Donnez un plat de haricots secs *en grains* à un dyspeptique ou même à une personne saine, il y aura des gaz abondants : donnez à l'un et à l'autre, dans les mêmes conditions, le même poids de ces haricots secs réduits *en purée*, la quantité de gaz sera dix ou vingt fois moins grande, quelquefois presque nulle.

De plus, des causes nombreuses et absolument en dehors du régime alimentaire, font varier chez une même personne la quantité des gaz du tube digestif. J'ai vu, chez plusieurs dyspeptiques peu atteints et modérément nerveux, les gaz être rendus en plus grande abondance (1), sous l'influence de fatigue ou même d'ennuis.

C'est que les capillaires de la muqueuse du tube digestif donnent issue à des gaz ; cette propriété n'appartient pas exclusivement aux capillaires du poumon.

Cette exosmose gazeuse a été démontrée par l'expérience suivante de MAGENDIE. Il isolait de l'abdomen d'un chien une anse intestinale, la vidait de son contenu liquide ou gazeux par expression, appliquait une ligature à chaque extrémité, puis la rentrait dans la cavité abdominale, qu'il suturait. L'animal étant tué après trois heures, il constatait que la portion de l'intestin ligaturée était gonflée de gaz. Ces gaz ne pouvaient provenir que des vaisseaux.

On a objecté à cette expérience que les quantités disproportionnées de CO^2 d'O et d'Az, contenus dans l'anse intestinale et n'ayant pas de rapport défini entre elles ne pouvaient provenir du sang qui en renferme beaucoup moins.

Mais LEVEN fait remarquer avec raison que le tube digestif contient de l'air atmosphérique dégluti avec les aliments ; cet air est beaucoup plus riche en oxygène que le sang des capillaires ; les globules rouges étant très avides d'oxygène, il se fait des échanges constants entre les gaz du tube diges-

---

(1) Gaz rendus par en bas.

tif et ceux du sang, l'oxygène est fixé par les globules rouges des capillaires, l'acide carbonique est rejeté. Ces échanges varient avec chaque individu d'une espèce et avec la quantité d'air atmosphérique déglutie.

Cette explication rend parfaitement compte de la différence quantitative et qualitative des gaz contenus dans le tube digestif d'animaux à jeun ou de ceux qui sont soumis au même régime alimentaire.

On a soulevé encore une autre objection : la présence, dans l'intestin, d'acide sulfhydrique et de méthane (CH^4) qui n'existent pas dans le sang.

Mais, ces deux gaz se forment principalement dans le gros intestin et à la fin de l'intestin grêle, là où font défaut les sucs digestifs. Les matières organiques, soustraites pour ainsi dire aux influences vitales, subissent des transformations chimiques et des fermentations, qui donnent naissance à H^2 S et CH^4. Ceux-ci, dans le cas où les matières fécales

---

BARDET, à la séance de la Société de Thérapeutique du 25 mars 1903, a rappelé à ce sujet, une de ses communications précédentes : « Ayant pu recueillir des gaz éructés par un malade en pleine crise d'hyperchlorhydrie paroxystique, j'ai pu constater que les gaz émis contenaient une quantité considérable de CO2. J'ai même expliqué la production de ces masses de gaz, si considérables, par *exosmose gazeuse*, se passant à la surface des glandes gastriques. (A)

En effet, il n'y avait pas lieu de croire à une action de fermentation, car le renouvellement était pour ainsi dire permanent et l'on sait que la production de gaz par fermentation, quelque abondante qu'on la suppose, ne permet pas d'admettre une action aussi rapide. Quant à la question de l'aréophagie, je ne pouvais y croire, puisque je constatais, dans les gaz rejetés, la présence d'une quantité de gaz carbonique de beaucoup supérieure à celle de l'air ».

(A). Cette hypothèse, concernant des glandes, est difficile à admettre ; on a comprend, au contraire, très bien, en envisageant les capillaires de la muqueuse.

n'ont pas une libre issue, remontent dans l'intestin grêle et peuvent même arriver à l'estomac.

Les aliments sont donc une *cause occasionnelle*, en même temps qu'une source de gaz : tous peuvent en causer, s'ils sont indigestes : il n'y a aucune distinction à faire entre eux.

Reconnaissons-leur un rôle chimique, mais ne méconnaissons pas leur rôle d'agents plus ou moins irritants pour la muqueuse du tube digestif, selon leur digestibilité et selon l'état des voies digestives. Chez un dyspeptique flatulent, soumis pendant plusieurs mois au même régime alimentaire la production de gaz va en diminuant, à mesure que l'état gastrique s'améliore.

CHAPITRE X

DILATATION DE L'ESTOMAC

La dilatation de l'estomac, qui a été pendant quelque temps considérée comme une entité à part et dont l'histoire a brillé, après les travaux de Bouchard, d'un vif éclat qui ne devait pas durer, *n'est qu'un symptôme,* qui se montre plus ou moins tardivement, au cours d'affections gastriques diverses. C'est un *état secondaire,* n'ayant pas de physionomie absolument propre, accompagné de symptômes subjectifs variables et relevant de plusieurs causes :

Ces causes peuvent être rangées sous trois chefs :

1°— Dilatations *d'origine mécanique,* par obstacle interne ou externe siégeant au niveau ou au voisinage du pylore (sténose par cicatrisation d'un ulcère de l'estomac ou du duodénum — par tumeurs non cancéreuses et par cancer accompagnés ou non d'hypertrophie des ganglions rétro-pyloriques — accessoirement par le déplacement, l'augmentation de volume ou la propagation inflammatoire de la lésion d'un organe voisin : pancréas, vésicule biliaire.

2° *Dilatation d'origine spasmodique.*— A côté de ces dilatations d'origine mécanique, se produisant à la suite du travail exagéré imposé aux tuniques musculaires de l'estomac qui cherche à lutter contre un obstacle, il faut faire une place à la dilatation d'origine *spasmodique*, consécutive à la contracture du pylore, qu'on rencontre dans les crises d'hyperchlorhydrie et la maladie de Reichmann et dont la pathogénie est identique.

Ces deux genres de dilatation sont généralement qualifiées du nom *d'hypertrophiques* ; la tunique musculaire de l'estomac est en effet augmentée d'épaisseur, par suite de l'excès de travail auquel elle est soumise, comme il arrive à tous le muscles surmenés. Mais elles peuvent être aussi *atrophiques* ; après une phase initiale d'hypertrophie et de lutte active, les fibres musculaires perdent leur tonicité et se laissent distendre.

3' Dilatation d'origine atonique. — Cette dilatation est fréquente mais moins que celle de l'hyperchlorhydrie. Elle se montre de très bonne heure, chez des enfants âgés de quelques années, qui présentent une débilité *congénitale* de la fibre musculaire stomacale (BOUCHARD et LEGENDRE) ou chez les sujets, qui souffrent depuis longtemps de dyspepsie hyposthénique ; la dilatation est alors *acquise.*

Congénitale ou acquise et que l'acquisition soit dûe à une cause alimentaire, à une débilité générale ou à une affection cachectisante, la dilatation atonique ne peut s'expliquer que par une origine nerveuse centrale. L'atonie ou la myasthénie de n'importe quel muscle ne peut prendre naissance dans le muscle lui-même, surtout quand on envisage des muscles à fibres lisses, mais seulement dans la source d'énergie, qui tient sous sa dépendance la contraction et le relâchement des plans musculaires.

La rétraction automatique et régulière des tissus musculaires de l'estomac, après le travail digestif, ne peut se faire que si leur tonicité est normale ; or, la tonicité de tout muscle a son origine dans les centres nerveux. La section des nerfs allant de la moëlle épinière à un muscle des membres fait cesser immédiatement l'état de tonicité de ce muscle (BRONDGEEST) ; de même, si l'on sectionne la moëlle épinière au-dessous du bulbe, on constate au sphygmomètre une chute très prononcée de la pression sanguine (action sur le muscle cardiaque et sur la musculeuse des artères).

De même, à côté de la cause : rétrécissement spasmodique du pylore, dans l'hyperchlorhydrie, il faut tenir compte, dans la pathogénie de la dilatation hypertrophique, de l'action irritante et ultra-stimulante qu'exerce l'acidité exagé rée du suc gastrique sur la muqueuse, irritation transmise au plexus solaire et au pneumogastrique, qui réagissent violemment par voie réflexe sur la tunique musculaire, en la faisant se contracter énergiquement ; d'où la dénomination juste d'hypertonique, qu'on a encore donnée à cette dilatation,

Symptomatologie, Symptômes physiques. —Tout d'abord, quand doit-on considérer l'estomac comme dilaté ?

1° Lorsqu'après un repas ordinaire, la limite inférieure de l'estomac s'abaisse au-dessous d'une ligne allant de l'ombilic aux onzièmes côtes. (BOUCHARD) (1).

2° Lorsqu'à jeun l'estomac n'est pas rétracté, c'est-à-dire quand sa limite inférieure est située plus bas qu'une ligne horizontale passant au niveau des dixièmes côtes.

3° Quand on obtient le bruit de *clapotage*.

Ces trois symptômes appellent des remarques :

----

(1) On a vu précédemment que cette limite n'a qu'une valeur relative.

A. La limite inférieure n'est pas la seule à considérer ; elle peut être abaissée, sans qu'il y ait augmentation de capacité de l'estomac, par suite d'un abaissement total d'une chute de l'organe. Il est donc indispensable de déterminer la situation du bord supérieur qui, à l'état normal, touche à la coupole du diaphragme et correspond au quatrième espace intercostal, le sujet étant examiné de face. En trouvant le bord inférieur abaissé, il faudra donc que le bord supérieur soit à sa place pour qu'on ait le droit de conclure à une dilatation.

On admet que la grande hauteur de la portion verticale de l'estomac, en état de moyenne distension est de 10 à 14 centimètres, et celle de la portion horizontale ou pylorique de 5 à 7 centimètres. La plus grande largeur de l'une et de l'autre serait de 13 à 15 centimètres. (SOUPAULT).

Ces chiffres sont certainement de beaucoup inférieurs à ceux qu'on trouve chez une personne saine, après un repas ordinaire. Il ne faut leur accorder que le crédit que mérite toute donnée mathématique appliquée aux organismes vivants, dont les organes varient de dimensions avec la taille de l'individu et avec le travail habituel auquel sont soumis ces organes. Les gros mangeurs peuvent avoir un grand estomac, sans qu'il soit dilaté.

B. Le bruit de clapotage peut faire défaut ou être obtenu difficilement dans les cas de dilatation hypertonique, avec épaississement des parois stomacales ou lorsqu'il y a contracture. Il peut également manquer, lorsque l'estomac contient une grande quantité de liquide, qui le remplit presque entièrement et n'a pas assez d'espace libre pour se mouvoir.

D'autre part, pour que le bruit de clapotage ait une signification pathologique, il faut que *plusieurs heures* se soient écoulées depuis le repas. Il est difficile de préciser le moment auquel ce bruit, qui se rencontre une heure ou deux après le repas, chez des personnes normales, ayant ingéré une quantité de liquide au-dessus de la moyenne, devient pathognomonique ; selon BOUCHARD, c'est cinq à six heures.

Il est également pathognomonique, quand on peut le pro-duire *à jeun*, après ingestion d'un demi-verre d'eau ; cette faible quantité de liquide constitue une masse très mobile dans une grande cavité, elle est au contraire enserrée, lors-que l'estomac est rétracté et ne peut alors donner lieu à aucun bruit.

Il est toujours bon de contrôler le bruit de clapotage gas-trique par la *succession*, pour ne pas risquer de le confondre avec le clapotage intestinal (Voir le chapitre concernant l'examen de l'estomac).

Forme et dimensions de l'estomac dilaté. — D'une façon générale, c'est aux dépens de la portion horizontale pylorique que se fait la dilatation.

Elle peut se faire dans le sens vertical et on arrive ainsi à avoir un estomac en *dislocation verticale*, dont le bord in-férieur descend plus ou moins bas au-dessous de l'ombilic et arrive quelquefois jusqu'au pubis ; l'organe, en quelque sorte étiré, a la forme d'une semelle.

La dilatation peut également se faire dans le sens horizon-tal ; le pylore se trouve reporté vers la droite et, à cause du foie qui le recouvre, il devient très difficile de le délimiter exactement ; mais on peut toujours arriver à une délimitation approximative, car au lieu de la matité franche hépatique, la percussion de l'hypochondre droit donne une sonorité sourde. Cette forme de dilatation, quoique moins fréquente que la suivante, n'est pas très rare et il n'est pas besoin d'adhérences périgastriques pour qu'elle existe.

Enfin, la dilatation peut se faire dans tous les sens, soit que toutes les faces se relâchent en même temps, soit qu'après une phase de dilatation verticale ou horizontale, le relâchement ou l'hyperthonie de la tunique musculeuse envahisse tout l'organe. L'estomac prend alors la forme d'un énorme ballon plus ou moins oblique de haut en bas et de gauche à droite, à grosse extrémité inférieure et peut arriver, dans la dernière période de la maladie, surtout dans la sténose pylorique, à occuper tout le plan antérieur de la cavité abdominale.

Symptômes objectifs et subjectifs. —Il n'y a pas de symptômes propres à la dilatation de l'estomac, puisqu'elle peut se rencontrer dans des affections différentes. On aura donc une symptomatologie variable.

La sensation de glouglou dont font part les malades et qu'ils éprouvent, lorsqu'ils se mettent au lit ou qu'ils changent assez brusquement de côté dans le décubitus, n'a d'importance que si elle se montre plusieurs heures après le repas.

Même parmi les symptômes objectifs, *la tension intemittente* de l'épigastre ou les *ondulations* épigastriques ne sont pas caractéristiques de la dilatation par obstacle pylorique puisqu'on les rencontre au moment des crises d'hypersthénie, avant qu'il y ait augmentation de volume de l'estomac.

Le seul symptôme caractéristique (et encore fait-il souvent défaut, surtout même dans la dilatation atonique) est constitué par les *vomissements*. La quantité de ces vomissements et leur fréquence est excessivement variable. D'abord rares, se montrant à intervalles de plusieurs jours ou de plusieurs semaines, dans l'après-midi ou après le repas du soir, il deviennent de plus en plus fréquents, à mesure que dure la maladie et se montrent tous les jours, puis plusieurs fois par jour, à n'importe quel moment.

Ces vomissements sont en général composés exclusivement de liquide ; ce n'est que lorsque la dilatation s'accompagne de *stase alimentaire*, qu'ils contiennent des débris de la nourriture prise la veille ou plusieurs jours auparavant. On peut rencontrer cette stase et ce rejet tardif d'aliments dans la dilatation sans obstacle pylorique ; j'en ai observé un cas très net il y a 2 ans, chez un homme d'une cinquantaine d'années, souffrant depuis de longues années de symptômes d'hypersthénie et qui ne présentait aucun signe de cancer ou d'ulcère ancien ; (aucune complication dans ce sens n'est survenue depuis.),

La quantité de liquide rendue augmente également, à mesure que la dilatation est plus ancienne ; d'un verre ou moins, au début, elle passe à un demi-litre et peut atteindre plusieurs litres, dans la journée.

Nature du liquide rendu. Variation de la sécrétion urinaire.— On a cru pendant longtemps que le liquide contenu dans l'estomac dilaté était celui qui avait été ingéré auparavant (Chomel). Il n'en est rien, sauf dans les cas de sténose très serrée du pylore, car la quantité de liquide stomacal augmente avec l'ancienneté de la dilatation et non avec la proportion des boissons ingérées. On n'en trouve que dans l'après-midi ou après le repas, dans la dilatation au début ; puis, le liquide apparaît à une heure de plus en plus précoce dans l'après-midi, puis dans la matinée et enfin sa présence est constatée dans l'estomac.

Le malade a beau être à jeun, depuis 15 ou 20 heures ou

davantage, son estomac contient toujours du liquide. Si ce dernier provenait des boissons, il aurait amplement le temps d'être absorbé par la paroi gastrique ou de passer dans l'intestin.

La quantité de liquide varie également avec les causes, alimentaires ou autres, qui irritent la muqueuse de l'estomac et avec toutes les fatigues ou les excitations, qui agissent sur le système nerveux et, partant, sur le plexus solaire.

Le liquide se forme dans l'estomac lui-même. Il résulte d'une extravasation, qui se fait au niveau des *capillaires* dilatés par atonie ou par congestion de la muqueuse, de la même façon que dans le coryza, la muqueuse nasale secrète d'une manière abondante et anormale ; il résulte encore de l'excès de production de suc gastrique, s'il s'agit de dilatation hypertonique.

Une autre preuve que ce liquide, est bien emprunté au plasma sanguin, c'est que *l'excrétion urinaire est d'autant moindre que la quantité de liquide gastrique est plus grande.* C'est là un fait que LEVEN a mis le premier en relief, et que chacun peut vérifier. L'augmentation de l'excrétion urinaire est toujours, dans les dyspepsies accompagnées de dilatation, un indice de grande amélioration.

Au point de vue quantitatif des urines, LEVEN cite les chiffres suivants : Un malade qui vomissait 3 litres de liquide en 24 heures ne rendait, dans le même temps, que 350 grammes d'urine. Un autre, qui vomissait 1 litre, rendait de 6 à 700 gr. d'urine. L'urine du premier renfermait 4 gr. 7 d'urée par 24 heures et 1 gr. 35 de chlorure de sodium (au lieu de 10 à 12 gr.) ; celle du second 15 gr. 4 d'urée et 1 gr. 50 de chlorure de sodium. *Le chlorure de sodium, qui manque à l'urine, se retrouve dans le liquide gastrique.*

Ce liquide est rendu presque toujours sous forme de vomissement ; mais il peut arriver qu'il le soit par les selles, sous la fausse apparence d'une diarrhée, qu'il faut bien se garder de combattre, le malade se trouvant soulagé au lieu d'en être affaibli.

Diagnostic. —Le diagnostic différentiel n'est à faire qu'avec le cancer qui s'accompagne de grande dilatation, lorsqu'il siège dans la région pylorique.

Il n'est pas rare, d'autre part, de voir des malades souffrant de l'estomac depuis de longues années et n'ayant qu'une dilatation ancienne *simple*, présenter l'aspect cachectique des cancéreux, par suite des vomissements anciens et fréquents et de l'amaigrissement causé par une nourriture insuffisante.

Lorsque la palpation ne pemet pas de sentir une tumeur, ce qui est assez fréquent, le diagnostic est véritablement difficile. On ne peut compter sur l'analyse du suc gastrique, puisque, d'une part, lorsqu'il y a cancer de la région pylorique, le liquide extrait après le repas d'épreuve peut renfermer très peu d'acide chlorhydrique libre (ce qui est la règle dans le cancer du corps de l'estomac. Soupault) et que, d'autre part, le liquide qu'on trouve dans la dilatation ordinaire est souvent lui aussi peu acide et que tous deux peuvent renfermer des acides organiques. Et puis, comment arriver à avoir du suc gastrique après un repas d'épreuve, dans un estomac qui *continuellement* (dans la dilatation ancienne) excrète un liquide surtout aqueux ; on obtient, même en faisant un lavage préalable immédiatement avant le repas, qu'une dilution de suc gastrique.

En l'absence de tumeur perceptible, chez un sujet cachectique atteint d'une grande dilatation, trois signes cliniques feront pencher vers le diagnostic cancer, sans toutefois pouvoir donner une certitude : *1°* les aliments solides ou demi-solides ne sont pas gardés ; *2°* les vomissements ne peuvent être enrayés par aucun régime, ni aucun médicament.

3° le malade perd de son poids d'une façon continue.

Si, au contraire, le malade supporte, au bout de quelques jours ou de quelques semaines, une nourriture demi-solide ou substantielle ; si les vomissements diminuent ; si l'état général s'améliore par le régime alimentaire, le pronostic a de sérieuses chances d'être plus favorable.

Complications.— On ne peut guère qualifier du nom de complication la *stase alimentaire*, qui est l'aboutissant fatal de toutes les dilatations organiques et qui se montre assez fréquemment dans la dilatation atonique, lorsque celle-ci est ancienne ; elle n'est qu'un degré de plus de la maladie.

Comme complications réelles, on observe *la tétanie* et des *convulsions,* des contractures localisées à un membre, qui peuvent ne durer que quelques heures et revenir à intervalles variables ou persister pendant plusieurs jours consécutifs ; elles sont alors l'indice d'un état général fortement compromis et peuvent entraîner la mort. Elles se montrent de préférence dans les dilatations d'origine organique, mais se voient aussi, quoique moins souvent, dans la dilatation atonique simple.

On a voulu faire jouer un rôle prépondérant aux toxines gastriques, dans la production de ces complications ; les toxines y ont sans doute une part, mais moindre qu'on le croit généralement, car GRUMPRECHT, en injectant à des animaux le contenu stomacal d'un malade atteint de tétanie gastrique, n'a pu provoquer aucun symptôme d'intoxication (1). Debove et Rémond sont arrivés au même résultat négatif (2). Robin et Kuss ont pu injecter à des animaux 150 c. c. de liquide gastrique filtré, provenant de dyspeptiques atteints de fermentations, sans produire aucun trouble (3). Fr. Miller n'a pas été plus heureux, en expérimentant sur des lapins.

D'autres auteurs, comme Jurgensen admettent une intoxication d'origine rénale et non gastrique, par suite de la rétention de déchets urinaires non éliminés.

Dilatation aigue

Etiologie.— La dilatation aiguë de l'estomac, affection rare, se montre sous l'influence de causes diverses. Le plus souvent, l'origine en est un traumatisme, soit accidentel, soit opératoire (néphrectomie, cas de Chavannaz, de Bordeaux. — Kélotomie, cas de Thiébaut — néphropexie, application du corset de Sayre, etc...). On l'a observée au cours de certaines péritonites et de la convalescence de maladies infectieuses, comme la fièvre typhoïde et la pneumonie et Kirch et Grundzach en ont publié trois observations d'origine alimentaire (4).-

Symptomatologie.—L'affection débute par une douleur soudaine et violente, qui s'étend à tout l'épigastre ; puis, on

(1) Magentetanie und Auto-intoxication. *Centralblatt für innere Medicin*, nº **24, 1897.**
(2) *Traité des Maladies de l'estomac* (1894), p. 366.
(3) Coyon. *Gazette des hôpitaux*, 30 août 1902.
(4) Robin. *Les maladies de l'estomac*, (1901 1902.)

observe un ballonnement de l'abdomen, dans sa partie sus-ombilicale. Le diaphragme se trouvant refoulé par l'estomac distendu et gonflé de gaz, il en résulte une dyspnée plus ou moins intense avec anxiété générale. Les liquides absorbés séjournent dans la cavité gastrique, qui est d'autre part le siège d'un flux abondant, dû à la paralysie vaso-motrice et à la congestion de la muqueuse. Le malade, n'ayant pris que très peu de liquide, peut vomir des cuvettes de liquide noirâtre. Des phénomènes généraux graves se produisent : pouls filiforme, respiration fréquente, abaissement de température, sueurs froides, collapsus, etc... La mort est un mode de terminaison fréquent.

A côté de cette forme grave, on a décrit une forme bénigne, dans laquelle les malades se plaignent seulement d'angoisse et de gêne respiratoire.

A l'autopsie, on trouve un estomac flasque, énormément dilaté, contenant une grande quantité (2 à 3 litres) d'un liquide noir et d'odeur plus ou moins fétide.

Pathogénie. — Une série de discussions ont eu lieu à la Société de chirurgie de Paris (1) sur la pathogénie de cette dilatation suraiguë post-opératoire. Tandis que Hartmann, Tuffier, Routier, Walther voient dans cet accident ou plutôt dans cette complication la conséquence d'une septicémie ou d'une infection péritonéale commençante, Reynier, qui semble être le premier à avoir attiré l'attention sur ce point (2) Legueu et Quénu s'étonnent qu'on puisse faire intervenir

---

(1) Entre autres séances, 22 novembre et 5 décembre 1905.
(2) *Notes sur quelques réflexes de l'estomac.* Acad. de méd. 24 nov. 03. Société de chirurgie, 22 nov. 05.

une septicémie et surtout une infection péritonéale dans des cas d'opérations aseptiques et extra-abdominales et admettre que cette septicémie se manifeste uniquement par des symptômes gastriques.Dans un cas de BORCHARDT, du reste (néphrorrhaphie pour néphroptose), où l'estomac descendait jusqu'au pubis, il n'y avait pas trace de péritonite.

REYNIER soutient la théorie de la dilatation paralytique d'origine réflexe ; pour lui, il s'agit là d'une action réflexe qui s'exerce sur le plexus solaire et sur les grands splanchniques et d'où résulteraient l'abaissement du tonus de l'estomac et les symptômes généraux, qui caractérisent ce syndrôme solaire.

A l'appui de cette théorie, vient le facteur étiologique : traumatisme *extérieur*. Il ne saurait être question d'intoxication, quand on voit une dilatation de l'estomac se produire dans les quelques heures, qui suivent un coup violent ou une chute sur la région abdominale.

ást## CHAPITRE XI

I

DYSPEPSIES ET GASTRITES CHRONIQUES

Lorsqu'on ouvre un traité de pathologie ou un ouvrage consacré spécialement aux maladies de l'estomac, on est étonné de n'y trouver au sujet des gastrites, qu'une réédition de tout ce qui a été dit sur les dyspepsies.

Comme *étiologie*, on y voit indiquées des causes prédisposantes et des causes déterminantes, les mêmes que dans la dyspepsie, à savoir la mauvaise hygiène alimentaire, l'abus des boissons fermentées, les médicaments, les intoxications, etc...

La *symptomatologie* subjective et objective des gastrites chroniques est la même que celle des dyspepsies. C'est ainsi que HAYEM décrit 1° une forme dyspeptique commune, 2° une forme latente, 3° des formes nerveuses ; dans celles-ci, les symptômes gastriques peuvent prédominer (douleur, vomissements, éructations, sialorrhée, etc.,) ou les symptômes nerveux centraux (forme neurasthénique, forme hypocondriaque, forme psychique) ; on trouve tous ces symptômes dans les dyspepsies.

De même, l'estomac peut être, dans ses dimensions, normal ou dilaté et le chimisme gastrique a les mêmes caractères, c'est-à-dire qu'il n'en a pas : l'hyperchlorhydrie, comme l'hypochlorhydrie et la production exagérée de mucus, existent dans les gastrites chroniques.

La *thérapeutique* est identique à celle des dyspepsies ; on variera la médication, d'après les symptômes prouvés par le malade, selon qu'il y aura anorexie ou appétit, constipation ou non, douleurs aiguës ou lourdeur, etc...

Ainsi au triple point de vue de l'étiologie, de la symptomatologie subjective et objective et de la thérapeutique, rien ne permet de faire une classe à part intitulée : gastrite chronique (1).

Reste l'*anatomie pathologique*. Il est d'usage d'écrire et de dire que la dyspepsie est une affection sans lésions, tandis qu'au contraire les lésions sont la caractéristique de la gastrite et on a décrit la *gastrite parenchymateuse hyperpeptique*, où les cellules glandulaires se multiplient et deviennent hyperactives — *la gastrite parenchymateuse dégénérative*, où les éléments glandulaires sont détruits— la *gastrite interstitielle*, où les tubes glandulaires ont disparu ou sont entourés de bandes de tissu conjonctif sclérosé — la *gastrite mixte*, qui est la plus commune. Les *ulcérations* sont de plus très fréquentes.

Mais la dyspepsie est-elle une maladie réellement sans lésions ? Si l'on pouvait faire l'autopsie des nombreux sujets, qui, après avoir souffert plus ou moins longtemps, d'une

______

(1) Les échanges organiques n'ont rien de particulier non plus « Il n'existe pas de troubles des échanges spéciaux à la gastrite chronique » ROBIN.

affection qualifiée dyspepsie par les cliniciens les plus compétents, meurent d'une affection intercurrente et si l'on exa-
minait microscopiquement leur estomac, pense-t-on qu'on ne
trouverait pas, chez la majorité d'entr'eux, des modifications
de structure de la muqueuse et de la musculeuse ?

Il est d'abord un fait admis par certains auteurs, c'est que
la dyspepsie, peut se transformer en gastrite. ROBIN (1) voit
quatre phases dans l'évolution de ce qu'il appelle la dyspepsie hypersthénique permanente ; 1º Conservation de la santé
générale, distension stomacale temporaire, absence d'hypertrophie hépatique. 2º Début de l'amaigrissement, gros
foie, distension gastrique à peu près permanente. 3º Exagération des symptômes précédents, fréquence et abondance
des vomissements. 4º Entrée de la maladie dans la période
lésionale. Le catarrhe muqueux, puis la gastrite chronique,
entrent en scène. Le patient n'a plus de crises douloureuses ;
il est à peu près incurable. Ce n'est plus de la dyspepsie hypersthénique, c'est sa terminaison anatomique .

A quel moment les lésions apparaissent-elles *d'une façon
définitive ?* N'y a-t-il pas déjà des lésions non permanentes
guérissables, à la troisième et à la seconde phase ? Recon-
naissez, dit ROBIN, ce que ces divisions ont d'artificiel et
combien il est difficile de fixer les caractères qui les spéci-
fient ».

D'autre part, dans la dilatation atrophique de l'estomac,
HAYEM et G. LION se demandent si l'atrophie secondaire du
tissu musculaire ne doit pas être regardée comme la conséquence d'une *inflammation interstitielle.* Pour eux, *dans tout
estomac dilaté* « la stase et l'irritation ne tardent pas à

____

(1) *Les maladies de l'estomac,* p. 184 de l'édition de 1900.

déterminer la production d'une *gastrite mixte* qui, à un certain moment, évoluera vers l'atrophie » (1). HAYEM dit ailleurs (2) « c'est la gastrite qui est, dans la plupart des faits, le point de départ de la dilatation » atonique.

Voilà donc l'hypersthénie conduisant à la gastrite et la gastrite provoquant la dilatation ou intimement liée à elle dans son évolution.

La distinction, basée sur l'anatomie pathologique, entre la dyspepsie, maladie sans lésions pour la majorité des cliniciens et la gastrite, dont la caractéristique est une modification dans la structure histologique des tuniques de l'estomac, semble elle aussi ne pas être assise très solidement.

En présence d'un malade qui, pour des causes diverses énumérées au chapitre Etiologie, souffre de l'estomac depuis un mois par exemple, tout le monde fera le diagnostic de dyspepsie. En présence du même malade, ayant toujours sa maladie au bout de deux ans ou davantage, après des périodes d'amélioration transitoire, comment savoir si le diagnostic doit être : dyspepsie ou gastrite ? Sur quels signes se baser ? La symptomatologie subjective et objective est la même et l'analyse du suc gastrique donne des résultats, qui ne peuvent trancher la question ; pourquoi l'hyperchlorhydrie et l'hypersécrétion d'une part, l'hypochlorhydrie d'autre part feraient-elles plutôt dire gastrite parenchymateuse hyperpeptique que dyspepsie hypersthénique — gastrite parenchymateuse dégénérative que dyspepsie hyposthénique ?

Faut-il dire dyspepsie, quand la maladie n'est pas ancienne et qu'elle comprend de fréquentes intermittences, pendant

---

(1) Traité de médecine de BROUARDEL et GILBERT (1897). Tome IV, page 267.

(2) Id., p. 271.

lesquelles il y a amélioration — et gastrite, quand elle dure depuis un an et que les symptômes subjectifs et objectifs restent permanents ? Alors, pourquoi l'embarras gastrique banal, qui ne dure que quelques jours et qui peut avoir les mêmes causes que la dyspepsie est-il rangé dans la classe : gastrite ?

Faut-il admettre avec M. LEVEN qu'on ne doit plus comprendre comme dyspepsie un trouble fonctionnel, mais l'irritation de la muqueuse, qui peut grandir progressivement et affecter les diverses membranes de l'estomac, — qu'il n'y a point de dyspepsie sans lésion passagère ou persistante, que la dyspepsie est caractérisée par la congestion et l'inflammation de la muqueuse et que cette inflammation peut produire une dégénérescence des glandes, la sclérose des parois des vaisseaux, l'hyperplasie du tissu cellulaire sous-muqueux, — que la maladie, durant depuis un certain temps, aboutit à la dilatation et que l'ulcère n'est qu'un accident, une complication de la dyspepsie chronique ?

Cette conception synthétique, dont le point de départ réside dans des faits expérimentaux (1) et qui a été vérifiée par

---

(1) Expérience XXIV. « Je fais faire à un chien, à jeun de la veille, un repas de 563 gr. de choux cuits, auxquels je mêle 15 gr. d'axonge, pour les faire manger plus facilement. L'animal est tué une heure après le repas. Le bol alimentaire pèse 773 gr. *Les vaisseaux de la muqueuse sont dilatés*, l'estomac lui-même est dilaté.

Expérience XXV. — Durant dix jours, j'ai fait boire à un chien 10 gr. d'alcool à 36 degrés étendu dans 100 gr. d'eau distillée. Toutes les fois qu'il avait pris cette boisson, les phénomènes de l'ivresse apparaissaient il s'endormait pendant deux heures. Le dixième jour, je lui donne en une dose 100 gr. d'alcool mêlé à 100 gr. d'eau. Cette dose est toxique et l'animal est mort e lendemain. Non seulement *les vaisseaux de la muqueuse sont dilatés*, mais *ils sont rompus en certains endroits*. De distance en distance, on trouve de petits foyers sanguins épanchés sur la une longue expérience clinique, a en outre, le grand mérite de bien montrer l'enchaînement d'affections décrites d'ordinaire à part, comme s'il n'existait aucun lien entre elles.

Cette hyperémie plus ou moins intense, aboutissant avec le temps à des lésions plus ou moins profondes, ne peut se produire que par action réflexe vaso-dilatatrice, la muqueuse de l'estomac étant le point de départ de la sensation, qui est transmise au plexus solaire et au système ganglionnaire intra-gastrique et le point de retour du réflexe.

On comprend dès lors que la thérapeutique soit la même dans le groupe pathologique dénommé : dyspepsies et dans celui décrit sous le nom de gastrites. Tous les phénomènes qui se passent dans l'estomac, sous des influences alimentaires ou extrinsèques, sont régis par le système nerveux, depuis la congestion physiologique, qui se produit à chaque repas et qui est plus ou moins prononcée, selon le genre d'aliments et de boissons, jusqu'à la congestion chronique et aux lésions plus avancées.

Dyspepsie ! Gastrite ! Il n'y a là qu'une question de degré et de mots. Dans le traité de médecine de Brouardel et Gilbert. (Tome IV, Hayem et G. Lion), il n'est pas question de dyspepsies ; quelques pages sont consacrées aux gastro-

---

muqueuse. De fausses membranes sont étalées à sa surface et les cellules des glandes sont remplies de granulations graisseuses. Je trouve à l'état de liberté dans l'estomac du liquide neutre transparent, lequel ne jouit d'aucune propriété digestive.

Expérience XXII. — Un chien à jeun mange 200 gr. de saindoux et est tué cinq heures après le repas, par section du bulbe. L'estomac contient 230 gr. d'un liquide blanc laiteux. Ce liquide blanc n'est que du saindoux étendu dans de l'eau. Si on examine les chylifères, on constate qu'ils sont remplis de graisse... Ici encore, je trouve les *capillaires de la muqueuse dilatés, la muqueuse rouge* et tout l'estomac dilaté. »

névroses et l'article : gastrites ferait presque un volume. Au contraire dans le traité de Soupault, qui a 900 pages, les gastrites chroniques simples, figurent pour 8 pages. Dans celui de Robin, encore plus volumineux, pour 18 pages. Leven ne sépare pas les deux maladies, même au point de vue anatomo-pathologique et on a pu voir que cela était bien difficile, en effet.

Comme conclusion, je ne puis que répéter ce que j'écrivais au début de ce chapitre, c'est que le praticien traitant un malade de l'estomac n'a que faire des discussions et des doctrines et qu'au *point de vue pratique* il n'a qu'à ignorer les gastrites chroniques, puisque l'étiologie, la symptomatologie et, *point le plus important*, la thérapeutique sont les mêmes que dans les dyspepsies.

II

Les gastrites aigues

Embarras gastrique

Etiologie. — Encore appelé gastrite catarrhale aiguë, fièvre gastrique, fièvre éphémère, l'embarras gastrique se montre à la suite d'écarts de régime, d'usage de boissons ou de médicaments irritants, des brusques variations de température, du surmenage physique ou moral, dans la convalescence de certaines maladies aiguës et dans certains états diathésiques, comme la goutte, le rhumatisme, etc... L'embarras gastrique se montre aussi souvent sous la forme épidémique associé fréquemment à la grippe ; d'autres fois, il paraît lié à une infection intestinale.

Symptomatologie. —Comme prodrômes, on note la diminution de l'appétit, des digestions pénibles, un malaise et une fatigue générale, de l'insomnie.

Puis, l'anorexie devient complète, la langue est saburrale, l'haleine mauvaise, la soif plus ou moins vive. Le malade a des nausées, accompagnées souvent de vomissements de mucus, de bile et des liquides ingérés. Il y a de la constipation le plus souvent, quelquefois de la diarrhée.

La région épigastrique est douloureuse à la pression et le siège d'une sensation de pesanteur ou d'une douleur spontanée ; la tension abdominale est la règle.

En même temps, se montrent des phénomènes généraux ; la face est tirée, pâle ou vultueuse lorsque la fièvre s'élève, ce qui n'est pas rare ; il y a de la céphalalgie et un sentiment pénible de faiblesse générale.

Dans la *forme bilieuse*, la langue est recouverte d'un enduit jaunâtre, le foie augmenté de volume, les vomissements et la diarrhée contiennent de notables quantités de bile ; les conjonctives ont une teinte légèrement subictérique.

Les urines sont rares et foncées, très acides, avec augmentation de l'urée et de l'acide urique et présence de pigments biliaires, . L'indican est présent dans les deux tiers des cas et l'urobiline se montre fréquemment.

Durée. — La maladie, bénigne, dure de quelques jours à une semaine. Elle se termine silencieusement, les phénomènes allant en diminuant ou à la suite d'une crise de diarrhée, de sueurs abondantes ou de polyurie.

Traitement. — Le malade sera mis au repos complet au lit et à la diète liquide pendant un ou deux jours : lait, infusions, bouillon froid dégraissé, pris par petites quantités, eau minérale ; puis, on autorisera quelques potages et un œuf à la coque.

On prescrira des boissons gazeuses ou glacées contre les nausées et les vomissements.

Contre les douleurs gastriques,on ordonnera des liniments analgésiques ou des compresses d'eau chaude à appliquer sur le creux épigastrique.

Contre la fièvre et la céphalée, la quinine, le pyramidon et l'antipyrine en suppositoires plutôt que par la bouche, pour ne pas augmenter l'irritation de la muqueuse de l'estomac :

Pyramidon   0,50 cg.
Beurre de cacao   q. s.
Pour un suppositoire. —Un midi et soir.

Dans la forme bilieuse, on prescrira le calomel d'emblée à la dose de 0.40 à 0,50 cg., en quatre ou cinq paquets, à prendre à une heure d'intervalle.

Quant aux purgatifs salins, qu'il est d'usage de donner dès le début de la maladie, ils ne fournissent pas toujours les résultats qu'on attend d'eux.

Gastrites par substances toxiques ou caustiques.

Étiologie.— Il serait trop long et inutile d'énumérer tous les agents caustiques ou toxiques ou ayant à la fois ces deux propriétés, qui peuvent soit accidentellement, soit dans un but volontaire, être introduits dans la cavité gastrique. Tous les acides et les alcalis caustiques (soude, potasse, ammoniaque), et les poisons usuels comme l'arsenic, le phosphore, etc... rentrent dans ces catégories.

Symptomatologie. — L'ingestion de liquides caustiques

acides ou alcalins, provoque immédiatement l'apparition d'accidents gastriques intenses, dûs à la destruction plus ou moins profonde et étendue de la muqueuse ou de la paroi gastrique et des plexus nerveux qui y sont contenus. Ce sont d'abord des douleurs suraiguës, irradiant dans l'abdomen, le thorax et le dos, puis des vomissements contenant des aliments, des débris de muqueuse, des mucosités sanglantes et quelquefois du sang en abondance, quand un vaisseau a été lésé. Ces douleurs, cette sensation de brûlure sont le plus prononcées à l'estomac, où séjourne le liquide caustique ; mais, elles existent également à un fort degré dans la bouche, le pharynx et tout le long de l'œsophage. On note, sur la muqueuse de la cavité buccale et sur les lèvres, des taches grisâtres (acide chlorhydrique), blanchâtres (acide oxalique et acide phénique), jaune citron (acide azotique), noirâtres (acide sulfurique) et la formation de fausses membranes et d'ulcérations.

Outre les douleurs et les vomissements, le ventre est rétracté, en bateau, très sensible à la pression. La soif est ardente, le faciès altéré (yeux excavés, nez pincé). Le pouls est petit et irrégulier. La température s'abaisse, des sueurs froides se montrent sur tout le tégument et la face ; les crampes sont fréquentes aux membres. La fonction urinaire est à peu près supprimée ; de violentes coliques accompagnent une diarrhée souvent sanguinolente.

Puis, le malade a des syncopes de plus en plus fréquentes, de la cyanose du visage et il tombe dans un collapsus, qui termine la scène de souffrance, au bout de quelques heures ou de quelques jours.

D'autres fois, la lésion gastrique ne se borne pas à la destruction de la muqueuse et d'une partie de la musculeuse ;

elle va jusqu'à la perforation, laquelle détermine une péritonite suraiguë.

Si la substance ingérée est plus toxique que caustique, les troubles gastro-intestinaux sont moins aigus et moins bruyants et ils passent bientôt au second plan. Ce sont les symptômes d'intoxication générale qui dominent le tableau ; ils varient selon l'organe lésé, par une prédilection du poison : ictère, témoignant d'une lésion du foie, dans l'empoisonnement par le phosphore — albuminurie et anurie rapide — dans l'empoisonnement par le sublimé — hémorrhagies, paralysies, etc.

Traitement. — Dans les formes aiguës, souvent tout traitement est inutile ou même impossible, en raison de la marche foudroyante des accidents et de la difficulté à évacuer le contenu de l'estomac par la sonde et à faire boire le malade.

Lorsque ce sera possible, on donnera des alcalins, eau de chaux, craie, magnésie délayées dans l'eau, ou cendres s'il s'agit de liquides caustiques acides. Au contraire, pour lutter contre les accidents produits par les alcalis, on prescrira des acides dilués : eau vinaigrée. Dans l'empoisonnement par le sublimé : eau albumineuse et lait en abondance ; dans l'empoisonnement par l'arsenic : 30 à 40 gr. de magnésie calcinée ou d'hydrate de magnésie, ou bien 6 à 8 gr. de sesquioxyde de fer, à prendre en plusieurs fois.

Dans l'empoisonnement par l'acide sulfurique, il faut éviter de faire ingérer au malade de grandes quantités d'eau, car lorsqu'on mélange de l'eau et de l'acide sulfurique, il se produit une élévation de température, qui peut dépasser 100° et qui, par conséquent, aggrave les douleurs et les lésions — et lorsqu'on verse l'eau dans l'acide concentré, il se produit de véritables explosions.

Contre les douleurs terribles qu'endure le malade, on aura recours à la morphine, en injections hypodermiques, à la dose initiale d'un centigramme, puis à doses moindres qu'on renouvellera plusieurs fois — et à la vessie de glace sur la région épigastrique.

Contre le refroidissement et le collapsus, appliquer des boules d'eau chaude aux extrémités, faire des frictions stimulantes sur tout le corps, à l'aide d'un liniment du type suivant :

Baume de Fiovarenti..........	100 gr.
Essence de térébenthine.......	50 gr.
Alcool camphré................	100 gr.
Teinture de noix vomique....	
Teinture de quinine..........	} aa 30 gr.

et pratiquer des injections hypodermiques de caféine, (1 gr. par jour) d'huile camphrée éthérée a 1/10 (2 à 4 c.c. par jour), de sérum artificiel, etc...

CHAPITRE XII

ULCÈRE DE L'ESTOMAC

L'ulcère de l'estomac (ulcère simple, ulcère rond) (1) est
une ulcération, le plus souvent unique, à marche chronique
pouvant intéresser une ou plusieurs tuniques de l'estomac.

Ce n'est pas une affection rare, au sens absolu du mot ;
mais elle est moins fréquente qu'on ne le dit généralement ;
on peut voir plus de cent malades de l'estomac, souffrant
depuis longtemps, sans en rencontrer un qui présente les
symptômes habituels de l'ulcère

Etiologie. — Présentant son maximum de fréquence entre
vingt et trente ans, étant peu influencé par l'hérédité, l'ulcère
de l'estomac ne reconnaît aucune cause spéciale et n'a pas
une étiologie qui lui soit propre. Toutes les causes passées
en revue au chapitre VI lui sont applicables.

Anatomie pathologique macroscopique. — L'ulcère simple de l'estomac a pour siège de prédilection, la face postérieure de la région pylorique ; il est rare sur la face anté-

____

(1) Dénomination souvent employée et défectueuse, puisqu'on rencontre des ulcères ovalaires.

rieure, sur la grande courbure et dans la région du cardia (14 °/. selon Brinton).

Il est le plus souvent unique et sa forme est ordinairement arrondie, quelquefois elliptique, irrégulière, quand la lésion est très ancienne.

Son étendue est généralement celle d'une pièce de cinquante centimes à un franc ; mais elle peut être plus petite ou beaucoup plus grande ; Debove a trouvé un ulcère aussi large que la paume de la main.

Lorsque l'ulcère est récent, il est nettement découpé et ses bords sont comme taillés à l'emporte-pièce ; les parois sont souples, de coloration rougeâtre.

Lorsque l'ulcère est ancien, les bords sont surélevés et forment un bourrelet dur, il a la forme d'un tronc de cône, dont la base répond à la muqueuse et son axe, au lieu d'être perpendiculaire à la paroi gastrique, est légèrement dévié; les parois sont irrégulières, en gradins, de coloration grisâtre.

N'intéressant d'abord que la muqueuse, l'ulcère, au bout d'un certain temps, gagne en profondeur et son fond est constitué par la tunique musculeuse ; d'autres fois, toutes les membranes sont perforées et le fond est formé par du tissu de périgastrite, surajouté en quelque sorte à l'estomac. Ce tissu résulte d'adhérences protectrices, d'origine inflammatoire, qui soudent l'estomac aux organes voisins, le plus souvent au pancréas, assez souvent au foie, rarement à la rate et au mésentère.

Il arrive, grâce à ces adhérences, que l'ulcère peut envahir certains viscères et même créer des fistules faisant communiquer la cavité gastrique avec d'autres cavités comme la vésicule biliaire ou l'intestin.

Dans les cas où il n'y a pas d'adhérences et où l'ulcère continue sa marche envahissante de l'estomac, le contenu gastrique se répand dans la cavité péritonéale et détermine une péritonite suraiguë.

Pathogénie.— Des théories nombreuses et diverses se sont donné libre cours pour expliquer le comment de l'ulcère chronique de l'estomac.

Théorie vasculaire. — On a incriminé *l'embolie* d'une artère de l'estomac, le territoire irrigué par cette artère étant frappé de mort, puis digéré par le suc gastrique — et la *thrombose*, consécutive à de l'artérite chronique généralisée.

Mais, les artères de l'estomac ont des anastomoses très nombreuses et l'une d'elles peut être complètement oblitérée, sans que soit atteinte la circulation d'aucun territoire de l'organe — ; les recherches anatomo-pathologiques faites dans divers cas n'ont pas permis de découvrir d'embolie ni de thrombose — et l'ulcère de l'estomac se rencontre chez des sujets ne présentant aucune affection de l'appareil circulatoire.

Rokitansky a soutenu la théorie de la *stase veineuse* ; grâce à un ralentissement de la circulation, il se produirait des hémorrhagies interstitielles et une diminution de vitalité de la muqueuse, qui serait détruite par le suc gastrique.

Mais Robin fait remarquer que la stase veineuse diminue considérablement l'acidité du suc gastrique, dont l'action se trouve ainsi très réduite. D'autre part, les érosions de la muqueuse de l'estomac, qu'on rencontre dans les cas de stase veineuse chez les cardiaques ou dans les affections du foie et du poumon, ne se transforment jamais en ulcère véritable (Debove).

Théorie mécanique.—On a voulu expliquer l'ulcère par un *traumatisme* portant sur la muqueuse même ou sur la paroi abdominale. Vanni, irritant la muqueuse de l'estomac du chien avec les mors d'une pince et frappant, avec un petit marteau de bois, un coup violent et unique ou de petits coups répétés sur l'épigastre de lapins à jeun ou en pleine période digestive ; Decker, déposant à plusieurs reprises par la sonde œsophagienne, de la bouillie à 50° dans l'estomac de deux chiens, ont pu produire des infarctus hémorrhagiques ou des pertes de substance de la muqueuse.

Mais ces lésions guérirent très rapidement et, c'est là un caractère opposé à celui de l'ulcère simple de l'estomac, qui est avant tout la chronicité. Il en a été là comme des cas fréquents où la muqueuse de l'estomac est lésée par un aliment dur (fragment d'os) ou par le passage d'une sonde œsophagienne, qui en ramène des lambeaux — ou bien où il y a hématémèse, à la suite d'un traumatisme violent portant sur la région épigastrique ; il ne s'agit que de blessures banales. Du reste, c'est en vain qu'on chercherait dans les antécédents de la plupart des sujets atteints d'ulcère de l'estomac une de ces causes.

Théorie toxi-infectieuse.—En 1874, Bœttcher, ayant rencontré des micro-organismes dans les tissus avoisinant l'ulcère de l'estomac et au niveau de la lésion elle-même, admit l'origine infectieuse de la maladie de Cruveilhier.

Plus récemment (1888) Letulle a repris et développé cette théorie, en se basant sur des arguments cliniques, anatomiques et expérimentaux. Il a observé un ulcère du duodénum chez un sujet, quatre mois après une sinusite maxillaire ; dans un second cas, des gastrorrhagies se montrèrent plusieurs années après une atteinte de farcin chronique ; dans un autre, quatre ans après une variole ; dans un autre, entre deux poussées de dysenterie chronique et dans un cinquième cas, quatre semaines après une lymphangite suppurée du membre inférieur.

D'autres auteurs ont noté également la coïncidence d'ulcérations de l'estomac avec la fièvre typhoïde, la pleurésie, la fièvre paludéenne, le pemphigus, etc.

Anatomiquement, Letulle a trouvé des microbes dans les vaisseaux, autour d'ulcères en activité (streptocoques dans un cas d'ulcérations hémorrhagiques de la muqueuse gastrique, chez une femme ayant succombé à la fièvre puerpérale).

Expérimentalement, cet auteur a produit des ulcérations, en injectant une culture de staphylocoques dans le péritoine de cobayes. Chantemesse et Vidal ont obtenu le même résultat en injectant dans l'estomac ou le péritoine de cobayes des cultures de Bactérium coli commune et Charrin, en se servant du bacille du pus bleu.

Mais, Letulle lui-même reconnaît que ces ulcérations ou ulcères infectieux présentaient certains caractères particuliers, tels que curabilité assez rapide, bénignité et absence ou degré atténué des phénomènes douloureux. Ce ne sont pas là les caractères de l'ulcère simple de l'estomac, qui est très long à se guérir, qui est une affection sérieuse et qui s'accompagne de douleurs aiguës.

Théories sanguines. —Quincke et Dœttwyler font de *l'anémie* le point de départ de l'ulcère de l'estomac ; Silbermann incrimine *l'hémoglobinhémie* (sans qu'il y ait hémoglobinurie) ; Pavy, *la diminution de l'alcalinité du sang,* qui ne protège plus les couches superficielles de la muqueuse contre l'action digestive du suc gastrique.

Mais, dans la majorité des cas, l'anémie est postérieure à l'ulcère ; c'est là un fait d'observation clinique qui met en défaut la théorie de Quincke et Dœttwyler. Quant à l'hémoglobinhémie sans hémoglobinurie, et à la diminution de l'alcalinité du sang, l'une est d'une rareté extraordinaire, pour ne pas dire impossible, l'autre n'a jamais été constatée.

Théorie de l'ulcère, complication de la dyspepsie. — Point n'est besoin d'avoir recours à des explications savantes et tout à fait problématiques, ainsi qu'on vient de le voir, pour comprendre la genèse de l'ulcère chronique de l'estomac.

Que disent les faits ? Quelle indication donnent l'observation et l'interrogatoire des malades ?

C'est que jamais l'ulcère de l'estomac ne se montre d'emblée, comme une affection primaire. Toujours, les sujets chez lesquels apparaît la maladie de Cruveilhier, souffrent depuis un temps plus ou moins long de l'estomac et presque toujours également les symptômes qu'ils présentent sont identiques et correspondent au type hyperchlorhydrique : faim exagérée, douleurs violentes, sensation de brûlure, régurgitations acides, etc...

Une autre raison, en faveur de cette opinion, est le siège de l'ulcère, qui se trouve le plus souvent dans la région pylorique ou dans la région la plus basse de l'estomac, c'est-à-dire là où les aliments séjournent le plus longtemps et là où le suc gastrique est sécrété en plus grande abondance et est le plus actif.

C'est encore les résultats de l'analyse du suc gastrique, qui donnent à cette théorie un appui sérieux, ROBIN, dans 51 cas d'ulcère, a noté 47 fois l'hypersthénie avérée et sur 17 cas où l'analyse a été faite sur des liquides de vomissement, l'hyperchlorhydrie a été trouvée 16 fois. De même, HAYEM, sur 26 cas d'ulcère de l'estomac, a trouvé le chimisme normal seulement 3 fois et RIEGEL, SCHÆFFER, KORCYNSKI et JAWORSKI, V. der VELDEN, BOUVERET, EWALD et d'autres ont établi que l'hyperchlorhydrie était habituelle.

On a objecté qu'il y avait souvent hyperchlorhydrie sans ulcère. Cela est heureusement très vrai, mais de ce que l'hyperchlorhydrie peut exister sans ulcère, il ne s'ensuit nullement que l'ulcère ne soit précédé ou accompagné d'hyperchlorhydrie. De ce que la dilatation est fréquente dans la dyspepsie ancienne, peut-on conclure que toute dyspepsie aboutit à la dilatation ? L'ulcère de l'estomac ne mérite pas plus que cette dernière une classification et une nosologie à part.

On a également objecté que l'ingestion d'acide chlorhydrique dilué à un taux relativement élevé n'amenait pas la production d'un ulcère. Mais, quelle comparaison peut-on établir entre le fait de mettre en contact, avec une muqueuse saine, une solution diluée d'acide chlorhydrique, même pendant un mois de suite, une ou même plusieurs fois par jour avec le fait d'une muqueuse secrétant un suc gastrique trop acide. Dans un cas, l'acide agit exactement à la façon d'une salade trop vinaigrée, ou d'un liquide qui ne fait que passer dans l'estomac ; dans l'autre, il y a une muqueuse malade, qui fournit trop d'acide et qui renouvelle, qui rajeunit endant plusieurs heures chaque jour, quelquefois même d'une façon incessante, l'acidité.

S'il était humainement permis de faire ingérer à des yperchlorhydriques, c'est-à-dire à des estomacs malades, la solution en question, on peut affirmer que la proportion d'ulcères augmenterait dans des proportions considérables.

On a prétendu que l'hyperchlorhydrie n'était pas constante. Mais des noms autorisés soutiennent l'opinion contraire.

Si l'on veut même laisser de côté l'hyperchlorhydrie, au point de vue des résultats de l'analyse du suc gastrique, il n'en reste pas moins les antécédents dyspeptiques, le siège de l'ulcère et l'efficacité du traitement (régime alimentaire et médicaments, tous deux ayant pour but de neutraliser l'acidité du contenu gastrique et SURTOUT de modifier la sécrétion, pour abaisser sa quantité et sa valeur chlorhydrique) qui ne permettent guère de considérer l'ulcère de l'estomac comme autre chose qu'une complication de la dyspepsie ou de la gastrite banale, la séparation entre ces deux états étant impossible, à quelque point de vue qu'on se place.

S'il m'était permis d'émettre une opinion complémentaire, purement hypothétique, il est vrai, je dirais que peut-être, outre l'action chimique exercée par le suc gastrique trop acide, il faut tenir compte de l'état de vitalité de la muqueuse de l'estomac et des tuniques sous-jacentes et admettre un trouble dans la trophicité de ces tissus, trouble qui serait d'origine nerveuse (1).

Symptomatologie. — Outre les signes dyspeptiques

---

(1) Ces lignes étaient écrites lorsque la lecture du n° de *la Médecine Moderne* du 6 mars 1907 m'a fait connaître que HUBER *(Munch. med. Woch.* 29 janvier 07) reconnaissant une grande part à l'hérédité dans l'étiologie de l'ulcère de l'estomac, considérait cette lésion comme la conséquence de troubles trophiques, consécutifs à l'irritation du sympathique stomacal et en faisait une trophonévrose analogue au mal perforant plantaire.

banals, qu'il est absolument inutile d'énumérer, l'ulcère de l'estomac possède trois symptômes fondamentaux : la douleur, les vomissements et les hémorrhagies.

1° *Douleur*. Elle ne manque jamais. Elle apparaît le plus souvent très tôt, un quart d'heure en moyenne, après le repas quelquefois plus tard, d'autres fois immédiatement après l'ingestion d'aliments. Pouvant consister, au début de l'affection en une simple sensation de constriction, elle est habituellement vive et les malades la comparent à une brûlure ou à un coup de poignard ; elle peut être violente, au point de produire des défaillances ou de vraies syncopes.

La douleur, comme presque toutes les fois où l'estomac est sensible, siège entre l'appendice xiphoïde et l'ombilic, tantôt immédiatement au-dessous de l'appendice, tantôt et plus souvent un peu plus bas. Elle est augmentée par le moindre contact et, dans les moments où elle n'est pas spontanée, on la provoque par une pression modérée, ce réveil de la douleur à la pression n'est pas caractéristique de l'ulcère, comme on a voulu le prétendre, c'est un symptôme banal, qui est la règle dans l'hyperchlorhydrie.

La douleur, dans l'ulcère comme dans les crises d'hyperchlorhydrie, ne reste pas localisée en un point ; elle irradie vers les hypochondres et le bas-ventre, vers les côtés du thorax et même dans les épaules et les bras. Elle est augmentée par les aliments, par les mouvements, quels qu'ils soient, par l'approche des règles, par les émotions.

En même temps que cette douleur épigastrique ou indépendamment d'elle, existe une douleur dorsale, située le long de la colonne vertébrale, entre la dixième vertèbre dorsale et la seconde ou la troisième vertèbre lombaire (1).

____

(1) Cette localisation n'est pas non plus caractéristique de l'ulcère ; elle

On a voulu voir un rapport entre le siège de l'ulcère et le siège de la douleur. Comme l'a montré J. Ch. Roux et bien avant lui M. Leven, la douleur localisée en un point, dans les affections de l'estomac, répond non à une région de cet organe, mais au plexus solaire. L'expérimentation et l'observation clinique donnent à ce sujet des résultats identiques.

2° *Vomissements*. Encore moins que la douleur, les vomissements n'ont de caractère spécial et il n'y a rien à ajouter à leur description de plus que ce qui a été dit au chapitre « Hypersthénie gastrique ».

3° *Gastrorrhagie*. C'est le seul symptôme vraiment caractéristique de l'ulcère. Tant qu'un malade, présentant les deux symptômes précédents, n'a pas eu d'hématémèse ou qu'on n'a pu déceler la présence de sang dans ses selles, on ne peut que soupçonner l'existence de la maladie de Cruveilhier, on n'est pas en droit de l'affirmer.

La gastrorrhagie peut apparaître dès le début de l'ulcère, mais, le plus souvent, elle ne se montre qu'au bout de plusieurs mois. Elle est très fréquente ; pourtant elle demande à être recherchée avec soin, car à côté des hématémèses foudroyantes provoquées par l'ouverture d'un tronc artériel important et du rejet par la bouche de sang rutilant ou noirâtre (s'il est mélangé à des aliments ou qu'il ait séjourné dans la cavité gastrique), en quantité variant de quelques centaines de grammes à un litre et davantage, il y a des gastrorrhagies abondantes, qui se traduisent au moment où elles

---

se rencontre fréquemment, sous forme de douleur sourde ou aiguë dans l'hyperchlorhydrie et même l'hypochlorhydrie.

se produisent, non par l'issue de sang à l'extérieur, mais par des symptômes généraux (pâleur, faiblesse, syncopes, petitesse du pouls), et, pendant les jours qui suivent, par du *melœna*, ou par une coloration noirâtre des fèces ; il y a également des gastrorrhagies minimes dont le produit, séjournant dans l'estomac, donne seulement une teinte café aux vomissements. Dans ces cas, l'examen chimique est nécessaire (1).

Symptômes ¿énéraux. L'état général varie selon l'ancienneté de la maladie, l'intensité des douleurs et surtout la fréquence et l'abondance des gastrorrhagies. On peut rencontrer tous les degrés, depuis l'embonpoint et un faciès satisfaisants. jusqu'à la cachexie qui fait penser au cancer.

Les troubles nutritifs sont les mêmes que dans la dyspepsie hypersthénique permanente.

Examen du suc gastrique. Le cathétérisme de l'estomac doit être évité chez les malades soupçonnés d'ulcère, dans la crainte de provoquer une hémorrhagie. Dans les cas où il est pratiqué après repas d'épreuve, on trouve l'acide chlorhydrique libre augmenté ; la même constatation a été faite sur le liquide des vomissements.

Complications. — La *perforation* de l'estomac est une complication fréquente de l'ulcère ; d'après BRINTON, elle s'observerait dans le huitième des cas ; ROBIN, au contraire, sur 51 malades qu'il a suivis, ne l'a pas rencontrée une

---

(1) Additionner quelques centimètres cubes du liquide vomi, *non filtré*, (le sang modifié par le suc gastrique resterait sur le filtre, car il n'est pas soluble) de 2 ou 3 gouttes d'acide acétique concentré ; ajouter un peu d'éther et agiter ; l'éther dissout l'hématine et se colore en rose ou en brun.

seule fois. Elle se produit à tous les âges, plus fréquemment chez la femme que chez l'homme, en raison même de la plus grande fréquence de la maladie chez celle-ci.

Au point de vue du siège, la perforation est beaucoup plus fréquente à la face antérieure qu'à la face postérieure et ceci en raison de la plus grande fixité de la face postérieure qui peut contracter des adhérences protectrices avec les organes voisins et en raison de la mobilité de la face anté-rieure, qui se distend et se déplace, au cours de la digestion.

La perforation de l'estomac ayant pour résultat d'évacuer le contenu gastrique dans la cavité péritonéale, il s'ensuit une *péritonite généralisée*, qui s'annonce brutalement par une douleur intense, d'abord épigastrique, puis abdominale à laquelle font suite le hoquet, le météorisme, l'accélération et la petitesse du pouls, un faciès spécial, le refroidissement des extrémités, alors que la température atteint 40° ; la mort survient dans le collapsus, au bout de 12 ou 24 heures, rare-ment plus.

Deux signes particuliers à cette péritonite suraiguë par perforation gastrique sont l'absence de vomisse-ments, à cause de la vacuité de l'estomac et la diminu-tion ou la disparition de la matité hépatique, conséquence de l'épanchement gazeux intrapéritonéal.

Lorsque, par suite d'adhérences entre l'estomac et les organes voisins, le contenu gastrique rencontre une barrière, la péritonite, au lieu d'être générale, est *circonscrite*. Les symptômes sont les mêmes, mais au lieu d'aboutir à une terminaison rapide, ils persistent plusieurs jours, vont même en s'améliorant au point de vue local et général, puis le malade s'anémie, tombe dans l'épuisement et meurt au bout d'une ou deux semaines.

D'autres fois, l'abcès enkysté s'ouvre dans la grande cavité péritonéale ou dans l'intestin, plus rarement dans la plèvre et la mort est plus rapide.

Une variété rare de péritonite localisée, étudiée pour la première fois en 1879 par LEYDEN, puis par DEBOVE et RÉMOND est *l'abcès sous-phrénique*, qui siège le plus souvent à droite et qui est constitué par un liquide fétide composé de pus, de débris alimentaires en putréfaction et en général de gaz abondants et infects.

Ces gaz amènent une tension de la région sous-ombilicale, alors que la région sous-ombilicale est souple, refoulent le diaphragme très haut et donnent lieu à des symptômes thoraciques, qui simulent la pleurésie ou le pyopneumothorax.

Le diagnostic est difficile et le pronostic très grave, le malade finissant dans l'hecticité, au bout d'un ou deux mois. Le seul traitement qui ait chance de succès est l'intervention chirurgicale.

L'abcès sous-phrénique peut s'ouvrir dans la *plèvre*, dans le *péricarde*, dans le *poumon* et amener une gangrène pulmonaire.

Lorsqu'il reste localisé dans la région épigastrique ou des hypocondres, il peut s'ouvrir dans l'*intestin grêle* ou le *côlon*.

Une autre variété de péritonite, complication de l'ulcère de l'estomac, est la *périgastrite* ou *péritonite plastique péri-stomacale*, qui se développe non par perforation, mais par propagation du processus inflammatoire, qui se crée autour de l'ulcère. Il en résulte des adhérences indirectes entre l'estomac et les organes voisins et des troubles fonctionnels. consistant en douleurs, qui se produisent à l'occasion de

l'ingestion des aliments, peu importe leur nature, et en vomissements. Comme signes physiques, on note l'immobili-
sation de l'estomac, surtout de la grande courbure, malgré
l'insufflation et l'introduction de liquide dans la cavité gastrique et à la palpation, on sent des indurations ou un placard
très sensible, au niveau du creux épigastrique.

Une autre complication très fréquente. qui est presque la
règle, lorsque l'ulcère siège au voisinage du pylore, est la
sténose pylorique, dûe aux phénomènes de cicatrisation de la
lésion ; il en sera question plus loin — ou la *sténose médio-
gastrique* (biloculation gastrique, estomac en sablier) (1) par
cicatrisation d'un ulcère étendu siégeant sur le corps même
de l'estomac. Le diagnostic de cette dernière affection, qui
peut ne donner lieu à aucun symptôme objectif, est souvent
fort difficile ; outre la sensation d'une tumeur de consistance
et de dimensions variables; siégeant à gauche de la ligne
médiane et le bruit de glouglou perçu à l'auscultation, les
deux signes certains sont l'impossibilité de faire ressortir par
la sonde une quantité de liquide introduite dans l'estomac et
qu'on a eu soin de mesurer et l'issue par la sonde d'un liquide
louche, après un effort du malade, alors que quelques ins-
tants auparavant l'eau de lavage sortait claire. On peut également avoir recours à l'insufflation, qui dessine les poches
sous la paroi abdominale et à la radioscopie.

L'ulcère de l'estomac peut conduire à une *cachexie* rapide,
en raison des hémorrhagies qui l'accompagnent, des souffrances endurées par le malade et de l'alimentation insuffisante à laquelle il est soumis. Il peut être également la porte
d'entrée des *infections secondaires*, qui vont se localiser

---

(1) Quelques auteurs admettent la biloculation gastrique *congénitale*.

dans le voisinage : abcès du foie, endocardite ulcéreuse — dans une région plus ou moins éloignée : phlegmatia alba dolens — ou qui se généralisent à tout l'organisme : septicémie.

La question du *cancer*, terminaison ou complication de l'ulcère de l'estomac, après avoir été acceptée d'une manière unanime, a été mise en doute par TRIPIER et DUPLANT ; ces auteurs prétendent qu'aucune partie des bords de l'ulcération primitive présumée n'est respectée par le tissu de nouvelle formation, que l'ulcération trouvée à l'autopsie se fait aux dépens du néoplasme et que le tissu cicatriciel est farci d'amas de cellules cancéreuses.

A ces objections d'ordre anatomo-pathologique, on peut opposer les recherches de STIÉNON, pour qui les bords de l'ulcère seraient toujours le siège d'une hypergenèse glandulaire favorisant la production du cancer, et celles de ROSENHEIM, qui pense que le cancer serait le résultat d'une prolifération atypique des épithéliums glandulaires, au cours de la cicatrisation.

Ce qu'il y a de certain, au point de vue de l'observation clinique, c'est qu'on voit évoluer et guérir ou non un ulcère de l'estomac, chez un sujet qui mourra plus tard d'un cancer de l'estomac. Pour DITTRICH, le fait du cancer précédé de l'ulcère se montrerait 8 fois sur 160 cas ; pour ROSENHEIM, 8 fois sur 100. Pour HŒBERLIN 3 ou 4 fois sur 100.

Formes. Marche. Durée. Terminaison. — Outre la *forme commune*, qui vient d'être décrite et la *forme hémorrhagique*, qui est souvent la seule manifestation de la maladie, il faut distinguer la *forme latente*, dans laquelle l'ulcère provoque des troubles dyspeptiques à peine marqués et où le malade est pris brusquement d'accidents graves, tels que péritonite par perforation ou hémorrhagie abondante, et la *forme pseudo-cancéreuse,* lorsque le sujet anémié et cachectique a un teint jaune paille.

La marche de l'ulcère simple est essentiellement chronique, avec des périodes d'amélioration et d'aggravation, survenant sous l'influence de causes nombreuses : alimentation, fatigue physique et intellectuelle, émotions, etc...

Il est très difficile de fixer un chiffre même approximatif au sujet de la durée de l'ulcère, car comment savoir, au milieu des symptômes bruyants de la dyspepsie hypersthénique, le moment auquel apparaît l'ulcère, puis le moment où il est définitivement guéri. LEBERT indique une durée moyenne de 3 à 5 ans et ROBIN admet ces chiffres. On a rapporté des cas où l'affection remontait à dix ou vingt ans.

D'après la statistique de BRINTON, l'ulcère simple de l'estomac se terminerait avec une égale fréquence par la guérison et par la mort. Sur 100 cas, les 50 cas terminés par la mort se répartiraient ainsi : tuberculose pulmonaire, 20 fois ; perforation et péritonite, 13 fois ; maladies intercurrentes et complications rares, 7 fois ; hématémèse foudroyante, 5 fois ; inanition, 5 fois.

Mais cette proportion de décès paraît bien élevée. Pour LEBERT, elle serait seulement de 8 °/₀ et ROBIN sur 51 malades aurait eu 7 décès, soit 13, 7 pour 100.

Le pronostic est donc très sérieux. Pourtant, il n'est pas exagéré de dire que lorsque l'ulcère de l'estomac est peu ancien et que le malade est à même de suivre à tous les points de vue les indications du traitement, il guérit, lentement il est vrai, mais d'une façon à peu près sûre. La guérison devient beaucoup plus aléatoire si l'ulcère est ancien, le malade obligé de se surmener et si le traitement n'est pas strictement suivi.

Diagnostic. Lorsque les trois signes : douleur aiguë se montrant très peu de temps ou immédiatement après le repas — vomissements acides — gastrorrhagie, se trouvent réunis, le diagnostic de l'ulcère simple est facile.

Lorsque la gastrorrhagie se montre chez un sujet, présentant depuis quelque temps, les signes de l'hypersthénie gastrique, le diagnostic n'est guère douteux.

Lorsque la gastrorrhagie et les vomissements acides manquent, le diagnostic est moins sûr. C'est alors les caractères de la douleur, l'état général, la sténose pylorique (spasmodique) qui devront faire soupçonner l'ulcère ; mais il n'est guère possible de l'affirmer si, faisant examiner quotidiennement les selles, on n'y trouve des traces d'une hémorrhagie du tube digestif.

*Diagnostic du siège.*Dans l'ulcère de la *région pylorique,* la douleur est calmée par le décubitus latéral gauche et la douleur est localisée à droite et au-dessus de l'ombilic ; les signes de sténose pylorique sont précoces.

Lorsque la lésion siège au *voisinage du cardia,* la douleur suit immédiatement l'ingestion des premiers aliments, qui sont presque aussitôt rejetés ; elle a son maximum dans l'hypocondre gauche et irradie dans l'épaule de ce même côté ; elle est diminuée par le décubitus latéral droit.

Dans l'ulcère de la *paroi antérieure,*la sensibilité du creux épigastrique, à la pression, est très vive et la douleur est calmée par le décubitus dorsal.

Dans celui de la *paroi postérieure,* les douleurs localisées surtout à la région dorso-lombaire, sont calmées par le décubitus abdominal.

Il ne faut attacher à ces signes qu'une valeur relative et y voir seulement des motifs de présomption.

Diagnostic différentiel. On peut confondre la douleur de l'ulcère, avec les *crises d'hypersthénie gastrique* ou de la maladie de REICHMANN ; mais, dans ces dernières, la douleur apparaît en général plus tard après le repas et l'ingestion d'aliments la calme, tandis qu'elle est très précoce dans l'ulcère et provoquée par le contact des aliments avec la muqueuse.

Les *crises gastriques du tabès* seront rattachées à leur véritable origine par l'examen du malade, au point de vue système nerveux.

Les *crises gastriques de l'hystérie*, même accompagnées d'hématémèses, seront différenciées par l'examen des vomissements, qui ne sont pas hyperchlorhydriques — par leur répétition, en dehors des repas — par l'anorexie, au lieu de l'appétit exagéré des hypersthéniques— par l'état général, qui reste satisfaisant — par la recherche des stigmates de cette névrose.

La *colique hépatique* ne se montre jamais aussi fréquemment que la douleur de l'ulcère ; la teinte subictérique des conjonctives ou l'ictère franc généralisé, la décoloration des matières fécales, la recherche des pigments biliaires dans l'urine, le lendemain de la crise, aideront à trancher la question. Le siège de la douleur ne peut avoir qu'une faible utilité, car la douleur de l'ulcère, irradiant dans les hypocondres et la région dorsale et celle de la colique hépatique pouvant être médiane autant que latérale, il sera souvent difficile au malade de préciser la situation du point sensible maximum.

Les *gastrites ulcéreuses* d'origine infectieuse ont une symptomatologie générale qu'on ne rencontre pas dans l'ulcère ; elles ne sont qu'une complication d'une affection chronique du rein, du foie, du cœur ou des poumons, qu'un examen complet du sujet permettra de dépister.

Le *cancer de l'estomac* se distingue de l'ulcère par ses signes particuliers : présence d'une tumeur de la région épigastrique, adénopathie cervicale, amaigrissement et cachexie rapides — par l'abondance des vomissements, qui ne coïncident pas régulièrement avec le maximum de la douleur et qui contiennent rarement de l'acide chlorhydrique libre, alors que c'est la règle dans l'ulcère — et par la couleur de hématémèses, qui sont plus noirâtres et plus sales.

Au début de la *cirrhose atrophique*, il y a des hématémèses, qui peuvent faire penser à l'ulcère ; mais l'appétit est presque nul, les douleurs sont peu intenses et ne surviennent pas immédiatement après le repas, les vomissements sont très rares. En tout cas, l'hésitation ne peut être de bien longue durée, car les signes de la cirrhose ne tardent pas à apparaître.

ULCÈRE SIMPLE DU DUODÉNUM

Etiologie. — C'est une affection rare, observée presque exclusivement chez l'homme, avec le maximum de fréquence de 30 à 40 ans ; mais on peut le rencontrer à tous les âges.

Comme causes, on a cité l'alcoolisme, la tuberculose, la misère, la présence d'un corps étranger, les traumatismes, etc., sans qu'aucune n'ait pu être nettement établie.

Siège. — L'ulcère simple du duodénum siège d'une façon presque constante immédiatement au-dessous du pylore, rarement à plus de 2 ou 3 centimètres.

Le plus souvent, il est unique et situé sur la face antérieure du duodénum. Quelquefois, on en a trouvé plusieurs. On l'a vu coïncider assez fréquemment avec l'ulcère de l'estomac, dont il a la forme, les dimensions et la même constitution anatomique.

Pathogénie. — Elle a donné lieu aux mêmes théories qu'à propos de l'ulcère de l'estomac ; mais l'opinion de ROBIN, SOUPAULT et d'autres, que nous avons adoptée, se trouve, là aussi, justifiée par cette constatation que l'ulcère du duodénum s'observe presque toujours chez des hyperacides.

Cette opinion se trouve également corroborée par ce fait que, depuis quelques années on a observé fréquemment l'ulcère du jejunum, consécutivement à l'opération de la gastro-entérostomie ; en abouchant la portion pylorique de l'estomac avec la portion supérieure de l'intestin grêle et en faisant se déverser en un point, toujours le même, le chyme acide ou un suc trop riche, la chirurgie a réalisé expérimentalement, la production d'un ulcère *peptique*, identique, au point de vue de l'anatomie pathologique, à celui de l'estomac et du duodénum.

Symptomatologie. L'ulcère du duodénum reste souvent une affection lente, qui ne se révèle par aucun signe défini et qui n'est soupçonnée qu'au moment où elle entraîne une complication : perforation, péritonite généralisée aiguë ou foudroyante, abcès sous-phrénique, etc...

Dans les cas où le tableau symptomatique est défini, deux signes attirent l'attention : la douleur et l'hémorrhagie.

La *douleur* ne siège pas à l'épigastre, comme dans l'ulcère de l'estomac, mais dans l'hypocondre droit, entre l'ombilic et le rebord des fausses côtes ; tantôt, c'est une simple gêne, une pesanteur ou une brûlure ; tantôt, une sensation aiguë et lancinante, que les malades comparent à un coup de couteau.

Elle est beaucoup plus tardive que la douleur de l'ulcère, elle ne se montre jamais un temps court après les repas, mais seulement trois ou quatre heures après.

Elle est exagérée par la pression et elle irradie vers l'épigastre, l'abdomen, le thorax et les épaules, mais elle ne s'accompagne pas de point lombaire ou dorsal, comme l'ulcère de l'estomac.

L'hémorrhagie a été constatée dans un tiers des cas, selon Chvostek ; elle doit passer souvent inaperçue, lorsqu'elle est peu abondante. L'hématémèse est plus rare que dans l'ulcère de l'estomac et l'hémorrhagie se présente surtout sous forme de *melœna*, qui dure un ou plusieurs jours, à partir du moment où, après un repas, le malade a été pris d'un affaiblissement subit précédé de vertige ou de syncope. Ce sont les symptômes généraux qui doivent donner l'éveil.

Les *vomissements* sont plus rares que dans l'ulcère de l'estomac et ils affectent souvent la forme d'une simple indigestion, se reproduisant à d'assez longs intervalles.

Les *troubles digestifs* sont peu marqués et offrent, en général, le type hyperchlorhydrique ou hyperacide par fermentations. Les aliments épicés ou fortement assaisonnés sont mieux supportés que dans l'ulcère de l'estomac.

Marche, durée, complications , term inaisons.—La marche de l'ulcère du duodénum est essentiellement chronique laforme appelée aiguë n'est que celle dans laquelle l'affection est restée latente jusqu'à la crise qui révèle une complication.

L'affection peut durer de nombreuses années, plus longtemps même que l'ulcère de l'estomac, en présentant comme ce dernier, des périodes d'amélioration et d'aggravation.

Malgré la tendance naturelle de la lésion à guérir, il semble que la guérison soit fort rare.

La terminaison la plus fréquente est la perforation, qui surviendrait, selon CHVOSTEK, dans 27 cas sur 63 et qui entraîne à sa suite la *péritonite généralisée aiguë*, suraiguë ou foudroyante, dont il est inutile d'esquisser à nouveau la symptomatologie. Il peut arriver que le malade meure presque aussitôt après ᵢ ᵢ ᵢ. avant même que la péritonite ait eu le temps de se produire.

On peut observer la *péritonite circonscrite*, comme dans l'ulcère de l'estomac et la production secondaire d'une fistule au niveau de l'ombilic (BUCQUOY) ou plus haut (entre la septième et la huitième côte, cas de GROS) et les *abcès sous-phréniques*, de même que la *dilatation d'estomac*, par cicatrisation de la lésion et rétrécissement consécutif.

Les *hémorrhagies*, toujours à craindre, peuvent être foudroyantes, lorsque par la propagation de l'ulcération aux organes voisins, l'artère hépatique ou pancréatico-duodénale, la veine porte et même l'aorte viennent à s'ouvrir.

Diagnostic. — Dans les cas où la maladie est latente, il ne saurait être question de faire un diagnostic ; ce n'est qu'au moment où se produit la perforation ou une autre complication qu'il faut rattacher cet accident à sa cause ; mais, ce n'est plus de l'ulcère qu'il s'agit en réalité.

Lorsque l'ulcère du duodénum se manifeste par les signes cliniques, qui lui sont propres, les caractères particuliers de ces signes, énumérés plus haut, permettront d'une façon au moins relative de le distinguer de l'ulcère de l'estomac.

Lorsque, trois ou quatre heures après un repas abondant, se produit une indigestion accompagnée de coliques et de diarrhée et laissant à sa suite une grande fatigue pendant plusieurs jours, avec pâleur de la face et des téguments, il faudra examiner les selles et rechercher le melœnæ, qui fournira de fortes présomptions en faveur de l'ulcère duodénal.

Traitement. — Il est le même que celui de l'ulcère de l'estomac, qui sera exposé plus loin. L'intervention chirurgicale rapide est le seul moyen efficace à opposer aux complications.

ULCÈRE PEPTIQUE DU JEJUNUM (1).

Quoique cette lésion appartienne en propre à l'intestin, je la crois à sa place dans une étude d'ensemble sur les maladies de l'estomac, en raison des similitudes qu'elle offre à plusieurs points de vue avec la maladie de CRUVEILHIER.

C'est seulement depuis sept ou huit ans que l'ulcère peptique du jejunum est connu. Il a été observée *à la suite de l'opération de la gastro-entérostomie* pratiqué pour des affections bénignes (2), presque exclusivement chez des hommes, au bout d'un temps variant de dix jours à neuf ans.

______

(1) D'après GOSSEA, in *Presse médicale*, n° 66 (1906).

(2) Pas une seule fois on ne l'a signalé après l'intervention pour un cancer.

.Au point de vue anatomo-pathologique, il est identique à celui de l'estomac et du duodénum. Le plus souvent il est unique. Il peut siéger, soit au niveau de l'anastomose elle-même, soit sur la branche ascendante du jéjunum.

Pathogénie. — Trois causes permettent de se rendre compte de la pathogénie de l'ulcère peptique du duodénum : 1° *l'hyper-racidité* du suc gastrique, qui détermine une véritable diges-tion de la bouche anastomotique et de la paroi. 2° et 3° une *sténose pylorique* cicatricielle très serrée et une *grande dilatation* de l'estomac, ces deux états ayant pour consé-quence d'abaisser et de dilater l'antre du pylore et de faire établir au chirurgien la bouche anastomique plus près du pylore qu'il ne le croit, c'est-à-dire dans une région gastri-que, où l'hyperacidité atteint son maximum.

Symptomatologie. — TIEGEL a décrit deux formes clini-ques :

1° *La forme perforante d'emblée, avec péritonite géné-ralisée*, qui est caractérisée par un manque complet de phé-nomènes cliniques. Les malades paraissent se trouver très bien de l'opération qu'ils ont subie, mangeant et travaillant comme tout le monde. Puis, sans aucun symptôme prodro-mique, ils éprouvent des douleurs abdominales violentes, accompagnées de vomissements. Bientôt apparaissent les signes de la péritonite par perforation, dont il a été question à propos de l'ulcère de l'estomac.

2° *Forme avec péritonite localisée et plastron.* — C'est la plus fréquente et la moins grave. Après un intervalle plus ou moins long de bien-être, surviennent des douleurs, qui

se montrent une heure et demie à deux heures après le repas et qui siègent à l'épigastre, un peu *à gauche* de la ligne
médiane, à peu près à la moitié supérieure du muscle droit.
A ce niveau, la palpation permet de sentir une infiltration
de la paroi abdominale, résultat de l'adhérence de l'ulcère
avec cette paroi puis de sa perforation.

A ces deux formes, GOSSET en ajoute une troisième :

3° *Forme avec perforation dans un viscère creux, habituellement le côlon transverse.* — Au bout d'un temps plus ou
moins long après la gastro-entérostomie, le malade présente
tous les symptômes d'un ulcère ; puis, sans aucune cause ou
à l'occasion d'une chute, la communication s'établit avec le
côlon transverse. Alors se montrent des symptômes caractéristiques de cette fistule jéjuno-colique : amaigrissement
rapide, diarrhée et vomissements fécaloïdes.

On peut expliquer cette communication de prédilection
par les nouveaux rapports contractés du fait de la gastro-
entérostomie, entre l'anse descendante du jéjunum et le
côlon transverse. Dans les cas observés, on avait fait une
gastro-entérostomie postérieure et, une fois les organes
remis en place, l'anse descendante croisait le côlon transverse et entrait en contact avec lui.

Diagnostic. — La pathogénie de l'ulcère peptique du jéjunum étant bien établie, il suffit de penser à la possibilité de
cette lésion chez tout malade gastro-entérostomisé, pour
établir le diagnostic, si le malade éprouve des douleurs violentes, des vomissements et des hématémèses, s'il y a induration de la paroi, au niveau de la partie supérieure du
muscle droit du côté gauche ou des signes de fistule jéjuno-
colique.

Pronostic. — Dans la forme perforante d'emblée, la mort est la terminaison naturelle, si l'on n'intervient pas.

La forme avec péritonite localisée et plastron est plus bénigne, sur 20 malades, un a guéri par le traitement purement médical, 19 ont été opérés et 3 sont morts. Mais, ce qui assombrit beaucoup le pronostic, c'est la fréquence des *récidives*, qui nécessitent quelquefois plusieurs interventions chirurgicales.

Traitement. — Avant d'être curatif, ce qui est presque un pis aller, le traitement sera *surtout préventif*; pour diminuer les chances de production de l'ulcère peptique du jéjunum, il faut faire l'anastomose le plus loin possible du pylore et soumettre le malade, pendant des années, à un régime et un traitement médical appropriés. (Voir traitement de l'ulcère de l'estomac).

Lorsque l'ulcère peptique existe, le traitement de la *forme perforante d'emblée* est celui de toute péritonite par perforation, c'est-à-dire l'intervention chirurgicale immédiate.

Dans la forme *péritonite localisée avec plastron*, il faut supprimer les adhérences, exciser et suturer l'ulcère et pratiquer une nouvelle gastro-entérostomie, en reportant la bouche le plus loin possible du pylore.

Dans la forme avec *perforation dans le côlon transverse*, Gosset, dans le cas qu'il a traité avec succès, a fermé les orifices jéjunal et colique par deux et trois surjets et pratiqué une iléo-sigmoïdostomie avec suture.

ULCÈRE SIMPLE DE L'ŒSOPHAGE

Nié par certains auteurs, il y a quelque temps, l'existence de l'ulcère simple de l'œsophage, proche parent de celui de l'estomac et du duodénum, a été bien établie, en tant que maladie spéciale, par les études de DEBOVE, CHIARI, JAVENAY, LINDEMANN et tout récemment par TILESTON (1).

Fréquence. — C'est une affection plus rare que l'ulcère de l'estomac. On n'en connaît guère aujourd'hui qu'une quarantaine de cas, la plupart avec autopsie. Elle se rencontre surtout entre 40 et 50 ans et paraît prédominer chez le sexe masculin (28 hommes pour 12 femmes), à la faveur probable de l'alcoolisme.

Siège. — L'ulcère simple de l'œsophage a pour siège de prédilection le tiers inférieur et la région cardiaque de l'œsophage, il peut même intéresser la partie de l'estomac adjacente au cardia (17 % des cas). Il est simple ou multiple arrondi ou ovalaire, lorsque ses dimensions sont faibles, — irrégulier, lorsqu'il embrasse une grande étendue pouvant aller jusqu'à 8 ou 10 centimètres.

Pathogénie. — La pathogénie en est encore obscure. Pourtant, il semble qu'il faille, en raison du siège de la lésion, des circonstances dans lesquelles elle se produit et des analogies qu'elle présente avec l'ulcère de l'estomac et du duodenum, avec lesquelles elle coexiste souvent, accorder une assez large créance à la théorie de la névrose de la muqueuse, suivie ou concomitante d'une insuffisance du cardia, qui permet au suc gastrique de refluer ou d'exercer une action dissolvante sur cette muqueuse.

Symptomatologie. — Dans un assez grand nombre de cas, l'ulcère de l'œsophage reste absolument latent et n'est découvert qu'à l'autopsie.

---

(1) The american Journal of the med. sc. (août 1906).

D'autres fois, après des troubles marqués de la déglutition et des douleurs siégeant derrière le sternum, se montre un rétrécissement de l'œsophage, dont le mode d'évolution fait écarter l'idée de cancer.

Dans certains cas, le malade, avant d'arriver au rétrécissement œsophagien, présente des signes analogues à ceux de l'ulcère de l'estomac, mais qui en diffèrent par leurs caractères.

La *douleur* est le symptôme le plus constant. Elle siège à l'appendice xiphoïde ou derrière le sternum, rarement à l'épigastre ; elle irradie vers l'omoplate, mais elle ne s'accompagne pas d'un point dorsal. Elle se produit à la fin de la déglutition ou immédiatement après. Tantôt, elle ressemble à une brûlure ; tantôt elle est paroxystique et procède par accès.

La *dysphagie* existe dans la moitié des cas, pour les aliments solides d'abord ; puis, pour les liquides. Le passage du bol alimentaire sur l'ulcère amène un spasme réflexe de l'œsophage, qui entraîne souvent des régurgitations ou des *vomissements*.

L'hémorrhagie s'observe dans la même proportion. Tantôt, elle se présente sous l'aspect de sang plus ou moins digéré et mêlé aux aliments ou aux liquides ; tantôt, sous la forme d'une hématémèse abondante, composée de sang rouge, récemment issu des vaisseaux ou de sang noirâtre, ayant séjourné un temps variable dans l'estomac — ou sous la forme de melœna. Les hémorrhagies peuvent se répéter fréquemment et conduire le sujet à une anémie extrême.

Les troubles digestifs sont nuls ou peu marqués, à moins qu'il n'existe en même temps un ulcère de l'estomac.

Marche. Durée. Terminaisons. — La maladie est essentiellement chronique et sa marche insidieuse ; elle peut rester latente, jusqu'à ce qu'apparaisse l'hémorrhagie qui donne l'éveil.

L'ulcère de l'œsophage se termine fréquemment par la guérison, c'est-à-dire par la cicatrisation, laissant la sténose à sa suite. Dans certains cas, il aboutit à la perforation dans les plèvres, d'où résulte un pneumothorax dans les bronches (gangrène pulmonaire), dans le péricarde. dans l'aorte.

Diagnostic. — Le moment d'apparition et le siège de la douleur permettront de distinguer l'ulcère de l'œsophage de *celui de l'estomac*, et encore la difficulté est grande, quand ce dernier siège près du cardia.

Le *cancer de l'œsophage*, outre les signes douleur, dysphagie, hématémèses, s'accompagne de toux, de dyspnée, d'altération de la voix et d'une cachexie rapide, avec teint jaune paille. Il suit une évolution régulière, sans période d'amélioration.

Les ulcérations de l'œsophage, qui se montrent au cours de certaines maladies infectieuses, guérissent rapidement et leur origine permet d'éviter la confusion. Ceux qui sont liés à l'existence de varices ne s'accompagnent pas de douleur et de dysphagie.

Tratement. — Il est le même que celui de l'ulcère de l'estomac. (Voir plus loin). Lorsque l'ulcère a guéri par cicatrisation, on opposera au rétrécissement la dilatation au moyen de bougies ; si le rétrécissement ne peut être vaincu, il faudra recourir à la gastrotomie.

CHAPITRE XIII

CANCER DE L'ESTOMAC

Etiologie. — L'estomac est le siège de prédilection du cancer. D'après Virchow, le cancer de l'estomac représente 35 °/₀ de la totalité des cancers et d'après Hœberlen 41 °/₀. Cet auteur a établi l'augmentation continue de sa fréquence en Suisse et Bryant, en Amérique, où la proportion est passée de 1 à 4 de 1850 à 1890.

Il se rencontre plus souvent chez l'homme que chez la femme, avec son maximum entre 50 et 60 ans ; au-dessous de 40 ans, il est rare.

L'influence de l'hérédité, qui a été beaucoup exagérée, ne se rencontre guère que dans un dixième des cas.

Il est impossible de reconnaître une cause spéciale au cancer de l'estomac; on a incriminé l'usage des boissons alcooliques, les écarts de régime, les chagrins, les traumatismes. Robin accorde à l'arthritisme un rôle indéniable. Certaines affections gastriques prédisposent au cancer, notamment les vieilles dyspepsies et l'ulcère.

Siège. — Le siège le plus habituel du cancer de l'estomac est le pylore (60 °/° selon Brinton), puis viennent la petite courbure, le cardia, la grande courbure et enfin la totalité de l'organe.

Presque toujours, le cancer est unique. Une fois sur trente environ, on a trouvé des tumeurs multiples.

Anatomie macroscopique. — A. *Aspect extérieur de l'estomac.* — L'estomac diminué de volume, quand le cancer siège au cardia et dilaté au contraire quand c'est le pylore qui est atteint, est en général de coloration pâle, alors que dans l'ulcère sa surface apparaît rougeâtre. On y remarque des plaques blanchâtres, ayant des dimensions variables et une consistance ferme.

Dans certains cas, le cancer est, pour ainsi dire, extériorisé et fait, sous la séreuse, une saillie plus ou moins prononcée et irrégulière.

En général, il existe des adhérences qui le fixent d'une manière plus ou moins solide aux organes voisins, en première ligne le foie, puis le pancréas, plus rarement le côlon et l'intestin grêle.

B. *Aspect intérieur.* — A l'ouverture de l'estomac, le cancer se présente sous un aspect, une forme et des dimensions variables. On en distingue deux variétés communes : l'encé" phaloïde et le squirrhe et plusieurs autres rares : colloïde villeux, hématode et mélanique.

Le *cancer encéphaloïde* ou cancer mou et végétant a les apparences d'un chou-fleur gris rosé, de consistance demi-molle. Le centre s'ulcère facilement et le fond de la cavité plus ou moins profonde, est recouvert d'un enduit sanieux A la coupe et par la pression, il laisse échapper un suc blanchâtre.

Le *squirrhe* ou cancer dur est le plus fréquent des cancers de l'estomac (75 °/. selon BRINTON). Au lieu de former une tumeur végétante comme l'encéphaloïde, il soulève à peine la muqueuse ; il s'étale en nappe sur une des parois qu'il rétracte ou il entoure, à la façon d'un anneau constricteur, le pylore ou beaucoup plus rarement le cardia. D'autres fois, il infiltre sur une grande surface les parois de l'estomac et arrive à réduire considérablement la cavité de cet organe, qui prend la forme d'un boudin transversal A la longue, la muqueuse finit par s'ulcérer, mais cette ulcération, irrégulière, ne bourgeonne pas.

— Souvent la tumeur est mixte, partie encéphaloïde, partie squirrhe.

Le *cancer colloïde* n'est qu'un mode de dégénérescence des formes précédentes. Il n'a pas d'aspect extérieur spécial, mais à la coupe, on voit une trame conjonctive remplie par une masse gélatineuse.

Extension du cancer. — Envahissant très rapidement la muqueuse, le cancer de l'estomac respecte pendant un certain temps la couche musculaire et la séreuse, qui finissent par être envahies à leur tour. Lorsque la tumeur siège au pylore, elle ne le franchit jamais et s'arrête brusquement au duodénum, vers lequel elle forme saillie, comme un bouchon.

Quand la séreuse péritonéale est atteinte, il s'y produit une réaction inflammatoire, qui aboutit à la formation d'adhérences avec les organes voisins, surtout le foie et le pancréas et en seconde ligne le côlon, la rate, le diaphragme et quelquefois la parois abdominale ; ces organes sont peu à peu envahis par le processus cancéreux.

A côté de cette propagation *par contiguïté*, le cancer s'étend *par la voie lymphatique*, aux ganglions rétropyloriques, aux ganglions de la petite courbure, qui forment de chaque côté de la colonne vertébrale des masses volumineuses, perceptibles à la palpation et aux ganglions sous-pyloriques. De là, l'infection gagne le groupe des ganglions suspancréatiques, ceux du hile du foie, du mésocôlon transverse, puis les ganglions mésentériques, lombo-aortiques et iliaques — et souvent ceux du médiastin postérieur, qui conduisent l'infection aux ganglions cervicaux et au ganglion rétro-claviculaire gauche (TROISIER).

La généralisation au péritoine, qui se fait surtout au niveau du grand épiploon, détermine une péritonite sèche, séreuse, purulente ou hémorrhagique.

Par la voie péritonéale, l'infection peut se propager à la plèvre et au poumon, à travers les espaces lymphatiques du diaphragme.

TROISIER a étudié la propagation au canal thoracique.

Le cancer peut envahir par la *voie sanguine* tous les organes de l'économie, en première ligne le foie et plus rarement la colonne vertébrale, l'utérus et ses annexes, la rate, le rectum.

Infections secondaires. — En raison des lésions des parois de l'estomac, de l'état du chimisme gastrique où dominent en général les acides de fermentation, de l'irritation locale causée par le suc de la tumeur, de la pénétration plus facile des germes dans les vaisseaux sanguins et lymphatiques et de l'état de moindre résistance du sujet, on conçoit que l'infection se fasse dans l'estomac même, sous forme de *gastrite phlegmoneuse* ou d'*abcès préstomacal*, qui aboutit à une fistule gastro-cutanée ou à distance par la voie lymphatique et sanguine : *péritonite généralisée, pleurésie purulente ou pu-*

tride, broncho-pneumonie et *gangrène du poumon, péri-cardite, abcès du foie, pyléphlébite suppurée, endocardite, néphrite, phlegmatia alba dolens.* Quelquefois même, la *septicémie* est la terminaison de la maladie.

Symptomatologie. — LASÈGUE disait avec raison qu'il faut soupçonner le cancer de l'estomac chez un individu âgé de 50 à 60 ans qui perd l'appétit et présente des troubles dys-peptiques, alors qu'antérieurement il n'avait jamais souffert de ce côté. C'est, en effet, souvent ainsi que débute le mal l'appétit diminue, il y a des malaises après le repas, des renvois, des indigestions revenant assez fréquemment, puis survient un amaigrissement progressif, les vomissements deviennent plus fréquents ne renfermant en général pas d'acide chlorhydrique libre, mais de l'acide lactique ; la ma-ladie est constituée.

Signes fonctionnels. — En général, l'*anorexie* est le symp-tôme le plus précoce et elle a ceci de particulier qu'elle résiste à tous les médicaments ; on l'a pourtant vue manquer (HANOT). Le manque d'appétit, qui habituellement porte sur tous les aliments, peut se changer en véritable dégoût pour certaines substances, surtout la viande et les graisses.

La *douleur* n'a pas de caractères bien définis. Tantôt, ce n'est qu'une lourdeur, que les malades appellent gêne de digestion et qui se montre de suite après les repas ; tantôt, une souffrance vive, qui va en augmentant, à mesure qu'a-vance la digestion.

Le cancer du pylore est le plus douloureux, celui des faces le plus indolent : dans celui du cardia, la douleur se mon-tre ou augmente, au moment de la déglutition.

La douleur n'a pas de siège constant ; elle peut irradier un peu partout : vers les hypocondres, le sternum, le dos.

Elle est souvent augmentée à la pression, ce qui peut être un indice de péritonite périgastrique ou un symptôme banal, comme à toutes les affections de l'estomac, par lésion ou simple irritation du plexus solaire.

Les *vomissements*, d'abord rares, puis pluriquotidiens, sont le plus fréquents, lorsque le cancer siège dans la région pylorique. Ils sont composés d'aliments plus ou moins putréfiés, de liquides déglutis, de glaires abondantes mélangées de bile ou de filets de sang. Ils se montrent plusieurs heures après le repas ou immédiatement après l'ingestion de liquide, lorsque le trop plein et la limite de tolérance de l'organe sont atteints.

Les *hématémèses* n'existent que dans moitié environ des cas ; il ne faut donc pas attendre l'apparition de ce symptôme, pour établir le diagnostic.

Lorsque le sang est abondant, il a une couleur noirâtre et non rouge, comme dans l'ulcère ; s'il est en plus faible quantité, sa coloration est marc de café ou brun clair, quelquefois gris cendré. Lorsqu'il est rejeté en même temps que du mucus, il adhère au fond du vase et peut passer inaperçu, de même que lorsqu'il est expulsé par la voie intestinale, sous forme de *melœna*.

Les grandes hémorrhagies sont rares, elles se montreraient seulement dans un dixième des cas.

Au début de l'évolution de la tumeur, on note de la *constipation*, dûe à l'insuffisance de nourriture. Plus tard, on observe fréquemment de la *diarrhée* et du météorisme abdominal dûs à des phénomènes de putréfaction alimentaire, favorisés par l'état du chimisme gastrique et la présence de la sanie cancéreuse — et à l'incontinence du pylore, quand l'ulcération a élargi cet orifice.

Signes physiques. — La présence d'une tumeur dans la région épigastrique, chez un sujet ayant eu des hématémèses noirâtres, est un signe certain du cancer de l'estomac.

Tantôt, la tumeur est petite, dure et nettement perceptible ; tantôt, lorsqu'il s'agit d'un cancer en nappe, la main ne perçoit qu'une induration diffuse. Le fait que la tumeur est visible à la simple inspection ou qu'on la sent à fleur de peau indique qu'elle a envahi le péritoine et qu'elle s'avance vers l'extérieur.

Son siège est variable; c'est l'épigastre, lorsqu'il s'agit d'un cancer total, — l'ombilic, lorsque le mal s'est cantonné à la grande courbure — l'hypocondre droit ou gauche, quand le cancer se tient au pylore ou au cardia.

Mais il ne faut attacher qu'une importance très relative à ces localisations schématiques et ne pas oublier que souvent il existe une tumeur qui n'est pas perceptible et que lorsqu'elle est sentie à la palpation, on n'a qu'une idée approximative de sa situation et surtout de ses dimensions.

Le néoplasme siège de préférence dans la région du pylore et de la petite courbure ; or, ce sont justement ces parties que recouvre le foie ; on conçoit que l'appréciation de l'existence et de l'emplacement de la tumeur soit souvent fort délicate.

D'autre part, la présence d'une tumeur dans la région épigastrique ne démontre pas l'existence d'un cancer de l'estomac. Les tumeurs de la vésicule biliaire peuvent, au point de vue des signes fournis par la palpation, faire penser à un cancer du pylore; mais les commémoratifs, l'ictère ou le subictère, l'examen des urines et la décoloration des selles montrent à quelle affection on a affaire. Les tumeurs du côlon transverse peuvent simuler le cancer de la grande courbure ; on peut déterminer auquel des deux organes elle appartient au moyen de l'insufflation de l'estomac, qui abaisse la tumeur si elle dépend du gros intestin — et de l'intestin, qui repousse en haut les tumeurs de l'estomac.

L'ictère continu et progressif, la dilatation de la vésicule biliaire et l'examen des fèces, qui contiennent en abondance des graisses non digérées, caractérisent le cancer du pancréas.

A côté des signes physiques directs, il faut rechercher les *adénopathies* à distance, qui existent dans moitié des cas lorsque la maladie est avancée (surtout au-dessus de la clavicule gauche). Elles ont une grande importance, car elles indiquent la généralisation de l'infection cancéreuse et l'an.cienneté de la tumeur et elles ne permettent plus guère d'espérer qu'une intervention chirurgicale puisse être de quelque utilité.

Signes généraux. — Dès le début de la maladie et souvent comme premier signe attirant l'attention du sujet ou de son entourage, on constate une perte des forces, un amaigrissement rapide et une décoloration de la peau de tout le corps et du visage et des muqueuses.

Au fur et à mesure que progresse le mal, qui a pour résultat d'infecter lentement l'organisme et de diminuer de plus en plus la possibilité de l'alimentation, ces symptômes augmentent et aboutissent à la cachexie. L'amaigrissement, l'anéantissement des forces deviennent extrêmes : la peau sèche, prend un teint jaune paille ou subictérique, quand le foie arrive à être touché secondairement ; l'œdème apparaît aux malléoles ; puis, la phlegmatia alba dolens, signature de l'infection générale, se montre aux mollets et le malade s'éteint dans la consomption ou par suite d'une complication intercurrente.

Le chimisme gastrique. — On admet généralement que le suc gastrique, dans le cancer de l'estomac, ne contient pas ou peu d'acide chlorhydrique libre et renferme une grande quantité d'acides organiques, surtout l'acide lactique. Ceci n'est pas toujours vrai et les résultats fournis par l'analyse chimique sont loin de toujours concorder.

Un seul point est acquis, c'est que quand le cancer siège sur le corps même de l'estomac, les liquides extraits à jeun, sans repas d'épreuve, sont hypo ou anachlorhydriques.

Mais, quand le cancer est localisé au pylore, ce qui est un des cas les plus fréquents, le liquide de stase est tantôt hypo ou anachlorhydrique et riche en acide lactique, comme dans le cas précédent ; tantôt au contraire, on arrive à un chiffre moyen d'acide chlorhydrique, à une chlorhydrie au-dessus de la moyenne et on ne trouve pas ou peu d'acides organiques.

C'est que, dans le premier cas, il existe un cancer étendu, ayant amené la dégénérescence de la tunique muqueuse — alors que, dans le second cas, il y a un cancer développé sur un ulcère ou que, par une localisation plus précise du néoplasme, il reste encore assez de glandes peptiques, pour qu'elles secrètent un liquide chlorhydrique, cette sécrétion étant activée par l'irritation que la muqueuse subit du fait de la rétention alimentaire. (SOUPAULT).

Pour avoir un résultat auquel on puisse accorder quelque

valeur diagnostique, il faut examiner le liquide gastrique après un repas d'épreuve ; mais on se trouve en présence d'un estomac qui ne se vide que difficilement et qui est un milieu excellent de fermentations de tout genre. Aussi, est-il nécessaire de pratiquer, plusieurs jours de suite, un lavage, pour nettoyer la cavité gastrique, de mettre le malade au régime lacté absolu durant cet intervalle, de faire plusieurs lavages successifs, la veille du jour du repas d'épreuve, jusqu'à ce que le liquide ressorte limpide et le lendemain matin de pratiquer un cathétérisme sans lavage, pour vider complètement l'estomac ; c'est seulement à ce moment qu'on donnera le repas d'épreuve. D'après SOUPAULT, il faut procéder à *deux extractions* : l'une, au bout d'une heure ; l'autre, après une heure trois quarts (1) ; si, les deux fois, on trouve un liquide franchement hypochlorhydrique, on posera le diagnostic de cancer (2), alors même que les liquides de rétention se montreraient nettement chlorhydriques.

Complications. — Elles ont été passées en revue en grande partie au paragraphe : Extension du cancer. Ce sont la *propagation au foie,* qui se tuméfie, en même temps que s'installe l'ictère ou le subictère — la *péritonite cancéreuse,* ascitique ou sèche, avec adénopathie inguinale — la *propagation aux ganglions du médiastin,* qui se traduit par de la dyspnée et une toux quinteuse et se termine par le *cancer pleuro-pulmonaire* — le *phlegmon périgastrique* — l'infec-

---

(1) Dans les cas d'ulcère, il arrive que le maximum de la sécrétion se produise, non au bout d'une heure, mais de deux heures.

(2) Il y a peut-être de sérieuses réserves à faire, puisque d'après les recherches de Seidelin, l'absence d'acide chlorhydrique libre dans l'estomac, s'observerait dans 45 p. 100 des cas, chez les sujets âgés de 50 à 60 ans.

tion possible de tous les organes — la fièvre septicémique —
et beaucoup plus rarement le coma, la tétanie et les polyné-
vrites.

Marche. Durée. Terminaison. — La marche du cancer
est progressive ; en général, le malade s'achemine d'un pas
lent, sans jamais reculer, sinon pour un temps bien court,
vers la cachexie ou vers une complication qui l'emportera.
Mais, il n'est pas rare, au début de l'affection, de voir se
produire une amélioration de l'état général et des troubles
gastriques, amélioration qui peut durer plusieurs semaines
consécutives et faire hésiter ou ébranler le diagnostic formulé.

La durée de la maladie est très variable : quelquefois
deux ou trois ans, d'autres fois cinq ou six mois. Lorsque la
tumeur siège à la petite courbure ou aux faces, la survie est
plus longue que lorsque les orifices ou leur voisinage sont
atteints.

Une intervention chirurgicale peut seule retarder le moment final; pratiquée au début de la maladie, elle est capable
de fournir au sujet plusieurs années de survie ; malheureusement, quand le diagnostic est formulé d'une façon ferme,
la tumeur a fait des progrès envahissants, l'organisme est in-
fecté et l'opération ne prolonge guère l'existence que de quelques mois.

Diagnostic. — Lorsque certains des signes précédents :
amaigrissement, anorexie, hématémèses, tumeur sensible à
la palpation existent chez un sujet âgé ou ayant dépassé l'âge
adulte, le diagnostic de cancer n'est guère douteux.

Mais quand certains des symptômes capitaux font défaut,
soit parce que la tumeur évolue lentement, soit parce qu'elle

est localisée à la face postérieure et que les orifices de l'estomac sont respectés, il est souvent bien difficile, même avec
l'aide de l'analyse chimique du suc gastrique, de savoir si on
a affaire à un cancer ou à une *gastrite atrophique.*

La forme permanente et cachectique de la *dyspepsie hypersthénique* et l'*ulcère simple de l'estomac* peuvent prêter
également à confusion, car ces deux affections s'accompagnent, dans les cas graves, d'anémie profonde, de douleurs
et la dernière d'hématémèses. — Indépendamment de la coloration du sang vomi, qui est le plus souvent rouge que
noirâtre dans l'ulcère, l'examen du liquide des vomissements,
à défaut de celui du contenu gastrique après le repas
d'épreuve, lèvera les doutes, en déclant une grande quantité
d'acide chlorhydrique libre, alors qu'elle est le plus souvent
faible dans le cancer.

Chez les sujets jeunes, les hématémèses, les vomissements et la tumeur perceptible font très souvent défaut. On
se basera sur l'état général, sur la pâleur et l'amaigrissement,
pour faire le diagnostic et songer au cancer et sur l'analyse
du suc gastrique, à la condition encore que le sujet n'ait pas
été atteint d'un ulcère, qui fournirait un liquide moyennement ou hyper chlorhydrique.

Robin dit que l'anorexie et les douleurs sont moins prononcées et plus tardives que dans le cancer des gens âgés ;
dans un cas que j'ai observé chez un homme de 35 ans environ, qui fut opéré, des douleurs très violentes revenant chaque jour à heure fixe constituèrent, au contraire, avec l'anorexie le symptôme capital pendant plusieurs mois, alors que
l'état général était satisfaisant.

Lorsque le cancer de l'estomac s'accompagne d'ascite, les
antécédents permettront dans certains cas de le différencier

de la *cirrhose du foie* et de la *péritonite tuberculeuse* ou *cancéreuse*.

Toutes les fois qu'on se trouve en présence d'un *malade cachectique*, au sujet duquel le diagnostic est douteux, alors qu'on pense à l'anémie pernicieuse, à la maladie d'Addison, il sera bon de chercher du côté des voies digestives, pour voir si le point de départ de l'émaciation n'est pas une tumeur maligne.

En présence d'une *hyposthénie gastrique ancienne*, alors que le malade se nourrit insuffisamment depuis longtemps et qu'il est très anémié et amaigri, le diagnostic avec le cancer ne peut se faire que difficilement, car à l'analyse le liquide extrait après le repas d'épreuve, a les mêmes caractères chimiques que celui du cancer : absence ou diminution très grande de l'acide chlorhydrique libre et présence d'acide lactique.

Lorsqu'une tumeur est dûment constatée dans la région sus-diaphragmatique ou perçue à la palpation de l'épigastre, elle peut appartenir à un autre organe que l'estomac. Il peut s'agir d'un *cancer primitif du foie*, qui sera accompagné d'ascite et d'ictère ; si le cancer hépatique est secondaire à celui de l'estomac, le doute ne pourra guère être levé, ce qui ne sera, du reste, d'aucune importance — d'un *cancer du pancréas*, caractérisé par l'ictère continu et progressif, la dilatation de la vésicule biliaire, la stéarrhée, les douleurs térébrantes au creux épigastrique, le glycosurie — d'un *cancer du côlon transverse*, qui sera abaissé par l'insufflation de la cavité gastrique et accompagné de selles sanguinolentes ou glaireuses, de même que le *cancer de l'intestin grêle*, qui donnera des signes d'obstruction.

L'insufflation de l'estomac, qui porte les tumeurs du foie

en haut et à droite, celles du pylore en bas et à droite ; en bas, celles du grand épiploon et du côlon transverse ; en arrière, celles du pancréas et à gauche, celles de la rate — qui fait disparaître celles de la face postérieure de l'estomac et rend plus apparentes celles de la face antérieure et l'insufflation du côlon, qui refoule en arrière les tumeurs du rein ; en haut (à droite ou à gauche) celles de l'estomac ; latéralement et en haut celles de la rate — seront souvent d'un grand secours pour la localisation d'une tumeur gastrique ou périgastrique ; mais il sera utile de toujours se rappeler la possibilité d'adhérences qui peuvent gêner ou même fausser le déplacement de l'organe envahi.

II

TUMEURS MALIGNES AUTRES QUE LE CANCER

Ce sont le sarcome et les lymphadénomes.

Le *sarcome* de l'estomac est une affection rare, généralement primitive, pouvant s'ulcérer et qui diffère du cancer en ce qu'elle prend naissance dans le tissu cellulaire sous-muqueux et non dans l'épithélium glandulaire. Il a une marche envahissante et peut acquérir des dimensions énormes, formant une masse unique ou des tumeurs nodulaires multiples.

Sa symptomatologie n'offre rien de particulier.

Le *lymphadénome*, circonscrit, constitué par la réunion de plusieurs tumeurs fluctuantes — ou diffus — est toujours une affection secondaire, qui coïncide avec d'autres localisations de même nature dans divers organes, surtout l'intestin et la rate.

Les symptômes se rapprochent de ceux du cancer, mais le malade meurt plutôt par infection générale que par son affection gastrique.

III

TUMEURS BÉNIGNES.

Ce sont les lipômes, les fibrômes et les myômes.

Les *lipômes*, souvent uniques, de la grosseur d'un pois ou d'une petite noix, siègent sous la muqueuse le plus souvent.

Les *fibrômes*, tumeurs de petit volume, pouvant se pédiculiser et faisant saillie sous la muqueuse ou la séreuse, ne se rencontrent que chez les sujets âgés. Comme les lipômes, elles ne donnent lieu à aucun signe et sont en général une trouvaille d'autopsie.

Les *myômes*, développés aux dépens de la couche musculaire, sont de petites tumeurs dures, proéminant vers la cavité gastrique ou péritonéale. Ils peuvent atteindre un certain volume et donner lieu à des troubles variables.

IV

LES POLYADÉNOMES.

Localisés (polyadénome polypeux ou *polypes muqueux*) ou étendus en nappes (*polyadénôme diffus*), les polyadénômes doivent être rangés dans une classe à part, puisque selon certains auteurs, ce sont des tumeurs bénignes et qu'au contraire, selon d'autres, comme MÉNÉTRIER, ils pourraient se transformer en cancer.

Les symptômes sont ceux de la gastrite chronique.

CHAPITRE XIV.

—

STÉNOSES DU PYLORE.

Etiologie et pathologie. — La sténose du pylore constitue
une affection fréquente ; des causes nombreuses peuvent lui
donner naissance.

Elle peut être le résultat de lésions anatomiques ou de
troubles simplement fonctionnels.

1°. *Sténose anatomique.* — Parmi les *causes intrinsè-
ques* de la sténose anatomique du pylore, la plus fréquente
est le *cancer*, soit que la tumeur de la région pylorique fasse
saillie comme un bouchon vers le duodénum et obture l'orifice du canal, soit que les parois du pylore, envahies par le
néoplasme, soient rétractées au point de ne plus laisser
qu'une lumière pour ainsi dire virtuelle.

En seconde ligne vient l'*ulcère pylorique*, autour duquel
se produit une réaction inflammatoire qui, par un processus
curatif spontané ou provoqué, aboutit à la formation d'un
tissu cicatriciel rétractile, qui rétrécit le canal et peut modifier
sa direction ; en outre, la muqueuse, autour de l'ulcère, est
congestionnée et forme comme un bourrelet. qui vient encore
ajouter à l'atrésie.

A côté de l'ulcère simple de l'antre pylorique et agissant
par le même processus, il faut ranger les ulcérations consé-

cutives à l'*ingestion de liquides caustiques* et celle de nature *syphilitiques* ou *tuberculeuse*.

Enfin, on a signalé l'*hypertrophie de l'anneau musculaire du pylore* soit congénitale, dont on a, ce semble, beaucoup exagéré la fréquence, soit acquise et l'existence de certaines tumeurs intra-gastriques, telles que adénomes, myxômes, fibro-myômes ; mais ce sont des raretés.

Comme CAUSES EXTRINSÈQUES, agissant soit par compression, soit par coudure du pylore, soit par inflammation péri-pylorique à la suite de laquelle se forment des brides cicatricielles vicieuses, il convient de citer les tumeurs du *foie* ou de la *vésicule biliaire*, les calculs biliaires contenus dans la vésicule, les tumeurs du *pancréas*, du *rein droit*, la *gastroptose* (?), la *périgastrite*, les *ganglions tuberculeux*, la *péritonite localisée*, la *périhépatite* et la *péricholécystite*.

2° *Sténose fonctionnelle.* — Cette variété de sténose serait très fréquente et importante, selon certains auteurs — très fréquente, puisque d'après ROBIN, sur 61 opérations pratiqueés par DOYEN sur l'estomac, pour des affections non cancéreuses, on relève 15 cas de sténose vraie (gastrique pylorique, duodénale) et 46 cas de contracture simple : dans 22 cas, il s'agissait de dyspepsie hypersthénique permanente simple avec distension gastrique ; dans 24, de contracture réflexe dûe à un ulcère situé à une certaine distance du sphincter pylorique — importante, parce qu'une lésion ulcéreuse peu étendue peut ne déterminer aucun trouble par elle-même, jusqu'au jour où un spasme vient la rendre active.

ROBIN, qui s'est fait le promoteur de cette théorie : fréquence de la sténose spasmodique du pylore, étaye son opinion sur quatre ordres de preuves : 1° *Preuves anatomiques* (interventions chirurgicales) ; 2° *Preuves cliniques* : « Quand une régurgitation du contenu stomacal acide se produit dans la bouche, on éprouve aussitôt une constriction pénible du pharynx et parfois même des muscles masticateurs.

Quand l'hyperacidité gastrique est paroxystique ou intermittente, la distension gastrique est exceptionnelle. Elle est plus fréquente dans les formes périodiques et elle ne manque que dans 5 °/₀ des cas d'hyperacidité permanente.

Même dans l'hyperacidité permanente, la distension gastrique est variable. Dans l'hyperacidité périodique, elle cesse avec la crise.

Le spasme du pylore cède le plus souvent et l'estomac se vide, quand on neutralise avec des alcalino-terreux l'excès d'acidité gastrique.

Une acidité moyenne (1, 2 p. 1000) excite le péristaltisme et favorise l'évacuation de l'estomac, tandis qu'une forte acidité (2,5 p. 1000) engendre le spasme du pylore et empêche l'estomac de se vider (EWALD, BOAS, VON PFUNGEN, ULLMANN).

Le plus grand nombre des dyspeptiques hypersthéniques éprouvent une douleur plus ou moins vive, exaspérée à la pression, au niveau de la région pylorique.

Des irritations superficielles de la muqueuse pylorique déterminent immédiatement un spasme violent du muscle sous-jacent, témoin la contracture spasmodique décrite par KUSSMAUL, à la suite d'érosions minimes. Il se passe là, pour le sphincter pylorique, ce qui a lieu pour le sphincter de l'anus ».

3° *Preuves chimiques.* — La subordination de l'hyperchlorhydrie à la sténose, quelle qu'elle soit, du pylore ne peut être invoquée, car chez quatre des maades opérés, le chimisme gastrique n'était en rien modifié et la sténose existait.

4° *Preuves thérapeutiques*. — Les guérisons ne sont pas rares, de sténoses du pylore traitées d'une façon exclusivement médicale et non chirurgicale. S'il s'était agi de lésions anatomiques constituées, ce résultat n'aurait jamais pu être atteint.

Symptomatologie. Signes physiques. — La *dilatation de l'estomac* est un des signes a peu près constants de la sténose du pylore ; elle est dûe à la difficulté que l'organe éprouve pour évacuer son contenu dans l'intestin et à la surchage alimentaire, qui oblige la musculature à un surcroît de travail.

Le degré de la dilatation est proportionnel au degré de coarctation du canal pylorique ; mais, il n'est pas rare de constater une grande ectasie de l'estomac, coïncidant avec une sténose peu serrée du pylore, chez les sujets dont tout le tissu musculaire est en hypotonie ; inversement, lorsque la sténose s'installe rapidement, comme par exemple après une ulcération par ingestion de liquide caustique, elle peut être très prononcée et accompagnée d'une dilatation pourtant faible, en raison de la tonicité et de la vigueur des fibres musculaires, qui luttent efficacement contre l'obstacle. Il peut même arriver que, par suite de l'insuffisance de l'alimentation et de l'intolérance de l'estomac, qui rejette tout ce dont on le charge ou par suite d'adhérences qui immobilisent les parois, l'organe ait un volume égal ou inférieur à la normale.

En même temps que la dilatation, qu'on peut apprécier par la percussion ou par d'autres moyens, on obtient le bruit de clapotage et, par la succussion, celui de flot.

Outre la dilatation, on peut voir se produire spontanément ou on peut provoquer, en portant un léger coup sur la région épigastrique, des *contractions péristaltiques*, qui se dessinent sous forme d'ondulations de gauche à droite et qui indiquent une sténose légère du pylore — ou on constate, dès que le malade ingère quelque aliment, la *tension intermittente ou permanente de l'épigastre*, qui est l'indice d'un rétrécissement plus prononcé.

Le *cathétérisme de l'estomac à jeun* fournit, selon que la dilatation est plus ou moins marquée et l'affection plus ou moins ancienne, une quantité de liquide, qui peut aller de 100 ou 200 gr. à plusieurs litres et qui contient des résidus alimentaires.

Hayem a formulé la loi suivante : « Toutes les fois que l'on trouve, le matin à jeun, douze à quatorze heures après le repas de la veille et d'une façon habituelle, un liquide résiduel chargé de résidus alimentaires reconnaissables à l'œil nu, il y a sténose ». Mais cette loi ne doit pas être regardée comme tout à fait absolue ; dans les vieilles dilatations d'origine hyposthénique, alors qu'il n'y a ni spasme, ni ulcère, ni liquide hyperacide, on peut, par le cathétérisme évacuateur, retirer du liquide, quelquefois en grande quantité, contenant des débris d'aliments ingérés un ou deux jours auparavant.

L'examen du liquide extrait après un *repas d'épreuve* et des extractions successives, pratiquées à divers moments, montrent que l'évacuation est retardée. La composition chimique varie selon l'origine de la sténose (cancéreuse, ulcéreuse, spasmodique par hypersthénie) et la quantité de bouillie retirée est toujours abondante (300 c. c. et au-dessus).

Signes fonctionnels. — Le plus constant des signes fonctionnels de la sténose du pylore est le *vomissement*. Ces vomissements ont comme caractères d'être *abondants*, de se montrer en même temps que des *douleurs* plus ou moins violentes, au moment où celles atteignent leur maximum ou quand l'estomac est trop surchagé d'aliments ou de liquides. Outre leur abondance, qui peut atteindre plusieurs litres, ces vomissements ont une odeur prononcée et fétide et contiennent des débris d'aliments ingérés la veille ou depuis plusieurs jours : leur couleur, très variable, peut être brunâtre, quand ils contiennent du sang, altéré par son séjour dans la cavité gastrique.

Outre les vomissements et les douleurs, les malades, atteints d'une sténose du pylore, présentent des *troubles dyspeptiques* variables, en rapport avec l'affection causale, qui leur donne une physionomie particulière.

De même, les *symptômes généraux* et l'*évolution*, ainsi que le pronostic sont ceux de cette même affection causale.

Complications. — En dehors des complications appartenant au cancer, à l'ulcère, etc., les sténoses du pylore avec grande stase gastrique peuvent aboutir à la tétanie et au coma dyspeptique.

La *tétanie*, qui se rencontre surtout chez les sujets atteints d'ulcère simple ou d'hypersécrétion continue, se montre le plus souvent après des vomissements abondants ou après un cathétérisme évacuateur ; c'est une complication grave, puisqu'elle entraîne la mort dans 75 % des cas.

Tantôt, elle se traduit par de la contracture douloureuse des extrémités, qui dure de quelques minutes à plusieurs heures et qui revient par accès ; tantôt par des contractures généralisées, débutant par les extrémités, s'accompagnant de douleurs plus violentes et durant plus longtemps.

On a encore signalé une forme plus rare, pseudo-épilep-tiforme, avec convulsions toniques et cloniques générales suivies de perte de connaissance.

En même temps, on note du hoquet, de la dyspnée, la fréquence du pouls, l'élévation de température, le délire, l'agitation ou la somnolence, du myosis, l'oligurie ou l'anurie Le malade tombe dans le coma et meurt en quelques heures ou quelques jours.

On a beaucoup discuté sur la pathogénie de la tétanie gastrique. KUSSMAUL incriminait la déshydratation du sang consécutive aux grands vomissements et HAYEM la déchloruration ; on a fait depuis longtemps justice de ces théories.

BOUCHARD, BOUVERET et DEVIC, CASSAET et FERRÉ ont soutenu la théorie de l'intoxication, après avoir provoqué des convulsions tétaniformes, en injectant dans les veines de l'oreille d'un lapin, une substance toxique extraite des liquides résiduels des hyperchlorhydriques. Mais cette expérience ne démontre pas grand chose, car en opérant avec de l'eau distillée ou filtrée, on obtient le même résultat. De plus, d'autres expérimentateurs : ACHARD, ROBIN, SOUPAULT en injectant, dans le péritoine de lapins ou de cobayes, des liquides résiduels filtrés sur porcelaine, sont arrivés à un résultat nul.

La théorie toxique, malgré ses probabilités théoriques d'exactitude ne donne donc pas satisfaction.

Aussi ROBIN, rattache-t-il la tétanie à un réflexe à point de départ gastrique ; étant données d'une part les conditions dans lesquelles elle se produit (estomac vidé totalement ou en partie) et d'autre part l'irritation nerveuse des hyperchlorhydriques, chez lesquels la tétanie est le plus fréquente, cette théorie semble mériter une certaine créance.

Le *coma dyspeptique*, plus rare que la tétanie, est analogue comme symptômes au coma diabétique.

Assez brusquement, le malade, jusque-là dans un état général satisfaisant, est pris de dyspnée, sans que l'auscultation fasse rien découvrir dans la poitrine ; le pouls est petit et très fréquent, la température plutôt au-dessous de la normale ; les pupilles sont contractées ; puis le malade tombe dans la somnolence et le coma, présente parfois quelques rares phénomènes convulsifs et succombe, ces accidents évoluant quelquefois en moins d'un jour.

Etant donné que, dans un cas observé par Soupault, l'haleine exhalait une odeur marquée d'acétone et que l'urine présentait les réactions de ce produit, il semble qu'il faille admettre là une intoxication dépendant, selon Robin, de la formation exagérée, avec élimination retardée, de produits acétonuriques et de bases ammoniacales.

Diagnostic. — *La dilatation atonique* de l'estomac se distingue de la sténose du pylore par les anamnestiques, le moindre degré des douleurs qui peuvent même manquer, les vomissements moins fréquents, l'absence de contractions péristaltiques ou de tension de l'épigastre.

Le diagnostic n'a pas à être fait avec la dyspepsie hypersthénique transitoire ou permanente, puisque les deux affections sont le plus souvent associées.

Quant au diagnostic de la cause, il n'y a qu'à se reporter aux chapitres sur l'hypersthénie, l'ulcère et le cancer et à se rappeler que toute sténose améliorée par le traitement médical a de bien grandes chances d'être spasmodique et non organique.

DEUXIÈME PARTIE

CHAPITRE XV

ROLE DE L'ESTOMAC DANS LA DIGESTION
ACTION DES ALIMENTS SUR L'ESTOMAC.

Il peut sembler à première vue puéril ou inutile d'envisager cette question , qui est regardée d'une manière presque unanime comme bien assise. Pourtant, je crois très utile de lui consacrer un chapitre, afin de montrer qu'on attribue à l'estomac un rôle beaucoup trop important et de faire comprendre pourquoi l'emploi des ferments digestifs donne de si fréquents insuccès dans la thérapeutique des dyspepsies ou des autres affections gastriques.

1°·La digestion gastrique a *pour résultat de transformer les matières albuminoïdes en peptones* (1), et lorsqu'un

---

(1) Non seulement la pepsine formerait des peptones, qui, d'après les données récentes de la physiologie ne représentent pas le produit final de la digestion ; mais elle décomposerait les albuminoïdes jusqu'à donner des corps amorphes appelés *polypeptides* ou *peptoïdes*, qui sont des associations d'amino-acides ne donnant plus la réaction du biuret (*corps abiurétiques*) et même des acides aminés cristallisables, tels que la leucine, l'alanine, la tyrosine, la lysine et d'autres (DUVAL et GLEY *physiologie* p. 207, 1906).

dyspeptique a un suc gastrique pauvre en acide chlorhydrique et en pepsine, il faut lui administrer cet acide et ce ferment pour remédier à l'insuffisance digestive; *telle est l'opinion brute admise d'une façon générale:*

Or. la trypsine du suc pancréatique jouit non seulement de cette même propriété, mais elle la possède à un degré plus intense que le suc gastrique (1). Il serait étonnant que le suc pancréatique fût doué d'un pouvoir protéolytique supérieur et qu'il soit capable de décomposer les albuminoïdes, *depuis le premier stade,* si ce travail devait être effectué par la pepsine du suc gastrique.

La trypsine ne peut agir qu'au point de vue chimique, puisque les aliments n'ont plus besoin d'être triturés, lorsqu'ils arrivent en contact avec elle et que les mouvements de l'intestin ont pour seul but de faire progresser le chyme ou le chyle vers le jéjunum et l'iléon.

L'estomac, au contraire, est autant un muscle qu'un organe sécréteur; il agit d'une façon mécanique sur les aliments, jusqu'à ce qu'il les ait dissociés ou réduits en bouillie et c'est seulement à ce moment que le pylore s'ouvre pour les laisser passer dans l'intestin.

La durée du séjour des aliments (2) dans l'estomac ne dépend en rien de leur constitution chimique ; *elle ne dépend que de leur contexture* physique. — L'estomac ne s'occupe pas si les ingesta qu'on lui confie sont des albuminoïdes, des

---

(1) Formation plus abondante d'acides aminés et d'un nouveau corps, le *triptophane*, chromogène colorant en violet l'eau chlorée ou bromée vraisemblablement dérivé du glycocolle et substance mère de l'indol et du scatol (Idem : p. 28 et 232).

(2) Indépendamment des graisses, qui sont toutes évacuées très tardivement, d'autant plus tard que leur point de fusion est plus élevé (Carnot et Chassevant ; *Société de Biologie, 19 mai 1906*).

féculents ou des sucres ; il les conserve tous et il les triture jusqu'à ce qu'ils soient réduits en bouillie.

Il garde plusieurs heures la viande, non parce que c'est une substance albuminoïde, puisque la même quantité réduite en pulpe est évacuée rapidement dans l'intestin, mais parce qu'elle est ingérée sous forme de bols insuffisamment fragmentés.

Il ne garde pas le blanc d'œuf cru, plus albuminoïde pourtant que la viande, pour la raison que ce dernier, étant liquide ou à peu près, n'a besoin d'aucune trituration mécanique et qu'on peut lui faire subir dans cet état une transformation chimique immédiate, qui s'opère en dehors de l'estomac.

Sans doute les digestions artificielles démontrent l'action chimique du suc gastrique sur les matières albuminoïdes et la transformation de ces dernières en peptones ; mais, toujours les expériences ont été faites avec un poids minime de substance à transformer et une grande quantité de suc gastrique ; si l'on reprenait ces expériences, en conservant les proportions d'albuminoïdes et de suc gastrique semblables à ce qui se passe in vivo, on n'obtiendrait qu'un résultat voisin de la négative. En mettant à l'étude à 38° 20 c.c. de liquide du repas d'épreuve, dans lequel on a placé un cube d'albumine de *cinq centigr.*, il faut 3 heures pour que cette quantité infinitésimale d'albumine soit dissoute (JAWORSKI).

En estimant au faible chiffre de 100 grammes la quantité d'albuminoïdes pris à un repas, il faudrait que l'estomac secrète des décalitres de suc gastrique pour les transformer en peptones.

En examinant du reste de près les résultats d'analyse du suc gastrique, on reste étonné devant des constatations comme celle-ci : Robin, sur 100 cas d'hypersthénie, trouve la quantité de peptones diminuée 61 fois ; or, l'acide chlorhydrique libre et combiné est, dans cette variété de dyspepsie, supérieur à la normale ; d'autre part, étant donné que le pouvoir de la pepsine est considérable et s'exerce sur un poids de matière 1000 ou 2000 fois supérieur (1) elle ne doit jamais faire défaut (2).

De même, dans l'hyposthénie gastrique, où l'acide chlorhydrique libre est *presque toujours* absent et où l'acide chlorhydrique combiné est le plus souvent diminué, Robin trouve les peptones diminuées également dans la moitié des cas.

On devrait arriver à un autre résultat.

Et qu'appelle-t-on digestibilité d'un aliment ? Ce n'est pas le temps qu'il met pour être transformé en substance absorbable, mais le temps qu'il séjourne dans l'estomac.

2° *Procédés expérimentaux de M.* Leven. — Pour se rendre compte de la transformation que les divers aliments subissent dans l'estomac, M. Leven, au lieu d'expérimenter dans un ballon ou un tube à essai, a expérimenté sur le chien.

Cet animal ayant un genre d'alimentation analogue à celui de l'homme, l'anatomie pathologique montrant que la muqueuse de l'estomac du chien réagit de la même façon que celle de l'homme vis-à-vis de certaines substances irritantes, l'alcool par exemple, les résultats fournis peuvent être appli-

---

(1) Duval et Gley. *Physiologie* (1903) p. 203.

(2) On ne peut pas invoquer un excès de pepsine entravant l'action chimique du suc gastrique, puisque d'après Roger et Garnier *(Archives des maladies de l'appareil digestif* (1907) p. 78, la dose optima de pepsine s'élève à mesure que croît la teneur en acide et que la dose optima d'acide s'élève à mesure que croît la proportion de pepsine.

qués en grande partie, sinon d'une façon absolue, à l'homme.

Après avoir laissé les animaux à jeun, pendant 24 heures il leur donne un seul aliment à la fois et il les tue à diverses heures après le repas. De cette façon, il peut suivre le travail de la digestion, peser la quantité de substance qui reste dans l'estomac, « constater sous quelle forme elle passe dans l'intestin, surprendre les peptones qui se trouvent dans l'estomac aux diverses heures, si réellement elles s'y forment, suivre les modifications physiologiques de la muqueuse, mesurer son pouvoir digestif à tel ou tel moment après le repas, c'est-à-dire évaluer la quantité de suc gastrique qu'elle renferme, aux diverses périodes de la digestion ». Il peut ainsi se rendre compte non seulement des transformations de l'aliment, mais de l'action de l'aliment sur l'estomac lui-même et alors l'observation sera complète.

Digestion de l'œuf. — L'œuf cru, c'est-à-dire liquide, et l'œuf cuit, c'est-à-dire solide, agissent différemment sur l'estomac et l'estomac agit différemment sur eux, ce qui est digne d'attention, puisque dans les deux cas, la composition chimique de l'aliment est la même.

EXPÉRIENCE I. — On donne à un chien 88 gr. d'œuf durci coupé en petits morceaux. Il avale en même temps le blanc et le jaune et n'en laisse que 9 grammes. Il est tué après une heure par piqûre du bulbe. On ne trouve plus qu'une très faible quantité de jaune dans l'estomac ; au contraire, le blanc y est tout entier.

EXPÉRIENCE II. — On donne à un chien 25 grammes de blanc d'œuf durci. On le tue après deux heures. Il reste 15 gr. de blanc dans l'estomac, où on trouve une quinzaine de grammes de suc gastrique.

EXPÉRIENCE III. — On donne à un chien 88 grammes de blanc d'œuf durci, en morceaux. On le tue au bout de trois heures. Il reste dans l'estomac 31 gr. d'œuf. Tous les morceaux, sauf un, sont réduits en granulations.

EXPÉRIENCE IV. — On donne à un chien 50 gr. de blanc d'œuf liquide. On le tue après une heure ; l'estomac est complètement vide.

EXPÉRIENCE V. — On donne à un chien 130 gr. de blanc d'œuf liquide. Au bout de deux heures et demie, l'animal est tué. L'estomac ne renferme plus de blanc d'œuf, qui est tout entier dans l'intestin. Il contient 15 gr. d'un liquide acide, sur lequel n'agissent ni la chaleur, ni l'acide nitrique, mais qui précipite par le nitrate de mercure, ce qui indique la présence de peptones. « Mais ce n'est qu'une très petite quantité du blanc d'œuf qui est peptonisée, celle qui est restée dans la grande courbure et que les contractions de l'estomac n'arrivent pas à chasser ».

« Conclusions : Les expériences sur l'œuf liquide et durci montrent déjà en quoi consistent les fonctions de l'estomac.

Il ne peptonise qu'une très minime fraction du bol alimentaire, celle qui séjourne dans la grosse tubérosité et qu'il ne parvient pas à repousser.

On ne trouve jamais une quantité importante de peptones et la digestion de quelques parcelles d'aliment ne constitue pas la fonction réelle de l'organe.

Il est facile de comprendre que l'estomac, n'arrivant pas à chasser les fractions de substance, qui séjournent dans sa grande cavité, doit pouvoir les transformer et même les absorber.

Mais on ne peut dire que son rôle consiste à peptoniser le

bol alimentaire, puisqu'il est presque tout entier chassé dans l'intestin, avant que la digestion ait pu s'effectuer...

Ce rôle est essentiellement mécanique, il n'est que mécanique pour les matières liquides (l'œuf liquide), mécanique pour les substances qui s'émiettent facilement (jaune d'œuf durci) ou dont le volume est tel que le pylore ne peut leur faire obstacle. Si le volume (blanc d'œuf durci) ne permet pas le passage immédiat à travers le pylore, c'est alors que le suc gastrique doit intervenir. » Sa mise en action n'est donc que secondaire et conditionnée par l'état physique de l'œuf.

Ce premier ordre de faits indique donc qu'en face d'un estomac malade et irrité, il faudra proscrire l'œuf dur, qui y séjourne et conseiller l'œuf liquide, qui le traverse assez rapidement. Cette indication d'ordre expérimental se trouve vérifiée par la pratique.

Digestion du lait. — EXPÉRIENCE VII. On fait boire à un chien 100 gr. de lait et on le tue, une heure après. On ne trouve dans l'estomac qu'une très petite quantité de caséine coagulée.

Les blocs de caséine, plus ou moins volumineux, s'émiettent assez rapidement et passent dans l'intestin. Le travail qu'exige le lait de la part de l'estomac, se réduit ainsi à peu de chose et, de fait, on recourt au régime lacté, quand l'estomac ne supporte aucune autre nourriture ou quand il y a indication, en cas d'ulcère par exemple, de le laisser longtemps dans un état voisin du repos.

Digestion de la viande. — EXPÉRIENCE VIII. On donne à un chien 100 gr. de viande de bœuf cuite et on le tue, une heure après, par section du bulbe.

Le bol est imprégné de suc gastrique ; en le comprimant,

au moyen d'une presse on obtient une dizaine de grammes de suc gastrique. La muqueuse de l'estomac est congestionnée dans sa partie médiane et pâle, dans la région pylorique.

En faisant infuser cette muqueuse selon le procédé de SCHIFF, on reconnaît qu'elle digère 6 gr. d'œuf durci.

EXPÉRIENCE IX. — Viande 100 gr. ; section du bulbe au bout de deux heures.

Le bol alimentaire est pénétré de suc gastrique et réduit en filaments ; dès qu'on le touche, ses fibres s'éparpillent ; une partie est déjà engagée dans le pylore.

La puissance digestive de la muqueuse est la même que dans l'expérience précédente.

EXPÉRIENCE X. — Viande 100 gr. ; piqûre du bulbe, 6 heures après. Il ne reste plus de trace de viande dans l'estomac et la muqueuse digère 4 gr. 5 d'albumine.

EXPÉRIENCE XI. — En opérant avec 200 gr. au lieu de 100 gr., les phénomènes changent.

Au bout d'une heure, le bol alimentaire se trouve entier dans l'estomac et n'est pas imbibé de suc gastrique. La partie moyenne de la muqueuse est vivement congestionnée, la région cardiaque est rosée et la portion pylorique pâle.

La muqueuse digère 30 gr. de blanc d'œuf, cinq fois plus qu'après l'ingestion de 100 gr. de viande.

EXPÉRIENCE XII. — 200 gr. de viande de bœuf cuite ; animal tué au bout de 2 heures. Le bol est humecté à la surface et intact. La muqueuse est congestionnée partout, sauf dans la région pylorique ; on voit le suc gastrique suinter des glandes. Il y a dans l'estomac un poids de viande qui dépasse de 8 gr. celui du repas ; cet excédent est dû au suc gastrique.

La puissance digestive de la muqueuse a doublé ; elle digère 60 gr. de blanc d'œuf.

EXPÉRIENCE XIII. — 200 gr. de viande ; chien tué, au bout de 3 heures. Le bol, encore dans l'estomac, est complètement imprégné de suc gastrique et sa surface est réduite en granulations. Le suc gastrique est passé en partie de la muqueuse dans la viande ; la muqueuse ne digère que 30 gr. de blanc d'œuf.

EXPÉRIENCE XIV. — 200 gr. de viande ; chien tué au bout de 4 heures. Le tiers externe du bol alimentaire est réduit en pulpe ; le travail de ramollissement se fait de dehors en dedans et par couches successives.

La muqueuse ne digère plus que 15 gr. de blanc d'œuf.

EXPÉRIENCE XV. — 200 gr. de viande ; chien tué au bout de 5 heures. Toute la masse alimentaire a subi l'effet du suc gastrique ; il suffit de la toucher, pour qu'elle se désa-grège ; en exprimant, au moyen d'une presse le liquide qu'elle contient, on trouve qu'elle ne pèse plus que 130 gr. Une partie a donc franchi le pylore, mais on ne rencontre pas de peptone dans l'estomac.

La muqueuse digère encore 15 gr. de blanc d'œuf. Puisqu'elle a abandonné une assez grande quantité de suc gastrique à la masse alimentaire et que son pouvoir digestif est le même que dans l'expérience précédente, il faut en conclure qu'elle s'est chargée de suc gastrique.

EXPÉRIENCE XVI. — 200 gr. de viande ; chien tué après sept heures. Il ne reste que 70 gr. de *pulpe* dans l'estomac, sous cette forme, le bol alimentaire peut franchir le pylore, sans l'intervention d'une nouvelle quantité de suc gastrique; aussi la muqueuse ne reste plus chargée, elle ne digère plus que 6 gr. de blanc d'œuf.

Parallèle entre les digestions de 100 et 200 gr. de viande. — Les phénomènes stomacaux varient suivant la dose d'aliments.

Avec 200 gr. l'estomac est distendu, la muqueuse se congestionne fortement ; un grand travail secrétoire se produit dans les glandes. A la première heure, le suc gastrique n'est pas excrété ; le bol est encore sec ; mais une quantité de liquide peptique est accumulée dans les glandes, cinq fois plus considérable que celle que produit un bol de 100 gr. A la deuxième heure, cette quantité est devenue dix fois plus abondante, elle commence à s'excréter et la surface de l'aliment commence à être humectée.

L'aliment tout entier n'est imprégné de suc gastrique qu'à la troisième heure et alors la quantité contenue dans les glandes a diminué.

Il se réduit en pulpe à ce moment, les fibrilles de la viande se séparent, seront poussées dans la région pylorique par le muscle et rien ne les empêchera de franchir le pylore.

Quand la viande est passée à l'état de pulpe, elle est dans les conditions de l'œuf liquide , elle sort de l'estomac, poussée par les contractions de l'organe, mais elle ne peut passer à l'état de pulpe que par l'intervention du suc gastrique qui contribue à sa dissociation.

Recherches expérimentales sur l'Action de certaines substances sur l'estomac

Continuant ses expériences, M. Leven a étudié l'action de la graisse, des choux et de l'alcool sur l'estomac.

EXPÉRIENCE XXI. — A un chien à jeun depuis 48 heures, il donne 200 gr. de saindoux. Peu de temps après l'animal, perd l'entrain qu'il avait avant le repas, reste immobile et semble souffrant (1). Au bout d'une heure un quart, il est tué par piqûre du bulbe.

On trouve dans l'estomac 250 gr. d'un liquide laiteux, composé surtout de graisse liquéfiée. En abandonnant ce liquide à lui-même, pendant 24 heures, à la température ambiante, on obtient de la graisse figée, au-dessus de laquelle nage un liquide incolore et transparent, qui pèse 45 grammes. Le poids de la graisse est de 160 grammes : 40 grammes sont donc passés dans l'intestin, ce qui est démontré par l'examen des chylifères.

La muqueuse de l'estomac n'est pas rosée, comme après un repas de viande ; elle est grisâtre et présente une teinte cireuse. L'estomac est dilaté et flasque, ses fibres musculaires se sont allongées ; *les capillaires sont dilatés.*

Les 45 grammes de liquide recueilli, outre la graisse, ont une réaction acide. Est-ce du suc gastrique ?

Ce liquide est étendu de 200 gr. d'eau distillée, on y place 5 gr. de blanc d'œuf durci et on place le tout pendant 24 heures à l'étuve à 40°. Après filtrage et chauffage, on obtient un précipité d'albumine. On filtre de nouveau et on traite par l'acide nitrique; il se produit un très léger précipité d'albumine. Ce dernier liquide est filtré à nouveau et on y ajoute du nitrate de mercure, il ne se forme plus de précipité. L'œuf ne s'est donc pas peptonisé dans ce liquide acide, qui ne se comporte pas comme du suc gastrique.

---

(1) A comparer avec ce qui se passe chez l'homme, au moment d'une digestion pénible.

L'infusion faite avec la muqueuse digère 16 gr. de blanc d'œuf.

Ainsi, la graisse détermine une sécrétion de liquide, qui ne contient pas la moindre quantité de pepsine et cependant les glandes de l'estomac en renferment. Ce liquide contient des sels et entre autres du chlorure de sodium ; il ne provient pas des glandes de la muqueuse, c'est une partie des éléments du sang sécrétée par les capillaires dilatés.

Expérience XXII. — Même expérience ; chien tué au bout de cinq heures. L'estomac renferme 230 gr. d'un liquide blanc laiteux ; les chylifères contiennent de la graisse. La muqueuse est rouge, les vaisseaux dilatés ; l'estomac dans son ensemble est dilaté, comme précédemment.

Huile. — Expérience XXIII. — On introduit dans l'estomac d'un chien à jeun depuis la veille 80 gr. d'huile d'olive et on le tue au bout d'une heure. L'estomac ne contient que 50 gr. d'huile et un liquide clair, acide, qui digère du blanc d'œuf. L'infusion de la muqueuse, par contre, reste inerte vis-à-vis de l'albumine ; la muqueuse a donc abandonné tout son suc gastrique.

Choux. — Expérience XXIV. — A un chien à jeun depuis la veille, on donne un mélange de 563 gr. de choux cuits et 15 gr. d'axonge et on le tue au bout d'une heure.

Le bol alimentaire pèse 773 grammes. L'estomac est dilaté, les capillaires de la muqueuse dilatés.

L'infusion faite avec cette muqueuse, mise en présence du blanc d'œuf durci ne fournit pas de peptones. Les glandes ont donc abandonné tout leur suc gastrique.

Les 240 gr. de liquide, dans lequel les choux sont délayés, se composent d'une faible quantité de suc gastrique et d'une grande quantité d'eau, issue des vaisseaux dilatés de la muqueuse.

Alcool. — EXPÉRIENCE XXV. — Pendant dix jours, on fait boire à un chien 10 gr. d'alcool à 36°, étendue de 100 gr. d'eau, ce qui a pour résultat de produire les phénomènes de l'ivresse. Le dixième jour, on lui donne en une fois 100 gr. d'alcool étendu d'autant d'eau ; l'animal intoxiqué meurt le lendemain.

Les vaisseaux de la muqueuse sont non seulement dilatés, mais rompus dans certains points et de distance en distance, on trouve de petites suffusions sanguines. A la surface de la muqueuse, s'étalent de fausses membranes et les cellules des glandes sont remplies de granulations graisseuses.

L'estomac contient un liquide neutre transparent qui ne jouit d'aucune propriété digestive.

Les expériences de M. LEVEN montrent bien l'action différente qu'exercent sur l'estomac certaines des substances qui constituent notre alimentation habituelle.

Au contact de la viande, la muqueuse se congestionne, le suc gastrique est sécrété et les glandes se chargent de liquide digestif. Au bout d'un certain temps, les vaisseaux reprennent leur calibre normal et la muqueuse sa couleur ordinaire.

Au contact de la graisse, des choux, de l'alcool, la muqueuse devient rouge ou prend une teinte cireuse ; tantôt, on trouve dans l'estomac du suc gastrique et les glandes n'en renferment plus, contrairement à ce qui se passe avec la viande ; tantôt, un liquide riche en chlorure de sodium et qui n'est pas suc gastrique. La muqueuse, au lieu de revenir à son état normal, reste rouge ou cireuse, avec des vaisseaux dilatés.

La congestion physiologique ou pathologique, normale ou anormale de la muqueuse, est un phénomène vasculaire *réflexe*, subordonné à l'état du système nerveux. Selon l'état normal ou morbide du système nerveux général, central (qui retentit sur l'estomac), ou gastrique, cette congestion se fait plus ou moins facilement et dure plus ou moins longtemps et l'on conçoit que, même dans les affections de l'estomac accompagnées de lésions, comme les gastrites, le système nerveux puisse contribuer à l'amélioration ou à l'aggravation des symptômes, que la distinction entre les gastropathies avec lésions et celles sans lésions soit bien difficile à saisir, puisque l'ingestion d'alcool dilué, par exemple, congestionnant la muqueuse (homme ou chien) cette congestion, qui est une lésion. peut durer quelques jours seulement ou persister pendant des mois ou davantage, selon l'intensité ou la répétition plus ou moins fréquente de la cause.

On étiquettera dyspepsie l'affection passagère et gastrite celle qui dure longtemps. Or, toutes deux comportent des lésions.

Pour M. LEVEN, il résulte de cette série de faits qu'il faut voir dans l'estomac surtout un réservoir pour les aliments. réservoir chargé de les convertir en chyme et de les laisser passer seulement par fractions, dans l'intestin (1). C'est là qu'ils trouvent vraiment un milieu digestif.

---

(1) Ces expériences, quoique remontant assez loin, ont autant de valeur aujourd'hui qu'à l'époque où elles furent faites.

LEVEN ne dénie pas à l'infusion de muqueuse de l'estomac le pouvoir de faire des peptones, puisque lui-même en a étudié l'action chimique sur le blanc d'œuf durci et il ne nie pas la formation d'une certaine

Cette opinion était celle de Cl. BERNARD.

3° *La digestion après l'ablation totale de l'estomac.*

Si l'estomac a pour rôle, comme l'enseigne la physiologie, de transformer en peptones les matières albuminoïdes, il doit se produire une grave perturbation dans la nutrition et dans tout l'organisme, quand on pratique chez un sujet la gastrectomie *totale*. En admettant même cette proposition (1) que, si la vie est encore possible dans un corps privé de son estomac, c'est parce que le pancréas supplée ou remplace le suc gastrique, il devrait au moins, pendant une période de quelques semaines au minimum, survenir une déchéance de l'organisme ; celui-ci, privé d'un organe auquel on prête une fonction digestive *complète* (transformation des albuminoïdes en peptones), devrait en souffrir pendant quelques temps jusqu'à ce que la fonction qui doit entrer en hyperactivité soit progressivement arrivée à suffire à sa nouvelle tâche.

Or, il n'en est rien ; sans estomac, on vit aussi bien qu'auparavant et, non seulement l'organisme n'a aucune peine à s'accoutumer à son nouveau *modus vivendi*, mais l'embonpoint apparaît (et arrive à atteindre un chiffre assez élevé) à partir du moment de l'opération.

Dans la brochure de BŒCKEL (2) sur la gastrectomie pour

---

quantité de peptones dans l'estomac ; mais, pour lui, cette quantité est *minime par rapport à la masse alimentaire* ingérée.

Le suc gastrique devient un modificateur chimique surtout dans l'intestin, où se fait la vraie digestion et où il joint son action à celle des autres ferments. On conçoit que sa richesse plus ou moins grande n'ait qu'une importance *très relative* au point de vue de la digestion chimique, puisque le suc pancréatique et le suc intestinal sont incomparablement plus puissants que lui.

(1) Qui paraît singulièrement exagérée, car le pouvoir digestif de la trypsine est autrement plus fort que celui du suc gastrique.

(2) *De l'ablation de l'estomac (ablation totale et subtotale)* 1905.

cancer de l'estomac, il y est étudié 46 cas, qui ont fourni 28 guérisons et 18 morts, dont 16 imputables à l'opération et 1 à une pneumonie. « Sur 28 cas de guérison, 7 n'ont pas été suivis pendant un temps suffisant pour apprécier les résultats définitifs. Sur les 21 restants, il y a eu 11 récidives entre 5 mois et 5 ans, une mort par occlusion intestinale sans récidive, après sept mois et demi et une par phtisie aiguë, après 2 ans. Enfin 8 opérés vivent encore en parfaite santé depuis 1 an pour le plus récent et 11 pour le plus ancien ».

Voici résumée la première observation personnelle de gastrectomie *totale* de l'auteur. Mme S. H., 38 ans ; pèse 50 kilos au lieu de 64, il y a quatre ans ; carcinome muqueux. Opération le 9 octobre ; du 10 au 15, alimentation consistant en lait froid et bouillon. Le 16, c'est-à-dire au septième jour, la malade prend du poulet haché à midi ; puis on augmente et on varie ses menus. Un mois après l'opération, elle pèse 107 livres ; elle quitte l'hôpital et 8 jours après, elle mange à un repas : potage avec œuf, ris de veau, carottes, pommes frites, vin, biscuits, raisins et trois tasses de café. Le 13 décembre, elle a augmenté de 10 livres, depuis 4 semaines ; le 29, elle mange comme tout le monde, sauf des choux et de la choucroute, elle n'éprouve aucun trouble digestif, quoiqu'elle ait supprimé « depuis bel âge » la pepsine qu'on lui donnait à l'hôpital. Les selles sont régulières et normales comme composition chimique. Six mois après l'opération, elle pèse 65 kilos.

Obs. VII (1). Laugenbuch de Berlin. La malade (58 ans) gagne 22 livres en quelques semaines.

------

(1) Je rapporte seulement les cas de résection *totale*.

Obs X. — Von Bardeleben. Femme de 52 ans ; augmente de 10 livres en 3 mois.

Obs. XII. — Prof. Kronlein, de Zurich. Femme de 56 ans ; augmente de 4 k. 400, en deux mois.

Obs. XXX. — Gallet. Femme de 59 ans ; augmente de 17 kilos en cinq mois.

Obs. XXXI. — Krause. Femme de 42 ans ; augmentation de 33 livres en 9 mois et demi.

Dans un cas de Schlatter (1), quatre mois après l'opération, chez une femme de 56 ans, qui avait augmenté de 4 k. 400 et chez qui l'absorption de l'azote était de 80,51 p. 100 pendant le régime lacté, cette absorption était de 92,62 p. 100 avec un régime mixte du type suivant : lait, bouillon, œufs, saucisson, gruau, petits pains, beurre.

Doganéllo a aussi étudié l'absorption chez une malade à laquelle Tricénni, de Padoue, avait enlevé l'estomac pour cancer. Quatre jours après l'opération, la malade assimilait 81,78 p. 100 de l'azote absorbé et 3 mois plus tard elle en assimilait 87,08 p. 100 (2).

Voici les conclusions que Bœkel tire de son étude :

«La gastrectomie totale ou subtotale est non seulement compatible avec l'existence, mais elle est susceptible de l'améliorer d'une façon très notable, dans ceraines affections incurables et fatalement mortelles.

« *La question de savoir si l'on peut vivre sans estomac est donc résolue aujourd'hui dans le sens affirmatif* ».

Les observations démontrent « que la région du tube di-

(1) *Médecine Moderne*, 30 nov. 1904.
(2) Ibidem.

gestif située dans le voisinage immédiat de l'anastomose gas-tro-intestinale, notamment le duodénum, se dilate petit à petit, au point de simuler un nouvel estomac et d'en tenir lieu (1) ».

Elles établissent aussi « que l'alimentation *ordinaire* fré-quente et modérée au début — est parfaitement supportée à la longue, que la digestion n'est nullement entravée, que l'assimilation enfin s'exécute d'une façon régulière et nor-male. Ce qui le prouve, c'est l'augmentation de poids très rapide et très notable que l'on constate chez les sujets, qui ont subi avec succès cette grave opération.

4° *Achylie gastrique*. — Cette affection observée en 1892, par EINHORN, est caractérisée par l'arrêt de la sé-crétion des glandes à acide chlorhydrique et à ferments.

Parfois l'achylie se développe à la suite d'un catarrhe de la muqueuse stomacale, mais dans des cas nombreux il faut incriminer seulement le système nerveux, qui préside à la sécrétion des glandes.

Pour MARTINS, il y a deux formes d'achylie : la première est due à l'atrophie de la muqueuse gastrique et la deu-xième à un arrêt de sécrétion d'ordre entièrement fonc-tionnel.

NORDEN a étudié l'assimilation à la fois dans l'achylie par catarrhe stomacal et chez une femme qui avait un arrêt secré-

---

(1) Le tube digestif a besoin d'un vestibule où s'accumule la charge alimentaire

Dans l'observation IX, concernant un homme de 58 ans atteint d'adé-no-carcinome et gastrectomisé (l'estomac fut sectionné à deux travers de doigt de l'œsophage et une partie du duodénum réséquée) qui mourut de pleurésie au bout de 2 ans, on trouva, à l'autopsie, un nouvel estomac, de dimensions presque égales à celles de l'organe extirpé : sa capacité était de 500 gr. (Cas de SCHUCHARDT).

toire dû à des causes nerveuses. On donnait aux malades du lait, de la viande crue, de la viande rôtie, du jambon, du pain, du beurre, des œufs ; quelques-uns avaient des pommes de terre. L'élimination, par les excréments, de l'azote et de la graisse par rapport à l'ingestion était normale ; aussi NORDEN en concluait-il que l'assimilation se faisait « in volkommen ausreichender Weise. »

STRAUSS a aussi étudié des malades atteints d'achylie et il a trouvé que chez eux l'absorption était normale. Lorsque les malades recevraient 16 gr. 11 d'azote et 94 gr. 48 de graisse, ils éliminaient par les excréments 8,2 p. 100 d'azote et 9,6 p. 100 de graisse (1).

De même, ROBIN (2) rapporte le cas d'un vieillard de 76 ans, merveilleusement conservé, puisqu'il exerçait malgré son grand âge le métier de maçon, ayant un appétit excellent, des fonctions intestinales régulières et n'éprouvant aucun trouble digestif, le suc gastrique était neutre, ne renfermait ni H Cl libre ou organique, ni acides de fermentation et n'exerçait aucune action sur les albuminoïdes.

Quel est au juste le rôle de l'estomac dans la transformation des albuminoïdes. ?

Il serait très grand d'après la physiologie, puisqu'il irait jusqu'à fournir des produits abiurétiques et même au delà il serait presque nul d'après les études expérimentales de LEVEN ; il servirait à former des peptones, d'après l'examen chimique du contenu gastrique après un repas d'épreuve.

-----

(1) *Médecine moderne*, 30 novembre 1904.
(2) *Les maladies de l'estomac* (1901), p. 531.

La pathologie montre que l'embonpoint et la nutrition intime des malades atteints d'hyposthénie gastrique se maintiennent dans un état presque normal pendant long-temps ; elle montre au contraire que l'amaigrissement, quelquefois prononcé, est la règle, chez les sujets présentant un type de dyspepsie inverse et ayant un suc stomacal très actif.

Il s'écoulera peut-être encore longtemps avant qu'on puisse attribuer à l'estomac sa fonction exacte. Je crois néanmoins qu'en tenant compte des études, des observations et des faits cliniques ou expérimentaux énumérés précédemment, il est permis de dire que l'estomac a un rôle surtout mécanique, accessoirement chimique et digestif dans le sens propre du mot et qu'en face d'un malade gastrique, il ne faut tenir compte que d'une chose : ses souffrances et n'avoir qu'un but : les guérir, en ne voyant dans l'estomac qu'un organe réagissant vivement sous l'influence de causes nombreuses et non un laboratoire, dont la chimie a besoin d'être modifiée.

Il est intéressant de constater que cette opinion est celle des mêmes physiologistes qui écrivent que la pepsine pousse jusqu'aux acides animés la décomposition des albuminoïdes : « De ce que la vie est possible sans estomac, il ne suit point que cet organe ne soit pas utile. Grâce à lui, *les aliments sont transformés en une masse molle, en une sorte de bouillie parfaitement préparée à subir l'action des sucs pancréatique et intestinal ;* ils peuvent par suite être ingérés en assez grande quantité à la fois. Au contraire, la nourriture d'un animal sans estomac doit être soigneusement hachée menu et ne peut être prise qu'en petite quantité, l'alimentation devient donc un acte difficile et compliqué (1). En la rendant commode et aisée, l'estomac se présente comme un *organe préparatoire de la digestion intestinale, protecteur de l'intestin* (2). ».

Adoptons cette conclusion d'un physiologiste éminent et conduisons-nous en conséquence vis-à-vis de nos dyspeptiques.

Non seulement, le rôle de l'estomac dans la digestion est mal établi ; mais la digestion, dans son ensemble, est une fonction encore mal connue, de même que l'absorption intestinale, malgré les découvertes récentes de ferments divers : secrétine, érepsine, arginase, entéro-kinase.

Encore tout récemment, on enseignait que la digestion tryptique ne pouvait se faire qu'en milieu neutre ou alcalin ; il y aurait eu, par conséquent, antagonisme entre la pepsine et la trypsine. On enseignait également que la bile met fin à la digestion pepsique, soit en déterminant dans le chyme un précipité d'albumine qui entraîne la pepsine, soit parce qu'elle neutralise l'acidité du chyme.

1°. — « Or, d'après Duval et Gley (3) le contenu du duodénum et de *près de la moitié* de l'intestin grêle pré-

---

(1) Ceci n'est juste que pendant une certaine période. On a vu que chez l'homme, après la gastrectomie, le duodénum se dilate petit à petit, au point de simuler un nouvel estomac et d'en tenir lieu.

(2) Duval et Gley. *Traité élémentaire de physiologie* (1906), p. 213. — Debove et Renault se demandent de même « si le rôle de l'estomac n'est pas plutôt *mécanique* que chimique, si la digestion n'est pas pour la plus grande partie, sinon exclusivement un phénomène d'ordre intestinal (*Ulcère de l'Estomac*, p. 185).

(3) *Traité élémentaire de physiologie.* (1906), p. 245.

sente une réaction acide » et l'action du suc pancréatique peut s'exercer dans un milieu neutre ou alcalin ou légèrement acide.

Cette réaction acide serait dûe, selon ces auteurs, à l'acide chlorhydrique du chyme.

Or, si l'on admet les données suivantes, à savoir que le suc pancréatique est alcalin, que la bile a une réaction alcaline, que le suc intestinal est « très alcalin » (1), on se demande comment le chyme, en contact successivement avec des mètres de milieu alcalin, peut rester acide.

Certains microbes, tels que le *Bacillus coli communis* et le *Bacillus lactis aerogenes*, élaborent des produits (acides lactique et succinique) qui peuvent en partie expliquer l'acidité du milieu intestinal.

Mais il y a peut-être encore une autre raison.

S'il est admis que le suc intestinal est alcalin, cette opinion n'est pas partagée par tout le monde et la physiologie classique de KUSS et DUVAL mentionne l'opinion de M. LEVEN pour qui le suc intestinal est au contraire acide.

LEVEN a expérimenté sur des animaux en pleine digestion, sacrifiés quelques heures après le repas, au moment où les glandes intestinales sont chargées.

Il avait soin de laver la muqueuse intestinale à grand courant d'eau, de manière à enlever toute espèce de matière liquide ou solide, qui pouvait modifier la réaction.

Toutes les fois qu'il appliquait sur cette muqueuse du papier de tournesol, il ne l'a jamais vu bleuir. Le papier bleu devenait rouge chez un très grand nombre d'animaux (2);

---

(1) *Ibidem*, p. 251.

(2) C'est également sur les animaux qu'on pratique la *fistule de Thiry-Vella*, quand on veut se procurer et étudier le suc entérique.

ne donnent plus la réaction du biuret) puis celui des acides chiens ou lapins, ou bien la muqueuse présentait une réaction neutre.

Il a répété un grand nombre de fois l'expérience suivante : Coupant l'intestin en petits fragments, il le faisait infuser dans 300 grammes d'eau à 38°, durant deux heures et abandonnait l'infusion à la température ambiante durant 24 heures, pendant la saison d'été. Cette infusion présentait, en général, la réaction acide et avec le liquide de l'infusion, il a pu obtenir des peptones, transformer la fécule en sucre et émulsionner les graisses. Ce liquide contenait donc bien du suc intestinal. Or jamais il n'a présenté la réaction alcaline (1).

Pour LEVEN, le résultat opposé auquel sont arrivés les autres expérimentateurs tiendrait à ce que les procédés chirurgicaux mis en œuvre pour se procurer du suc entérique déterminent une irritation et une congestion de l'intestin, qui a pour conséquence de fournir non la secrétion physiologique habituelle, mais une sécrétion pathologique.

2° La physiologie moderne, au lieu d'attribuer une action antidigestive à la bile, admet que « ce liquide renforce l'action des ferments pancréatiques ; la valeur de l'analyse et celle de la trypsine sont à peu près doublées de ce chef.

On pensait, jusqu'à ces dernières années que les peptones représentaient le produit final de la digestion.

Il n'en est rien. Après le stade : peptones, vient celui des polypeptides ou peptoïdes (associations d'amino-acides, qui

____

(1) *Traité des Maladies de l'Estomac* (1879), p. 59.

animés : leucine, glycocolle, tyrosine (1), alanine, lysine, arginine, histidine, phénylalanine (2), qui se termine par le tryptophane, substance mère de l'indol et du scatol.

Tous les nouveaux ferments découverts : *secrétine*, qui est le générateur de l'excitant spécifique du suc pancréatique — *érepsine*, ferment de la muqueuse intestinale, décomposant les albumoses et les peptones et peut-être les albuminoïdes naturelles — *arginase*, qui dédouble l'argine en urée et ornithine (acide diamino-valérianique) et qui se trouverait dans le foie comme dans l'intestin, d'après KOSSEL et DAKIN (3). — *entéroknase*, qui transforme le zymogène en trypsine et dont l'action chimique pousse jusqu'à la formation de l'urée, la décomposition des albuminoïdes, montrent combien l'estomac doit être rabaissé, quant à son rôle chimique, combien nos connaissances sur la digestion, envisagée dans son ensemble, se transforment rapidement et combien elles sont provisoires.

L'absorption intestinale est encore plus mal connue que la digestion.

On a longtemps admis que les matières albuminoïdes ne sont absorbables qu'à l'état d'albumoses et de peptones.

Or, pendant la digestion, après un repas riche en albuminoïdes, on ne trouve pas d'albumoses dans le sang et le sang de la veine porte n'en contient pas plus que celui de la carotide.

Est-ce à l'état de produits de destruction plus avancés (corps abiurétiques), que les albuminoïdes sont absorbés ? On n'en trouve pas davantage dans le sang.

(1) Substance mère du *phénol* et du *crésol*.
(2) En se combinant avec le glycocolle dans le rein et le foie, engendrerait l'*acide hippurique*.
(3) DUVAL et GLEY, *Traité élémentaire de physiologie*, (1903) p. 253.

On a pensé que les cellules de la muqueuse intestinale re-constituaient avec ces corps les albuminoïdes naturelles. A vrai dire, ce n'est là qu'une hypothèse (DUVAL et GLEY).

Il serait, du reste, assez anormal que les cellules intestinales, qui ont un pouvoir protéolytique intense, jouissent en même temps de la propriété de refaire des albuminoïdes.

—

CHAPITRE XVI

TRAITEMENT DES MALADIES DE L'ESTOMAC

Considérations générales

Pour traiter d'une manière efficace les affections de l'estomac, il ne suffit pas de s'occuper de cet organe. De même qu'il réagit à distance sur les autres fonctions, les viscères de l'organisme agissent sur lui et si l'on ne tient compte de ce fait, les indications qu'on donne au malade sont difficilement suivies d'un bon résultat.

Les conditions à remplir sont au nombre de trois et par ordre d'importance :

1° Nourrir suffisamment l'organisme et ne donner que des substances n'irritant ni chimiquement, ni mécaniquement l'estomac.

2° Indiquer le genre de vie à suivre, c'est-à-dire les occupations de la journée, en ce qui concerne le travail physique et intellectuel et faire connaître les facteurs d'ordre général qui, en dehors du régime alimentaire et des causes agissa nt directement sur l'estomac, peuvent augmenter les souffr ances de cet organe.

3° Le traitement médicamenteux, que je place au dernier plan, parce que la plupart du temps, un bon régime alimentaire et un genre de vie convenable peuvent amener la guérison, tandis que, sans leur concours, les médicaments restent presque toujours impuissants.

Sans doute, ces trois conditions courent quelquefois le risque de ne pas être remplies, soit que le médecin n'accorde pas à l'une d'elles une importance suffisante et ait tendance à la négliger, soit que le malade n'ait pas assez de volonté pour s'astreindre à les suivre, — soit qu'il fasse plus qu'on ne lui dit, au point de vue médicamenteux, en prenant par exemple une eau minérale active qu'il considère comme inoffensive, — soit que son genre d'occupation l'empêche de prendre toutes les précautions nécessaires, relativement à la régularité des repas, etc..

On s'efforcera, en tous cas, de s'approcher le plus possible de ces *desiderata*.

I. — Régime alimentaire

La composition du régime devra être réglé de façon telle que les aliments séjournent le moins longtemps dans l'estomac, qu'ils n'irritent cet organe, ni par leur constitution physique (crudités, etc...) ni par leur constitution chimique (fruits acides, graisse, alcool, etc...) et qu'ils soient en quantité néanmoins suffisante, pour subvenir aux besoins de l'organisme.

Possibilité d'un même régime dans les divers types de dyspepsie

A ceux pour lesquels la dyspepsie est avant tout chimique, comme le voulait G. Sée, et que seule la chimie de l'estomac dirige, il pourra paraître étrange de prétendre que le même régime alimentaire convient à des classes différentes de malades.

Or, c'est le système nerveux qui préside, dans l'estomac, comme ailleurs, à la secrétion au point de vue quantitatif et qualitatif ; qu'on donne à ce dernier des aliments qui ne l'irritent pas, tout se passera bien ; qu'on le mette en contact avec des substances qui l'irritent ou l'obligent à un travail prolongé, il réagira et manifestera par des douleurs, des vomissements, des gaz, des douleurs de tête, etc..., le trouble qu'on lui cause.

Prenons un cas moyen d'hypochlorhydrie nette et un cas moyen d'hyperchlorhydrie nette, avec ou sans dilatation, avec ou sans fermentations ; à l'un comme à l'autre, le vin pur sera nuisible, de même que le pain en grande quantité, les crudités, les épices, les graisses, les mets cuits dans la friture, la charcuterie, les sauces, les ragouts, les crustacés, etc... A l'un comme à l'autre conviendront les purées de légumes, les pâtes, le riz, la viande rôtie, les fruits cuits, etc...

Nous allons indiquer, d'une manière générale, le régime alimentaire qui convient aux dyspeptiques et le genre de vie qu'ils doivent suivre ; puis nous reprendrons séparément les affections diverses étudiées dans les chapitres précédents.

Ration alimentaire. — Pour juger de la valeur d'un régime alimentaire et pour savoir s'il est suffisant, on a coutume de calculer quel nombre de calories il dégage, étant donné qu'il faut à un homme adulte environ 2800 calories et que :

1	gramme	d'albumine	fournit	4	calories	1
1	—	graisse	—	9	—	3
1	—	hydrate de carbone	—	4	—	1

Munk a fixé les chiffres suivants, adoptés par Mathieu et Linossier :

Ration au repos
- Albuminoïdes. . . . 100 gr.
- Graisses . . . . . 50 gr.
- Hydrate de carbone. . 400 à 500 gr.

Ration pour un travail moyen
- Albuminoïdes. . . . 110 gr.
- Graisses . . . . . 56 gr.
- Hydrates de carbone. . 500 gr.

Ces chiffres n'ont évidemment rien d'absolu et peuvent varier avec chaque individu, selon le poids, le travail intellectuel et physique et les nombreuses causes de pertes organiques.

Par contre, un principe admis jusqu'à ces toutes dernières années, c'est que la ration d'albumine ne doit pas, chez un homme de poids moyen, c'est-à-dire d'environ 70 kilos, descendre au-dessous de 60 à 70 grammes, soit à peu près un gramme par kilo.

Or, les expériences récentes de H. Labbé et Morchoisne et l'expérimentation directe de ce dernier sur lui-même, ont montré que ce chiffre pouvait être singulièrement abaissé, sans que l'organisme en souffre à aucun point de vue.

L'observation a duré quarante jours ; au début, Morchoisne s'est mis à un régime mixte, qui lui fournissait 88 gr. d'albumine par jour ; au bout de quatre jours, il s'est mis à un régime exclusivement végétal et a ainsi réduit sa ration d'albumine à 14 gr., puis à 6 gr. Voulant encore abaisser ce chiffre, il a remplacé l'alimentation végétale naturelle par une galette fabriquée avec de la fécule de pomme de terre, de la farine et de la levure de bière et il est arrivé ainsi à consommer 1 gr. 06 d'albumine par jour, (la calorification étant assurée par un apport suffisant de graisses et de féculents).

Or, le poids du sujet qui était, à la date du 2 février, de 64 kil. 975 avec une ration d'azote quotidienne de 14 gr. 10 n'avait presque pas varié, à la date du 4 mars (64 k. 025) où la ration d'azote était de 1 gr. 06. L'expérimentateur s'est senti alerte et bien portant et il a travaillé continuellement.

L'excrétion d'urée est passée de 23 gr. 07 (2 février), à 0 gr. 46 (4 mars), et l'azote éliminé, de 13 gr. 12 (2 février), 2 gr. 19 (4 mars).

Il est arrivé que l'excrétion azotée a dépassé légèrement l'ingestion azotée ; mais cette déperdition d'azote a été très minime et il est fort probable que si, au lieu de diminuer d'une façon croissante, tous les quatre jours, comme on l'a fait, l'ingestion d'azote, on avait laissé à l'organisme un temps suffisant pour s'habituer à cette réduction d'albuminoïdes, l'équilibre se serait établi. En effet, quand le sujet ingère par jour 2 gr. 36 d'azote, l'excrétion va en diminuant, pendant les quatre jours de ce régime ; elle baisse de 3 gr. 12 à 2 gr. 66.

Ces expériences montrent d'une façon certaine que le *besoin* d'albumine, pour réparer nos tissus, est très inférieur à ce que l'on pense généralement.

Quel est au juste ce *besoin* ? Nul ne saurait le dire, car l'azote trouvé dans les urines, comme le carbone et les matières minérales, proviennent, d'après les travaux de M. et H. Labbé, non de la désassimilation de l'organisme, mais, *pour la plus grande partie*, de la combustion des aliments ingérés.

En ce qui concerne les dyspeptiques, les travaux de Labbé et de Morchoisne montrent qu'il ne faut pas trop être hanté par la crainte de les soumettre à un régime insuffisamment riche en albuminoïdes. Ce qui ne veut pas dire que, pour les autres aliments, il faudra les rationner outre mesure, bien loin de là ; à moins d'avoir une affection très sérieuse, les malades de l'estomac ont le droit d'absorber autant de nourriture que les sujets sains.

Régime alimentaire commun à toutes les affections MOYENNES OU LÉGÈRES *de l'estomac, quel qu'en soit le type.*

Aliments défendus. — Toutes les substances susceptibles d'irriter la muqueuse de l'estomac par leur composition ou leur réaction chimique et par leur contexture physique — ou exigeant de la part de l'estomac un travail long, seront exclues de la table.

Ce sont d'abord tous les hors-d'œuvre : charcuterie, saucisson (trop épicés et fabriqués souvent avec des déchets avariés), sardines, conserves de thon, pâté de foie (trop gras), radis, concombre (très durs, salés ou vinaigrés).

En ce qui concerne la viande : tous les ragoûts dans lesquels la partie grasse de viande fond et imbibe les légumes — les sauces, qui sont grasses — le gibier, qui est la plupart du temps faisandé et dont la chair est remplie de sang ; le pigeon, pour ce dernier motif ; l'oie et le canard, à chair ferme et grasse ; le porc, sous n'importe quelle forme (dense et gras).

Parmi les poissons : ceux dont la chair est grasse (hareng, anguille, maquereau, tanche, carpe, raie, etc.).

Parmi les légumes : les choux et les choux-fleurs, les tomates, l'oseille, toutes les salades vertes assaisonnées, mauvaises en même temps comme crudités et à cause des épices, les pommes de terre frites, à cause de la carapace huileuse qui les entoure, et toutes les fritures, quelles qu'elles soient.

Tous les fromages fermentés doivent être évités.

En ce qui touche au dessert, on laissera de côté toute la pâtisserie (composée en principe de beurre, qui même pur ne vaut pas grand'chose et de farine, qui est lourde, mais souvent en fait d'œufs plus ou moins âgés et de produits de dernier choix) — les fruits acides (rôle chimique), crus ou huileux, nocifs par leur dureté autant que par les corps gras qu'ils contiennent — les confitures trop sucrées — le chocolat et le cacao, sous toutes leurs formes ; en nature, en liquide ou en crème — les glaces.

On diminuera le plus possible le pain, surtout la mie, qui, au contact des liquides de boisson, forme une masse ferme et gluante, dont l'estomac vient difficilement à bout et qui donne lieu à des fermentations.

Parmi les boissons, on déconseillera le vin pur, les eaux gazeuses naturelles ou artificielles, les liqueurs et les spiritueux et les grandes quantités de liquide, fût ce même de l'eau pure, prises aux repas ; elles chargent l'estomac, diluent par trop le suc gastrique et, séjournant dans la cavité gastrique beaucoup plus longtemps qu'on ne l'admet généralement, elles empêchent dans une certaine mesure, le contact immédiat des parois de l'estomac avec la masse alimentaire, qui est ainsi plus difficilement triturée et évacuée plus tardivement dans l'intestin.

Aliments permis. — Œufs à la coque, brouillés, pochés ou en omelette peu cuite.

Tous les poissons maigres : sole, merlan, barbue, rouget, brochet, limande, perche, truite non saumonée, cuits au court bouillon ou avec une sauce à la crème, ou frits et alors avoir soin d'enlever la peau avant de les manger.

Les ris de veau, les cervelles au court bouillon ou à la crème.

La viande de boucherie bouillie ou mieux rôtie ou grillée : veau, chevreau, mouton, bœuf (ce dernier sera pris rarement, à cause de la stimulation et de l'excitation particulière qu'il imprime à l'estomac), le lapin rôti, le poulet : le jambon maigre peu salé.

Tous les légumes secs *en purée* ou verts très cuits ou en purée : pois, lentilles, haricots, pommes de terre, fèves, marrons, carottes — salade cuite, artichauts cuits, épinards — pommes de terre à l'eau ou en robe de chambre.

Toutes les pâtes : nouilles, macaroni, assaisonnées au jus de viande au bouillon dégraissé à froid ou au fromage de gruyère — riz, sous toutes ses formes — les bouillies de farines diverses : orge, avoine, froment, maïs, semoule, tapioca.

Les crèmes, sauf celles au chocolat, les œufs à la neige, les soufflés, les compotes de fruits, les confitures peu sucrées, les fruits cuits (1), les biscuits secs, les petits gâteaux secs (palmers, petit-beurre, etc.).

Le pain sera pris en très petite quantité et seulement la croûte. Il est même préférable de le faire griller ou de le remplacer par des biscottes ou des longuets, qui ont sur

---

(1) Comme fruits crus, on pourra autoriser les bananes et les raisins bien murs, en n'avalant pas les peaux.

lui l'avantage d'être excessivement secs et de s'émietter très facilement — ou encore par des breakfeasts ou des échaudés.

Comme boisson, eau pure ou eau minérale à faible minéralisation (Evian, Alet) — vin très étendu d'eau et non acide — infusions de thé léger ou autres — bière légère ou extrait de malt coupés d'eau.

On peut chématiquement représenter de la manière suivante la composition des trois repas :

Au petit déjeuner du matin, lait chaud, café au lait avec du pain grillé, un ou deux œufs à la coque, bouillie aux farines (1) ou potage aux légumes ou aux pâtes.

A midi : entrée, plat de viande et légumes, dessert.

Le soir, abstention de viande (la digestion se fait mieux et le sommeil est meilleur). Potage au lait, aux pâtes, ou au bouillon gras dégraissé à froid — œufs — légumes — dessert.

Mais il ne suffit pas d'énumérer au malade les aliments permis ; il faut encore lui indiquer les modes de préparation culinaire défectueux et habituels, qui peuvent lui être nuisibles.

La viande sera peu cuite ou très cuite, selon le goût de chacun ; mais elle devra toujours être tendre (on ne saurait attribuer trop d'importance à l'état physique des aliments : du poulet rôti, qui sera dur, pourra être aussi nuisible que du bœuf très tendre). Une omelette baveuse se digèrera facilement, alors que très cuite et ferme, elle causera des troubles de digestion : de même, les œufs à la coque et brouillés, trop cuits.

---

(1) Farine d'orge, d'avoine, de froment, de maïs ; farine lactée, phosphatine, *nutrilactine* (aux fleurs de gruau, très riches en phosphates *naturels*.

Souvent, une pratique en apparence anodine est nuisible. Ainsi, j'ai connu une personne d'un certain âge, souffrant de l'estomac à des intervalles éloignés, qui éprouvait une forte gêne de digestion et ne dormait pas, chaque fois qu'elle mangeait de l'omelette contenant de petits morceaux de lard — et j'ajoute : même quand elle ignorait ce détail de cuisine.

Les purées de légumes, si elles ne sont pas soigneusement tamisées, sont mal supportées, alors que tous les malades s'en trouvent admirablement, si elles sont bien faites. De même et surtout, si elles sont assaisonnées avec une grande quantité de beurre ou d'un autre corps gras, elles occasionnent des malaises de digestion ; prises dans la même mesure et additionnées de jus de viande, de bouillon gras dégraissé à froid ou d'une *faible* quantité de beurre très frais, elles passent inaperçues.

Genre de vie et manière de prendre ses repas. — Il est encore tout un genre de recommandations qu'il faut faire au malade, relativement à la façon de prendre ses repas.

Ceux-ci devront toujours avoir lieu aux mêmes heures ; il est absolument mauvais que le déjeuner par exemple, ait lieu un jour à 11 heures et demie et le lendemain à midi.

La même quantité approximative d'aliments sera ingérée au même repas et celui du soir devra être plus léger que celui de midi : le dyspeptique doit manger à sa faim, mais éviter d'une façon radicale la surcharge alimentaire, dont son estomac sera menacé, dans un repas pris chez un hôte faisant bien les choses.

Les repas devront être pris lentement et les aliments soigneusement insalivés et mastiqués ; plus le bol alimentaire sera réduit en bouillie et privé de tout débris dur, moins l'estomac aura à travailler et s'il est à un certain point de vue exagéré de dire qu'on digère autant avec ses jambes qu'avec son estomac, il ne l'est pas d'appliquer cette façon de parler à la dentition ; l'on ne saurait trop engager les dyspeptiques à prendre un soin extrême de leurs dents et à ne pas hésiter à suppléer par un artifice à leur absence.

Il est absolument mauvais de lire, en mangeant ; pendant que le cerveau est occupé, l'estomac ne peut avoir sa pleine liberté d'action et si, quand on est seul, il est plus agréable de se distraire à table, au moyen d'un livre ou d'un journal, il est obligatoire de s'ennuyer ou de se borner à penser, quand on est dyspeptique.

D'une façon générale, il est indispensable que le corps soit au repos absolu après le repas ; l'expérience le prouve, ce qui suffit. Tout le monde sait d'ailleurs que n'importe quel animal se couche après avoir mangé et qu'un cheval ou un chien est incapable de trotter ou de courir, quand il vient de finir son avoine ou sa pâtée. Je demande pardon au lecteur ou à la lectrice, qui pourra trouver cette comparaison peu flatteuse, mais au point de vue physiologique, l'homme est un animal comme les autres, souvent même inférieur !

Le dyspeptique doit, pendant au moins une demi-heure, être au repos complet après son repas, c'est-à-dire ne pas marcher, ne pas travailler au ménage, s'il s'agit d'une femme qui s'y croit obligée, et ne pas lire ou écrire ; il faut laisser l'estomac emprunter au reste de l'organisme l'énergie dont il a besoin, pour mettre en route la digestion ; de plus, la position penchée en avant a pour effet de comprimer l'estomac, qui n'a plus sa liberté d'action et peut-on dire de mouvement.

On recommandera la position horizontale ou demi-horizontale, sur un fauteuil ou une chaise longue, le corps reposant sur le côté droit, pour permettre aussi bien aux malades atteints de spasme pylorique qu'à ceux chez lesquels l'atonie est la note dominante, le plus libre passage du contenu gastrique dans l'intestin.

CHOMEL a dit qu'on digère avec ses jambes autant qu'avec son estomac. Cet aphorisme est faux s'il s'applique à quelqu'un qui quitte la table, qui vient d'avaler la dernière bouchée ou la dernière gorgée de son café. Il est vrai, un certain temps après le repas, temps variable d'une demi-heure à une heure, selon les personnes, alors que le travail de la digestion est bien commencé.

Pourtant, chez les dyspeptiques atones, dont l'estomac a beaucoup de peine à se vider, chez les dilatés et les ptosiques. il faudra attendre davantage et conseiller plutôt une légère promenade immédiatement avant de se mettre à table ; chez eux, l'après-midi ne sera jamais trop consacrée au repos.

Les longues marches ou la station debout prolongée seront déconseillées ; le système nerveux central se trouve irrité par l'intermédiaire de la moëlle, à laquelle est d'abord transmise la fatigue ; cette irritation gagne le plexus solaire et les symptômes gastriques se trouvent augmentés. De plus, la station debout prolongée est mauvaise, au point de vue purement mécanique, en ce qu'elle permet à la masse alimentaire contenue dans l'estomac d'agir sur ce dernier à la façon d'un poids et de l'abaisser (1); qu'elle l'empêche ainsi de se vider.

---

(1) Outre le poids des aliments, il y a aussi à tenir compte du poids du liquide d'excrétion qu'on rencontre dans la dilatation d'estomac et qui est souvent de plus d'un litre c'est-à-dire de plus d'un kilo.

Toutes les fatigues physiques, de n'importe quelle nature, sont interdites au dyspeptique ; mais il n'y a aucun inconvénient, au contraire, à lui ordonner un exercice modéré, sous forme de courtes promenades répétées dans la journée, à pied, à cheval ou à bicyclette, canotage, etc... Les veilles prolongées, les soirées, le théâtre, qui causent de la fatigue et diminuent la dose habituelle de sommeil devront être évitées, sous peine de voir, le lendemain, l'estomac plus malade, même avec le régime alimentaire le meilleur.

Les excès de travail intellectuel sont également nuisibles, surtout après les repas. Beaucoup de personnes ont l'habitude de lire ou d'écrire peu de temps après avoir mangé et surtout le soir, avant de se coucher. C'est une très mauvaise pratique.

Dans la journée, il faudra, dans la mesure du possible, varier les occupations et intercaler les périodes de repos avec celles de travail intellectuel et avec celles consacrées à la promenade.

Le soir, le mieux à faire est d'aller se coucher dès après le dîner, en laissant de côté la lecture ou les jeux, qui obligent le corps à prendre une position qui nuit au bon fonctionnement de l'estomac. Je sais bien qu'on a prétendu qu'il était mauvais de se mettre au lit, immédiatement après le dîner ; mais théoriquement je me demande pourquoi et pratiquement, je n'ai pas rencontré de malade qui ne s'en soit trouvé bien.

Régime alimentaire commun à toutes les dyspepsies GRAVES *quel qu'en soit le type*

Le régime alimentaire précédent qui, en somme, n'a rien de rigoureux ni de pénible, ne peut s'appliquer qu'aux malades dont les symptômes ne sont pas très aigus et dont l'affection est peu ancienne.

Lorsque l'affection dure depuis longtemps, que l'estomac très irrité se libère de son contenu par des vomissements plus ou moins fréquents, que l'appétit fait entièrement défaut — ou au contraire que les douleurs se montrent à intervalles très rapprochés et que l'état général devient inquiétant, le régime alimentaire et le genre de vie doivent être plus sévères.

La viande sera supprimée d'une manière complète, parce que s'il s'agit d'hyposthénie, l'estomac n'en viendra que très difficilement à bout et dans l'hypersthénie, elle exagèrera beaucoup les douleurs ; cette interdiction portera également-ment sur les volailles et le jambon, même maigre et peu salé et sur le poisson, les pâtes, les fruits cuits, les épinards, les salades et les artichauts cuits, le pain grillé, les longuets et les biscottes.

On autorisera seulement les œufs à la coque, les ris de veau, les cervelles, les purées de légumes secs (pommes de terre, pois, lentilles, haricots), les crèmes, les œufs à la neige, les biscuits ou les petits gâteaux secs et, au lieu de pain, les échaudés, les breakfast ou les pommes de terre cuites à l'eau.

Les farines de bouillies et de céréales seront distribuées largement, puisqu'elles ont l'avantage d'être très nutritives et de ne demander à l'estomac qu'un travail presque nul.

Comme boissons, de l'eau minérale indifférente (Evian. Thonon, Alet) ou des infusions de feuilles d'oranger, tilleul ou camomille, prises en petite quantité (300 à 400 gr.) par repas ou du lait coupé à moitié ou aux deux tiers d'eau.

On est trop souvent enclin et c'est très souvent une habitude de poser l'équation : maladie d'estomac = régime lacté et œufs.

Si le lait et les œufs sont la nourriture idéale en théorie, lorsque les fonctions digestives sont fortement compromises, ils sont loin de donner, dans la pratique, les résultats qu'on attend d'eux.

Les œufs, ne peuvent guère être permis qu'à la coque ou battus avec du lait, et ainsi, ils constituent une nourriture excellente. Mais les malades arrivent souvent à s'en lasser et, pour varier, ils les avalent à l'état naturel, ils les gobent, afin d'aller plus vite, comme on prend une purgation. Or, il n'est pas rare que le contact de cette masse gluante et froide. qui constitue le blanc cru, avec la muqueuse de l'estomac, dont la sensibilité est exagérée, détermine des douleurs gastriques ou des coliques abdominales et il faudra toujours recommander de faire au moins tiédir les œufs, avant de les ingérer de cette façon.

Quant au lait, qui doit toujours être pris par petites quantités à la fois (150 à 200 gr. au maximum), s'il est pur et froid, il se coagule immédiatement dans l'estomac, forme de la sorte un fromage qui a besoin d'être fragmenté et émietté et qui peut à la longue, c'est-à-dire après des semaines pendant lesquelles le malade absorbe chaque 24 heures, une dizaine de tasses, ne plus être toléré sans malaises.

Le lait pris chaud et sucré, semble être beaucoup mieux supporté, en général et il est toujours préférable de le couper avec une eau minérale faible.

Mais, il arrive assez fréquemment que le régime lacté, même suivi avec les indications classiques habituelles, donne naissance à des fermentations, qui se traduisent par des gaz et du ballonnement ou qu'il provoque de la diarrhée.

Il m'a semblé qu'on devait réserver le régime lacté non aux cas sérieux, mais aux seuls cas très graves, tels que l'ulcère, le cancer, la sténose organique du pylore. A moins d'être complètement ruiné, l'estomac supporte mieux, en général, les bouillies, les purées ou autres aliments pâteux que les liquides purs.

Genre de vie. — Comme le régime alimentaire, le genre de vie sera plus strict.

Ce n'est pas seulement une demi-heure ou une heure de repos horizontal, qu'on prescrira après les repas, mais plusieurs heures, à passer au lit, sans lecture.

On prescrira une petite infusion chaude de feuilles d'oranger ou de tilleul après chaque repas et des compresses d'eau chaude à renouveler, sur la région épigastrique. Dans l'hyposthénie, elles stimuleront l'estomac ; dans l'hypersthénie, elles diminueront ou supprimeront les douleurs et les tendances au vomissement.

M. JULES MEUNIER recommande (*Presse Médicale*, 16 janvier 1907) l'infusion d'*orge germée*, qui représente une solution de diastase très active : moudre dans un moulin à café une cuillerée à bouche d'orge germée et l'épuiser dans un filtre muni d'un fond de flanelle, avec une tasse à thé d'eau prête à bouillir et non bouillante, la diastase de l'orge étant détruite vers 100 degrés.

On supprimera tout exercice et l'on n'autorisera qu'une ou deux *courtes* promenades à pied dans la journée, *avant* le repas de midi et du soir — et des sorties beaucoup plus longues en voiture.

Couché immédiatement après le dîner, le malade ne se lèvera que vers 10 heures du matin.

Le travail physique et intellectuel sera dans la mesure du possible, supprimé ou au moins extrêmement réduit et tout déjeuner en ville, toute soirée, toute veille au théâtre ou ailleurs, formellement interdite.

Ce n'est qu'au prix de toutes ces précautions que les malades pourront se remettre et s'ils regimbent de prime abord, ils ne tarderont pas à s'apercevoir qu'ils s'améliorent et à accepter de bon gré un régime, au bout duquel est la guérison ou une amélioration notable et durable.

Ce régime sévère, du reste, n'est que transitoire.

HYPOSTHÉNIE GASTRIQUE

Régime alimentaire. — Il n'y a presque aucune modification à faire aux régimes précédents ; on appliquera l'un ou l'autre, selon l'ancienneté de la maladie et la gravité du cas.

S'il s'agit d'une hyposthénie du moyenne intensité, on pourra être un peu moins sévère pour la viande, en permettre davantage à un repas et autoriser plus souvent le bœuf.

On pourra également autoriser les eaux minérales alcalines et gazeuzes, *à faible minéralisation* (Vals Saint-Jean, Vals Carmen ou la Reine, Vals Perle n° 1, Pougues, St-Léger, Bussang, etc...) et prises en petites quantités aux repas. Les eaux fortes (Vals Précieuse, Magdeleine, Désirée, Rigoletto, Vichy) seront réservées en dehors des repas, comme nous le verrons tout à l'heure.

Il n'y a pas grand inconvénient à autoriser une petite tasse de café, après le repas de midi.

S'il s'agit d'une hyposthénie ancienne avec état général assez fortement touché, l'estomac n'a pas le pouvoir de supporter les excitants (viande — eaux gazeuses) ; on s'en tiendra strictement au second régime exposé plus haut et on aura la précaution de ne pas vouloir aller trop vite, ni comme alimentation, ni comme médicaments stimulants.

Traitement médicamenteux. — La première indication à remplir est d'augmenter l'appétit, qui fait, en général, défaut.

Amers. — De tout temps, on a employé, dans ce but, les amers, d'après une des formules suivantes :

Teinture de gentiane. . . . .⎫
    —   quassia . . . .⎬ âa 5 grammes.
    —   colombo. . . . . . .⎪
    —   badiane . . . .⎭

20 à 40 gouttes, dans un quart de verre d'eau, un bon quart d'heure avant le repas.

  — Teinture de noix vomique . . . ⎫
    —   gentiane. . . . . ⎬ âa 5 grammes.
    —   badiane. . . . . ⎭

20 gouttes, à prendre de la même façon.

  — Teinture de condurango. . . . ⎫
    Glycérine neutre. . . . . . .⎬ âa 60 c. c.

une ou deux cuillers à café, dans un peu d'eau, un quart d'heure ou une demi-heure avant les repas.

Il est de toute nécessité que ces médicaments soient pris assez longtemps avant le moment de se mettre à table, sans quoi ils risquent d'être sans effet.

Plus l'hyposthénie sera ancienne et les phénomènes d'atonie prononcés, moins il faudra agir vigoureusement, sous peine de voir l'estomac ne pas supporter la noix vomique, qu'il vaut mieux réserver aux cas moins prononcés ; il paraît y avoir là une contradiction, mais elle n'est qu'apparente : plus un organe est fatigué et moins il peut réagir ; un estomac délabré ne peut répondre au coup de fouet des strychniques.

D'autres fois, chez les sujets particulièrement nerveux, présentant fréquemment le symptôme douleur, il n'est pas rare de voir la noix vomique augmenter ce symptôme. C'est, en somme, d'après ce que montre la clinique, un médicament qu'il ne faut employer qu'avec précaution.

Alcalins et sels divers. — Depuis BLONDLOT et CLAUDE BERNARD, on sait que les alcalins augmentent la sécrétion acide et stimulent l'estomac.

On prescrira donc le *bicarbonate de soude*, à faible dose, soit de trente à cinquante centigrammes de sel (1) en nature, dissous dans un quart de verre d'eau froide, à prendre, comme précédemment, une petite demi-heure avant les repas, ou l'eau de Vichy, à la dose d'un petit demi-verre, peu importe le nom de la source, toutes ayant sensiblement la même composition chimique, ainsi que le montre le tableau suivant, emprunté à M. BOUSQUET :

---

(1) Cette dose, qui est généralement suffisante, peut être augmentée, mais peu. Il est inutile ou nuisible d'arriver aux doses de plusieurs grammes.

PRINCIPES MINÉRALISATEURS	GRANDE-GRILLE	CHOMEL	PUITS-CARRÉ	LUCAS	HOPITAL	CÉLES-TINS	PARC
Acide carbonique libre...	0.908	0.768	0.876	1.751	1.067	1.049	1.555
Bicarbonate de soude.....	*4.885*	*5.091*	*4.895*	*4.004*	*5.029*	*5.105*	*4.857*
— de potasse....	0.352	0.371	0.378	0.282	0.440	0.315	0.292
— de magnésie.	0.303	0.338	0.335	0 275	0.200	0.328	0.213
— de strontiane	0.003	0.003	0 003	0.005	0.005	0.005	0.005
— de chaux....	0.434	0.427	0.421	0 545	0.570	0.462	0.614
— de protoxyde de fer..................	0.004	0.004	0.004	0.004	0.004	0.004	0.004
— protoxyde de magnésie..............	traces	traces	traces	traces	traces	traces	traces
Sulfate de soude..........	0.291	0.291	0.291	0.291	0.291	0.291	0.314
Phosphate de soude.......	0.130	0.070	0 028	0.070	0.046	0.091	0.140
Arséniate de soude.......	0.002	0.002	0.002	0.002	0.002	0.002	0.002
Borate de soude..	traces	traces	traces	traces	traces	traces	traces
Chlorure de sodium......	0.534	0.554	0.534	0.518	0.518	0.534	0.550
Silice	0.070	0.070	0.068	0.050	0.050	0.060	0.055
Matière organique bitumineuse....................	traces	traces	traces	traces	traces	traces	traces
Totaux.....	7.914	7.959	7.833	7.797	8.222	8.244	8.601

La minéralisation totale varie de 7,797 à 8,001 ; la quantité de bicarbonate de soude de 4 gr. à 5 gr. 1 ; toutes les autres substances ne peuvent avoir qu'une action bonne ou nulle sur l'estomac : je me demande pourquoi la source de l'Hôpital est plutôt ordonnée aux dyspeptiques que la source des Célestins, qu'on destine aux reins (1).

On peut prescrire de la même façon les eaux de Vals ou autres bicarbonatées sodiques fortes, comme Royat ; mais ces eaux ne doivent pas être permises comme eaux de table ; ce sont de vrais médicaments, qu'il faut doser.

____

(1) Je n'envisage que le traitement fait en dehors de Vichy ; sur place, les eaux, à cause de leur différence de température, de leur radioactivité ou d'autres inconnues, peuvent avoir une action spécifique, qui disparaît avec l'embouteillage et le temps.

Robin se loue de l'emploi de l'*élixir de Gendrin*, à la dose d'une cuiller à café dans un peu d'eau, de cinq minutes à une demi-heure avant le repas et qui est une préparation assez complexe :

Eau distillée de menthe	250 gr.
Extrait de cascarille	
— de gentiane.	
— d'absinthe	āa 5 gr.
— de myrrhe.	
Fleurs de camomille	6 gr.
Ecorces d'oranges amères. . . .	10 gr.
Sous-carbonate de potasse. . .	15 gr.

Une autre médication, à la fois apéritive et stimulante de l'estomac, préconisée par M. Leven, consiste dans l'administration de divers sels pris isolément ou associés : *chlorure de sodium, sulfate de soude, iodure de potassium, bromure de potassium, phosphate de soude*, à la dose totale de 0.30 cg. environ.

J'ai expérimenté, suivant ces données, sur des centaines de malades la solution suivante, qui m'a toujours donné d'excellents résultats, malgré son apparence homéopathique :

Bromure de sodium.	
Phosphate de soude.	āā 2 gr. 50
Sulfate de soude.	
Eau distillée.	250 gr.

Une cuillerée à soupe, dix minutes avant les deux principaux repas.

On peut encore prescrire avec avantage le *persulfate de soude*, selon la formule suivante :

Persulfate de soude. . . . .   1 gr.

Eau distillée. . . . .   150 gr.

Une cuiller à soupe, une demi-heure avant les repas.

La seconde indication à remplir est d'aider au travail de l'estomac, une fois qu'il contient des aliments, d'activer sa sécrétion glandulaire et sa motricité, en un mot de le stimuler.

Une petite infusion chaude de *camomille* à 1 0/0, de *cascarille*, d'*aneth* à 4 0/0, d'*angélique* à 2 0/0, prise immédiatement après le repas, agira dans ce sens, tant par l'élément chaleur (1) que par les principes contenus en dissolution.

A cette préparation anodine, quoiqu'utile, on ajoutera certains médicaments, exerçant une action sur les glandes et les fibres musculaires.

Sulfate de potasse . . . ⎫	
Azotate — . . . ⎭	àa 0.03 à 0.05 cg.
Poudre d'ipéca	0.01 cg.
Quassine amorphe . . .	0.04 cg.
Poudre de noix vomique.	0.03 cg.

Pour un cachet, à prendre immédiatement après chaque repas.

Si le malade éprouve des douleurs assez fréquemment, il sera prudent de supprimer la noix vomique et la quassine et d'adopter la formule suivante de Robin :

Sulfate de potasse. . . . . . ⎫	
Azotate — . . . . ⎭	àà 0.05 cg.
Bicarbonate de soude. . . .	0.30 cg.
Poudre d'ipéca	0.01 cg.

Pour un cachet, à prendre de la même façon

---

(1). Il faut que l'infusion soit chaude et non tiède ; mais, trop chaude, provoquant une sensation de brûlure, elle risquerait plutôt d'être nuisible.

Il m'a semblé que le quinquina et la kola prescrits, après le repas comme toniques, exerçaient souvent une heureuse influence sur les phénomènes d'hyposthénie : lourdeur à la région épigastrique, chaleur à la face, somnolence, etc. :

Extrait fluide de quinquina. . }
  —   de kola. . . . }   ââ 10 gr.
Glycérine neutre. . . . . .   q. s. p, 90 c. c.

Une cuiller à café dans un peu d'eau, après les repas.

Souvent, le même résultat est obtenu par l'emploi de la solution faible : bromure, sulfate et phosphate de soude, qui agit sans doute de la même façon qu'une solution de chlorure de sodium, par voie réflexe et non chimiquement : une solution salée, introduite dans la bouche, augmente la sécrétion glandulaire et incite les muscles au mouvement et cela d'une façon *immédiate*, avant toute possibilité d'action chimique. On ne pourrait, du reste, dire de la solution précédente qu'elle fournit une matière première (Cl hypothétique, s'il s'agissait de NaCl) à la formation de H Cl.

Médicaments substitutifs. — Se basant sur ce que la diminution de H cl. libre est un des principaux symptômes de l'hyposthénie, on a coutume d'y suppléer en fournissant à l'estomac une solution d'*acide chlorhydrique*.

Cette pratique donne rarement de bons résultats et elle provoque souvent des douleurs, voilà ce que montre l'observation clinique.

Quand elle donne des résultats, peut-être faut-il les attribuer au même mode d'action que la solution bromo-sulfophosphatée, c'est-à-dire à la réaction de l'estomac au contact d'un excitant et non à la présence d'un élément *artificiel* du suc gastrique (1). L'acide chlorhydrique en solution officinale n'est pas l'acide chlorhydrique fabriqué par l'estomac et, on ne saurait trop le dire, la *dyspepsie*, surtout la forme hypochlorhydrique, *ne consiste pas tant dans une mauvaise digestion que dans des malaises, des symptômes pénibles de digestion*.

Non seulement l'acide chlorhydrique donne rarement de bons résultats ; mais d'après les expériences faites, il retarderait l'évacuation de l'estomac, en provoquant un spasme réflexe du pylore.

On prescrit également d'une façon courante la *pepsine*, pour remplacer celle qu'on suppose manquer au suc gastrique.

Or, théoriquement et chimie de l'estomac en main, étant donné que le pouvoir de la pepsine est considérable et s'exerce sur un poids de matière 1000 ou 2000 fois supérieur (2) et qu'on peut évaluer à 100 grammes environ la ration albuminoïde d'un repas, il faudrait seulement 0,10 centigrammes ou même 0,05 de ce corps dans l'estomac pour mener à bien ce que l'on appelle la digestion gastrique. C'est une quantité fort minime pour qu'il soit possible qu'elle puisse être inférieure !

La dose prescrite, du reste, pour en retirer d'une façon inconstante quelques résultats :

Pepsine en paillettes. . . . . . .   0,50 cg.

(1) Le simple fait qu'on ordonne, à la place de l'acide chlorhydrique, l'acide sulfurique et nitrique, montre qu'on ne peut accorder à l'acide chlorhydrique le nom de médication substitutive.

(2) Duval et Gley. *Traité élémentaire de physiologie* (1906), p. 205.

pour un cachet ; 2 à 4 dans le cours de chaque repas montre le peu d'efficacité, que ceux là même qui la recommandent, lui reconnaissent.

Plus encore que l'acide chlorhydrique en solution. la pepsine de la chimie ne peut être comparée à celle du suc gastrique.

Au point de vue chimique expérimental, GEORGES est arrivé aux conclusions suivantes : la pepsine ajoutée à 115 échantillons de liquide gastrique, dont la puissance digestive était très diminuée. a donné 16 résultats nuisibles et 99 nuls (1).

J'en dirai autant de la *papaïne*, douée *in vitro* d'un pouvoir très actif, de la *maltine*, qui agit surtout en milieu alcalin et de la *pancréatine*, qui doit parvenir à l'intestin dans un état singulièrement modifié, si on la prescrit en cachets.

La dyspepsie intestinale, du reste, est heureusement beaucoup plus rare que la dyspepsie gastrique et la pancréatine chimique n'est pas la pancréatine physiologique et vivante.

Quant à la *gastérine*, introduite dans la thérapeutique par FRÉMONT, j'avoue ne pas en avoir l'expérience.

Cliniquement, les résultats obtenus par l'administration de ces ferments sont inconstants. Physiologiquement, leur manière d'agir (quand ils agissent) n'est peut-être pas celle qu'on pense, attendu que l'expérimentation démontre que des substances n'ayant *aucun pouvoir digestif* ont sur l'estomac la même action.

____

(1) *Archives de médecine expérimentale et d'anatomie pathologique*, 1890, p. 91.

Leven (1), expérimentant sur le chien, a vu que l'*alcool* sous forme de 25 gr. d'eau-de-vie, l'*extrait de quinquina*, le *sulfate de quinine*, l'*extrait de quassia amara*, le *fer réduit*, le *bicarbonate de soude*, à la dose de plusieurs grammes, les eaux de *Carlsbad*, *La Bourboule*, *Orezza*, *Eaux-Bonnes*, se comportaient vis-à-vis de l'estomac *de la même façon que la pepsine* et la *papaïne*.

Tous ces produits activent la digestion, ceci voulant dire qu'ils hâtent le fonctionnement de l'estomac et permettent à ce dernier d'évacuer beaucoup plus vite son contenu dans l'intestin.

Pourquoi alors ne pas prescrire du *fer réduit* ou des *Eaux-Bonnes*, ou du *sulfate de quinine* comme eupeptiques ?

Tout praticien connaît le désavantage qu'il y a à retirer pour l'estomac de l'emploi un peu prolongé de ces médicaments ou de leur administration à haute dose.

Il en est de même du reste des ferments digestifs : 2 gr. de *pepsine* additionnés à 200 gr. de viande chez le chien précipitent la digestion (2), mais la muqueuse reste rouge à l'excès ; — 1 gr. de *papaïne* agit bien plus vivement sur le transit stomacal et aussi sur la muqueuse, qui est excessivement congestionnée : l'estomac contient 196 gr. de liquide acide, alors qu'il ne devrait rien contenir, puisque la totalité du repas est passé dans l'intestin.

---

(1) *La Névrose* (1887), p. 32.

(2) Dans le sens d'évacuation do l'estomac, ce qui ne signifie pas du tout digestion chimique. Le blanc d'œuf cru ne séjourne pas dans l'estomac, il n'est pourtant pas digéré chimiquement quand il franchit le pylore.

La conclusion à tirer de ces faits, c'est qu'à haute dose la pepsine (2 gr.) et la papaïne (1 gr.) sont des médicaments irritants, à éviter. A dose faible (0 gr. 50 et 0.10 cg.) leur action eupeptique est incertaine, leur action irritante peut être à craindre à la longue (1).

Tout récemment, LECLERC, de Québec (2), a étudié sur lui-même les modifications du transit stomacal. L'évacuation plus rapide du contenu gastrique ne s'accompagne pas toujours d'une augmentation qualitative de la sécrétion. Avec l'extrait de viande Liebig, le transit est plus rapide et la sécrétion moins acide et moins chlorée ; l'action sur le chimisme est plutôt inhibitrice.

Cette expérience, si elle a sur celles de LEVEN l'avantage d'avoir été faite sur l'homme, a l'inconvénient de ne pas renseigner sur l'état de la muqueuse.

HYPERSTHÉNIE GASTRIQUE ET MALADIE DE REICHMANN

Régime alimentaire. — Si la maladie est d'intensité moyenne, on mettra le patient au régime des dyspepsies *graves*, c'est-à-dire suppression complète de la viande, quelle qu'elle soit et sous n'importe quelle forme, du vin, des eaux minérales gazeuses ou bicarbonatées sodiques (3).

On autorisera seulement les potages maigres, le poisson,

(1). LECONTE a vu l'introduction d'une solution étendue de peptone dans l'intestin du chien, provoquer une notable sécrétion réflexe acide dans l'estomac ; la même action se produit quand cette substance est introduite directement dans l'estomac. (Cité par LECLERC).

(2). *Etude sur le transit stomacal. Ses modifications sous diverses influences physiologiques et sous l'action de certains médicaments.* (Archives des maladies de l'appareil digestif et de la nutrition, mai 1907)

(3). Voir plus loin la question de l'emploi du *bicarbonate de soude.*

les œufs à la coque, les purées de légumes secs, les bouillies de farines ou de céréales, les petits gâteaux secs.

Au lieu de pain, des breakfasts, des échaudés ou des pommes de terre cuites à l'eau. Comme boisson, de l'eau ordinaire filtrée, de l'eau d'Evian, de Thonon ou d'Alet ou des infusions anodines (feuilles d'oranger ou tilleul) ; pas de café.

Si la maladie est plus grave, si les crises de douleurs se montrent régulièrement une ou plusieurs fois par jour, si les vomissements sont également fréquents, on supprimera de ce régime le poisson et les purées de légumes et l'on n'autorisera que les œufs et les bouillies de farines ou de céréales. Il est rare, qu'avec des médicaments appropriés, ce régime ne soit supporté.

Se basant sur ce que la graisse est l'aliment modérateur par excellence de la sécrétion chlorhydrique, certains auteurs, médecins et physiologistes (BOAS, COHNHEIM, BACHMANN, EWALD, PAWLOW, etc.), prescrivent des corps gras dans l'hyperchlorhydrie. Cette manière de faire laisse beaucoup à désirer, car l'expérience clinique la plus simple montre que les dyspeptiques, à quelque catégorie qu'ils appartiennent, supportent mal ou ne supportent pas les graisses.

Au point de vue expérimental, LEVEN a montré leur action sur la muqueuse de l'estomac, qui s'en trouve irritée et congestionnée.

Enfin, dans les cas exceptionnels où l'estomac ne supporte aucune nourriture proprement dite, on aura recours au régime lacté mitigé ou absolu. Pour que le lait soit plus facilement supporté, car il n'est pas rare qu'il détermine de la diarrhée ou qu'il augmente les fermentations gastro-intestinales, on additionnera chaque tasse d'une ou deux cuillers à soupe *d'eau de chaux* ou d'une pincée de *sous-nitrate de bismuth*, si la constipation n'est pas trop prononcée ou on le coupera au quart ou au tiers avec de l'eau d'Evian ou de Thonon ; souvent, ce léger palliatif fait tolérer l'alimentation lactée.

Genre de vie. — Dans l'hypersthénie, beaucoup plus encore que dans l'hyposthénie, toute fatigue physique ou cérébrale, toute irritation, tout excès devra être interdit, car les malades sont hyperexcitables et réagissent vivement à la moindre cause ; dès que leur système nerveux est excité, les crises gastriques deviennent plus fréquentes et plus violentes.

Il suffit d'un rien, d'un très léger surmenage corporel, d'une contrariété surtout (le psychique semble beaucoup plus vulnérable que le physique chez ces malades) pour exacerber tous les symptômes et l'on ne saurait trop prévenir cette catégorie de dyspeptiques des conséquences fâcheuses que de menus faits peuvent avoir chez eux.

On insistera surtout sur les rapports sexuels qui devront être espacés. Il est difficile de préciser à ce sujet, mais on ne saurait trop faire de réserve sur leur fréquence.

Médicaments. — Dans l'hypersthénie gastrique, les médicaments viseront à deux buts : 1° Diminuer la secrétion hyperacide de l'estomac ; 2° calmer les douleurs et les vomissements.

1° Bien des médicaments ont été ou sont employés pour modérer l'acidité secrétoire de la muqueuse ; mais la première place doit être réservée aux *alcalino-terreux.*

A haute dose, ils ont une action chimique, neutralisante sur l'hyperacidité du contenu gastrique ; à dose plus faible, celle qui convient, quand on veut agir d'une façon répétée et modifier la modalité secrétoire, ils agissent d'une manière mécanique, comme un pansement, sur la muqueuse irritée. On prescrira, par exemple :

Phosphate de chaux.	0.50 cg.
Craie préparée.	0.30 cg.
Carbonate de magnésie.	0.25 cg.
Sous-nitrate de bismuth.	0.20 cg.

Pour un paquet à prendre après chaque repas dans un peu d'eau ou mieux de liquide chaud.

La forme paquet doit être employée à l'exclusion des cachets, qui ont l'inconvénient de crever en un point de l'estomac et, comme les poudres sont souvent comprimées, de former un bloc qui reste là et n'agit pas ; les paquets, au contraire, dilués dans un liquide, forment une bouillie claire, qui se répand sur une large surface, à son arrivée dans la cavité gastrique.

Le *citrate de soude*, préconisé il y a quelques années par VARIOT contre les vomissements des nourrissons, réussit également contre les douleurs de l'hypersthénie et agit favorablement sur l'évacuation de l'estomac. On le prescrit en solution à la dose de 2 à 3 gr. par jour ou en nature sous forme de comprimés : *Citrosodine Grémy*, qui a donné d'excellents résultats et a l'avantage d'être présenté sous une forme très pratique : 10 à 20 comprimés par jour, après et entre les repas.

Aux alcalino-terreux, il est presque indispensable de joindre certains médicaments, qui modifient l'afflux circulatoire, comme l'*ergotine* la *coque du Levant* et son alcaloïde, la *picrotoxine*, la *belladone* et l'*atropine*, l'*opium* et ses dérivés

On les prendra cinq ou dix minutes avant les repas :

Teinture de belladone. . . . . } àà 4 gr.
   »   d'opium . . . . }
   »   badiane. . . . . } àà 3 gr.
Ergotine Bonjean. . . . . }

Cinq à dix gouttes, deux ou trois fois par jour.

ou, d'après les formules de ROBIN :

Picrotoxine . . . . 0,05 cg.
Alcool pour dissoudre. . . . . . . q.s.
Chl. de morphine. . . . . 0,05 cg.
Sulfate neutre d'atropine. . . . . 0,01 cg.
Ergotine Bonjean . . . . 1 gr.
Eau distillée de laurier-cerise. . . . 12 gr.

Cinq gouttes dans un peu d'eau, 5 minutes avant les repas ou les prises de lait, sans dépasser 20 à 25 gouttes en 24 heures.

ou :

Picrotoxine . . . . 0,01 cg.
Chl. de solanine. . . . . 0,10 cg.
   » de cocaïne . . . . 0,03 cg.
Chl. de morphine. . . . . 0,05 cg.
Sulfate neutre d'atropine. . . . . . . 0,01 cg.
Ergotine Bonjean. . . . . 1 gr.
Eau de laurier-cerise. . . . . 12 gr.

Même mode d'emploi.

ou :

dans les formes où les douleurs prédominent :

Ergotine Bonjean. . . . . 3 gr.
Eau distillée. . . . . 4 gr.

Dissoudre, filtrer et mélanger goutte à goutte avec :

Teinture de menispernum cocculus. . . . .)
   »   veratrum viride. . . . . } àà 5 gr.
   »   belladone. . . . .)
   »   thébaïque. . . . .)

Six gouttes, dans un peu d'eau, cinq minutes avant les repas.

Il sera utile d'associer à cette préparation, pour en augmenter l'effet, une des pilules suivantes (ROBIN) à prendre, au milieu du repas :

Extrait gras de chanvre indien. . . . . 0,01 cg.
Poudre de feuilles de coca. . . . . ⎫
Carbonate de potasse. . . . . ⎬ àà 0,05 cg.
Chl. de morphine. . . . . un millig.
Extrait de douce-amère. . . . . q. s.

Pour une pilule.

2° Contre les crises de douleurs, on ordonnera le repos absolu et l'application répétée de compresses d'eau *chaude* sur la région épigastrique et on prescrira des médicaments agissant à la fois comme saturants de l'hyperacidité gastrique et comme antialgiques :

Carbonate de magnésie . . . . 0, 30 cg.
Sous-nitrate de bismuth. . . . . 0, 25 cg.
Phosphate de chaux. . . . . ⎫
Carbonate de chaux. . . . . ⎬ àà 0, 50 cg.
Codéine. . . . . 0, 02 cg.

Pour un paquet, à prendre dans un peu de liquide chaud, deux à trois par jour.

ou :

Sous-nitrate de bismuth . . . . 1 gr. 50 à 2 gr.
Poudre d'opium. . . . . 0, gr. 02 cg.
Poudre de belladone . . . . 0, gr. 01 cg.

Pour un paquet, à prendre de la même façon.

Si ce moyen ne suffit pas, ce qui est rare, il convient de prescrire en même temps qu'un de ces paquets, dont on supprimera la codéine, l'opium ou la belladone, une à deux cuillers à soupe de la potion :

Extrait hydro-alcoolique de chanvre indien (1). 0, 50 cg.
Extrait de belladone. . . . . 0, 10 cg.
Julep gommeux. . . . . , . . . 150 c. c.

sans dépasser cinq en 24 heures.

____

(1) L'extrait gras (0, 05 à 0, 10 cg. en 24 h.) se conserve difficilement.

On pourra également remplacer les simples compresses d'eau chaude, par des compresses imbibées d'un liniment du type suivant :

Baume de Fioraventi.	100 gr.
Chloroforme.	10 gr.
Laudanum de Rousseau.	20 gr.

à recouvrir de taffetas chiffon et d'un cataplasme de farine de lin.

Le *bicarbonate de soude*, pris seul, à la dose de 10 à 20 gr. en une fois, soit 20 à 50 gr. par jour donne des résultats satisfaisants, mais moins constants que les alcalino-terreux.

La sédation de la douleur est quelquefois aussi nette qu'avec ces derniers, *au moment* de l'ingestion du médicament ; mais il semble qu'au bout d'un certain nombre de semaines de traitement, l'amélioration soit plus grande avec l'emploi des alcalino-terreux qu'avec celui du bicarbonate de soude, sans doute parce que les alcalino-terreux, à côté de leur action saturante, ont une action mécanique calmante sur la muqueuse congestionnée ou irritée et que le bicarbonate de soude a une action seulement chimique et temporaire.

Il est toujours préférable de lui associer la magnésie, le carbonate de chaux, le phosphate de chaux et le bismuth et de ne pas le prescrire seul.

arrive quelquefois que les médicaments donnent peu de résultats et que les phénomènes d'hypersécrétion et de douleur ne rétrocèdent qu'insuffisamment. C'est que, dans ces cas, l'hypersthénie s'accompagne d'une vaste dilatation et que les médicaments, tombant dans une grande masse de liquide, n'arrivent que très difficilement au contact de la muqueuse.

Il faut alors avant les prises de médicaments, pratiquer des lavages et exonérer l'estomac du liquide qu'il contient.

Nous reviendrons sur cette question à l'article : Traitement des dilatations.

DYSPEPSIES A TYPE MIXTE.

Nous avons vu qu'il n'était pas rare de rencontrer, à côté de types dyspeptiques nettement tranchés : hypo et hyper, des formes cliniques où des symptômes en apparenc contradictoire sont associés.

A ces types mixtes, on appliquera la médication stimulante et calmante à la fois, d'après les données exposées au sujet de l'hypo et de l'hypersthénie ou bien alternativement l'une et l'autre, lorsque, ce qui n'est pas rare, les symptômes du type hypo alternent avec ceux du type hyper. Il est impossible de fixer à ce sujet des règles précises ; c'est une affaire de tâtonnement et de sens clinique.

Chez ces dyspeptiques versatiles, il faudra être *sobre de médicaments* et compter surtout sur le régime alimentaire et le traitement général.

En voulant agir d'une manière trop active, on risque de faire prédominer l'un ou l'autre type et de constituer une maladie plus définie, mais aussi plus tenace.

DYSPEPSIES AVEC FERMENTATIONS

Régime alimentaire. Les traités classiques, datant seulement de quelques années, interdisaient d'une façon absolue les féculents et recommandaient les viandes, en se basant sur la chimie et sur la quantité de gaz, qui résultent de la décomposition des hydrocarbonés.

Récemment, COMBE, de Lausanne, a semblé tout bouleverser et faire une grande innovation en interdisant, au contraire les albuminoïdes et en ordonnant un régime exclusivement composé de farineux.

Tel est le résultat et les revirements subits, modifiant du tout en tout la manière d'interpréter et de traiter un symptôme capital ou une affection définie, que l'introduction des sciences presque mathématiques, comme la chimie, dans le domaine de la médecine, a amenés.

Si le laboratoire se bornait seulement à se mettre au service de la clinique, qui gardera toujours ses droits malgré tout, pour l'éclairer et donner l'explication des phénomènes obscurs, tout serait pour le mieux. Mais c'est la chimie qui mène la médecine et qui lui sert de point de départ dans les régimes alimentaires. De ce qu'on a constaté, dans une cornue, que les féculents donnaient lieu à une abondante production de gaz, on les interdit aux dyspeptiques flatulents. Peu importe qu'avec le régime albuminoïde les malades s'éternisent dans leurs gaz ; la chimie a dit que ce régime était ce qu'il y avait de mieux pour eux

La chimie donc enseignait qu'il ne fallait pas d'hydrocarbonés aux dyspeptiques flatulents et aux malades atteints de fermentations gastro-intestinales et cette indication était suivie par la presque totalité des praticiens. M. LEVEN depuis longtemps pourtant, après des expériences, rapportées dans un des chapitres précédents, qui lui avaient montré que la constitution chimique des aliments n'avait qu'une part presque nulle dans la production des fermentations gazeuses, prescrivait les purées de légumes secs, uniquement parce qu'elles n'exercent pas d'action mécanique irritante sur la muqueuse de l'estomac.

Cette manière de faire est généralement suivie aujourd'hui.

Le régime de la dyspepsie flatulente n'a rien de spécial ; il est celui de toute dyspepsie. On appliquera le régime moyen ou le régime sévère, mais plus souvent ce dernier, selon l'abondance des gaz et l'ancienneté de la maladie. On prescrira beaucoup de féculents et d'hydrocarbonés, sous forme de bouillie, parce que ce sont des aliments très nutritifs, avec lesquels le travail de l'estomac se trouve très réduit et s'il arrive que certains malades prétendent ne pas les supporter, qu'on les interroge sur le mode de préparation culinaire employé et l'on trouvera que les purées sont insuffisamment tamisées ou assaisonnées avec trop de beurre ou d'autres corps gras.

Mais, on ne s'en tiendra pas uniquement aux féculents et surtout on laissera un peu plus de repos aux malades que ne le veut COMBE.

Voici par exemple les régimes qu'il indique :

Régime n° 2

Dans l'entérite chronique avec poussées aiguës fréquentes :

7 heures 1/2. — Déjeuner

Potage épais (KNORR, MAGGI, farine lactée), cuit à l'eau ou au lait.

Longuets, biscottes.

Beurre frais (à moins de contre-indications : pyrosis, diarrhée).

8 à 9 heures. Repos étendu sur le lit.

10 heures. Farine lactée à l'eau ou au lait.

Ne pas manger.

12 heures 1/2. — *Lunch.*

1 à 2 jaunes d'œufs (crus ou mollets).

Pâtes alimentaires avec beurre frais.

Puddings.

Biscottes ou longuets.

Beurre frais.

Ne pas boire.

1 à 2 heures. Repos sur le lit sans dormir.

3 heures 1/2. *Goûter*.

Farine lactée à l'eau ou **au lait**.

Eau d'Evian.

Ne pas manger.

7 heures. *Dîner*.

Pâtes alimentaires.

Puddings.

Biscottes ou longuets.

Beurre frais (1).

Ne pas boire.

8 à 9 h. — Repos sur le lit, sans dormir.

10 h. — Infusion (camomille, menthe, fenouil ou anis, tilleul, feuille d'oranger, etc...)

Eau d'Evian.

Après huit ou dix jours de régime n° 2, on ajoutera au lunch et au dîner des purées de pommes de terre ou des pommes de terre au four et des myrtilles, soit au jus soit en compote.

Lorsque le foie est intéressé, les jaunes d'œufs seront supprimés et le régime sera lacto-végétarien pur.

N° 3. Régime farineux avec viande.

7 h. 1/2. — *Déjeuner*.

Potage à l'eau ou au lait.

Jambon d'York (50 gr.).

---

(1). A permettre beaucoup moins chez les dyspeptiques purs.

Longuets ou zwiebacks.

Beurre frais.

8 à 9 h. — Repos étendu sur un lit.

10 h. — Cacao (1) à l'avoine ou café Kneipp au lait, suivant les cas.

Ne pas manger.

12 h. 1/2. — *Lunch.*

Viandes rôties ou grillées sans jus ni sauce (50 gr.).

1 à 2 jaunes d'œufs frais.

Pâtes alimentaires ou riz.

Purée de pommes de terre ou au four.

Puddings.

Myrtilles au jus ou en compote.

Longuets ou biscottes.

Ne pas boire.

1 h. 1/2 à 2 h. 1/2 — Repos sur le lit sans dormir.

4 h. — *Goûter.*

Café Kneipp, cacao à l'avoine, eau d'Evian, suivant les cas. Ne pas manger.

7 h. 1/2. — *Dîner.*

Viandes rôties ou grillées, chaudes ou froides (50 gr.).

Pâtes alimentaires.

Purée de pommes de terre ou au four

Puddings.

Myrtilles au jus.

Longuets ou biscottes.

Beurre frais.

Ne pas boire. Manger moins qu'au lunch.

8 h. 1/2 à 9 h. 1/2. — Repos sur le lit.

10 h. — Infusion (camomille, tilleul, anis, menthe, etc.)

______

(1) A éviter chez les dyspeptiques purs.

N° 4 : Régime lacto-farineux avec légumineuses.

7 h. 1/2. — *Déjeuner*.

Thé de chine. Cacao à l'avoine, au choix.

Jambon d'York (50 gr.)

Longuets, zwiebacks.

Beurre frais.

8 h. à 8 h. 45. — Repos.

10 h. — Café Kneipp. Ne pas manger.

12 h. 1/2. — *Lunch*.

Viandes rôties ou grillées.

Pâtes alimentaires.

Purées de légumineuses ou de pommes de terre, au choix.

Puddings.

Crèmes cuites ou en petit pot. } au choix.

Myrtilles en jus au en compote. }

Longuets et biscottes.

Beurre frais.

Ne pas boire.

1 1/2 à 2 h. 1/2. Repos.

4 h. — *Goûter*.

Café Kneipp ou cacao à l'avoine ou thé léger, au choix.

Ne pas manger.

7 h. 1/2. — *Dîner*.

Poisson très frais (truite, sole, merlan), bouilli à l'eau salée.

Viandes rôties ou grillées.

Pâtes alimentaires.

Purées de légumineuses.

Puddings.

Myrtilles ou crèmes cuites, au choix.

Longuets et biscottes.

Ne pas boire.

8 à 9. h. — Repos sur le lit.

10 h. — Infusion.

N° 5 : Régime complet.

7 h. 1/2 . — *Déjeuner*.

Thé de chine, cacao à l'avoine, café au lait Kneipp, selon les cas.

Jambon d'York ou viande froide (50 gr.) au choix.

Longuets ou pain grillé.

Beurre frais.

8 h. à 8 h. 1/2 — Repos étendu.

1 h. 1/2, 2 h. —*Lunch*.

Jaunes d'œufs frais.

Poissons au court bouillon.   } au choix.

Viandes rôties ou grillées.

Pâtes alimentaires.

Purées de légumineuses.   } au choix.

Purées de légumes verts.

Puddings, crèmes cuites, purées de fruits (au choix).

Longuets ou pain grillé.

Beurre frais.

Boisson ; 50 à 100 gr.

1 h. 1/2 à 2 h. — Repos étendu.

4 h. — *Goûter*.

Café au lait Kneipp, ou thé léger.

Biscuits secs (Marie, Albert, Palmers).

7 h. 1/2. — *Dîner*.

Comme au lunch.

Œufs à la coque ou brouillés.   ⎫
Viandes rôties.   ⎬ au choix.
Poisson bouilli avec beurre frais.   ⎭

Pâtes alimentaires.   ⎫
Purées de légumineuses.   ⎬ au choix.
Purées de légumes frais.   ⎭

Puddings.   ⎫
Crèmes cuites.   ⎪
Purée de fruits cuits.   ⎬ au choix.
Compote de fruits cuits.   ⎪
Pain grillé.   ⎭

Beurre frais.

Boisson : 50 à 100 gr.

8 h. 1/2 à 9 h. — Repos étendu.

10 h. — Infusion.

Menu de l'auto-intoxication digestive grave.

1°. Régime végétarien pur.

7 h. 1/2. — *Déjeuner.*

Potage farineux (Knorr, Maggi, etc...) cuit à l'eau.

Cacao à l'avoine ou cacao Kohler dégraissé (1) cuits à l'eau.

Longuets, biscottes, beurre frais.

8 à 9 h. — Repos étendu au lit.

10 h. — Raisins ou fruits de saison bien murs (2).

12 h. 1/2. — *Lunch.*

Potage épais, farineux à l'eau, avec beurre frais.

____

(1) A préférer de beaucoup aux cacaos ordinaires trop gras.

(2) En ce qui concerne, spécialement l'estomac éviter les fruits crus, sauf bananes, raisins, pêches bien mûres.

Pâtes alimentaires sans œufs ou riz. ⎫
Purées de légumineuses. ⎬ au choix.
Purées de légumes verts et aqueux. ⎭
Puddings au cacao sans lait.
Longuets, biscottes, beurre frais.
Purée de fruits cuits.
Ne pas boire.

1 à 2 h. — Repos étendu sans dormir.

3 h. 1/2. — *Goûter*.
Fruits de saison ou cacao à l'eau.
Ne pas manger.

7 h. — *Dîner*.
Même repas qu'au lunch, mais beaucoup moins abondant.
Ne pas boire.

8 à 9 h. — Repos étendu sans dormir.

10 h. — Infusions variées.

2° : *Régime végétarien mixte*.

7 h. 1/2. — *Déjeuner*.
Potage farineux (Knorr, Maggi, farine lactée) cuit au lait, petit lait ou babeurre.
Longuets, biscottes.
Beurre frais (à moins de contre-indication : pyrosis, diarrhée).

8 à 9 h. — Repos étendu au lit.

1 à 4 h. — Petit lait : 250 gr. ⎫
Raisins. ⎬ au choix
Fruits de saison. ⎭
Ne pas manger.

12 h. 1/2. — *Lunch*.
1 à 2 jaunes d'œufs (crus, mollets, brouillés au lait).

Pâtes alimentaires avec beurre frais ou Béchamel.

Purées légumineuses.

Légumes verts. } au choix.

Puddings.

Fromage frais ou lait caillé.

Myrtilles ou fruits cuits. } à moins de contre-indication.

Biscottes ou longuets. Beurre frais.

Ne pas boire.

1 à 2 h. — Repos étendu sur le lit, sans dormir.

3 h. 1/2. — *Goûter*.

Farine lactée, café Kneipp au lait. Petit lait.

Fruits de saison. Eau d'Evian. } au choix.

Ne pas manger.

7 h. — *Dîner*.

1 à 2 jaunes d'œufs.

Pâtes alimentaires avec beurre frais ou Béchamel.

Purées de légumineuses. } au choix

Purées de légumes frais.

Puddings. Crèmes cuites.

Fromage frais au lait caillé. } au choix.

Myrtilles ou fruits cuits.

Biscottes et longuets. Beurre frais.

Ne pas boire.

8 à 9 h. — Repos étendu, sans dormir.

10 h. — Infusion ou eau d'Evian.

Tels sont quelques exemples des menus appliqués par Combe au traitement de l'auto-intoxication intestinale.

Ils sont aussi bien appropriés au traitement des affections de l'estomac en général qu'à celui des dyspepsies avec fermentations en particulier, si on en retire le beurre donné très fréquemment par le professeur de Lausanne, les fruits crus, le cacao ordinaire, les puddings (à cause du rhum). J'ai tenu à les rapporter (malgré leur monotonie), pour augmenter la liste des aliments permis aux dyspeptiques et indiqués précédemment.

Mais le régime de COMBE, envisagé dans son ordonnance, présente quelques inconvénients.

C'est d'abord la trop grande fréquence des repas.

Un tube digestif malade a besoin de se reposer. S'il est des cas où la pratique des petits repas répétés doit être suivie, ce n'est qu'à la condition que ces repas soient très légers. Or, un malade auto-intoxiqué *grave*, qui a pris un petit déjeuner *suffisant* à 7 h. 1/2 du matin (potage farineux, longuets) n'a guère besoin à 10 h. de manger des raisins ou des fruits de saison ; encore moins a-t-il besoin, ayant absorbé à midi et demi un ou deux jaunes d'œufs, un plat de pâtes, une purée de légumes, du pudding, du fromage frais et des longuets ou des biscottes, de recommencer à 3 h. 1/2, c'est-à-dire 2 h. 1/2 après avoir fini son repas, à prendre de la farine lactée ou des fruits.

Il y a presque là une méthode de suralimentation que tous les malades, quand ils sont soignés chez eux, ne supportent pas. A l'Institut de COMBE, toutes les conditions sont modifiées : milieu, emploi du temps, mode de préparation culinaire peut-être, entraînement de compagnie, etc., et ces conditions influent beaucoup sur la tolérance du régime et ses bons effets.

Je ne voudrais pas tabler sur quelques cas ; mais il m'est arrivé, ces temps derniers, de soumettre des sujets, suivant strictement chez eux la méthode de COMBE depuis plusieurs mois, à un régime beaucoup moins sévère, qu'ils disaient

ne pas devoir supporter — et de les améliorer d'une manière
très rapide, malgré leurs craintes : petit déjeuner, déjeuner
et dîner, sans rien entre le matin et midi et avec juste une
tasse de thé léger à 4 heures.

Un autre reproche plus sérieux à faire au régime de COMBE
est l'heure à laquelle il prescrit une infusion : 10 h. du
soir.

Sans doute, la digestion, même chez un sujet normal, se
fait mieux, quand au repas on ne prend pas ou peu de liquide
et les liquides ingérés, quand l'estomac est vide, passent
beaucoup plus vite dans l'intestin que s'ils sont absorbés en
même temps que la nourriture (1). C'est sans doute à cette
indication précise qu'a voulu obéir le professeur de Lausanne.

Mais quand un malade, qu'on le suppose moyennement ou
gravement atteint, finit son repas du soir à 8 heures, est-il
bon de lui ordonner de 8 à 9 h. le repas étendu *sans dormir* et de l'obliger à attendre une heure presque tardive
pour boire ? C'est l'empêcher de se livrer au sommeil et de
réparer ses forces et c'est peut-être aller à l'encontre de la
première indication à remplir dans le traitement des affections gastro-intestinales : de longues et bonnes nuits. Je crois
qu'il y a toujours à gagner de laisser le malade se mettre au
lit de bonne heure et s'endormir le plus tôt possible, fût-ce
à 8 heures, — et qu'il vaut mieux l'autoriser à boire pendant

______

(1) A jeun, chez l'adulte, 200 c. c. d'eau froide sont évacués dans l'intestin en dix minutes. Si, au contraire, la même expérience est faite chez
un sujet ayant absorbé seulement quelques bouchées de pain, la totalité
du liquide se retrouve dans l'estomac au bout d'une demi-heure (G. LE-
VEN et G. BARRETT. *Radioscopie gastrique. Applications à l'anatomie, la
physiologie et la pathologie. Archives des maladies de l'appareil digestif et de la nutrition.* Mars 1907.

son repas du soir que de reculer de deux heures le moment de se reposer.

Par contre, il y a lieu de féliciter COMBE du repos auquel il condamne des malades après le petit déjeuner et le repas de midi. Ce repos sur lequel LEVEN a déjà insisté, il y a longtemps, est de première importance.

Faut il être aussi sévère que COMBE et défendre toute boisson au moment du repas ? C'est aller un peu loin et appliquer trop à la lettre les données de l'expérimentation. Il est désastreux que le malade boive beaucoup en mangeant, parce que son suc gastrique se trouve ainsi trop dilué et que la musculature gastrique n'a pas de prise sur la masse pâteuse — liquide contenue dans l'estomac. Mais il n'y a aucun inconvénient (d'après l'observation clinique et les sensations éprouvées par le malade) à permettre un verre à un verre et demi de liquide à chaque repas. En ajoutant à cela une *petite* infusion immédiatement après le déjeuner et le dîner et un grand verre d'eau d'Evian ou autre liquide à 4 heures, on arrive à donner environ un litre de liquide par jour. Ce qui est suffisant, d'autant que ce rationnement n'est que momentané.

On a fait au régime végétarien préconisé par COMBE d'autres reproches.

On l'a accusé d'être affaiblissant ; mais les céréales et les pâtes, par la quantité de gluten ou d'hydrocarbures qu'elles renferment, sont au contraire des aliments de valeur — d'être dangereux pour l'élimination urinaire ; mais COMBE fait justement remarquer que les pâtes, en cuisant, absorbent sept à huit fois leur poids d'eau et qu'un repas dit sec représente en réalité 300 à 400 gr. d'eau. Au surplus, ce régime n'est que transitoire (1) — de provoquer, chez les enfants, la maladie de BARLOW et, chez l'adulte, le scorbut ou le purpura ; mais COMBE, en 15 ans, dit ne jamais avoir observé un seul cas de maladie de BARLOW avec ces régimes ; il permet du reste, dès le quinzième jour, du jus de citron, — de causer une dyscrasie acide, par la production d'acide lactique (lait caillé, petit lait, babeurre Kéfir, pâtes et céréales). Mais si l'acide lactique, injecté sous la peau, est assez toxique, il n'est pas nuisible lorsqu'il est introduit dans l'organisme par le tube digestif — de conduire au diabète. Mais il faut avoir des prédispositions.

Néanmoins, il sera bon d'une façon générale et surtout chez les malades atteints d'insuffisance hépatique de rechercher très souvent le sucre dans les urines et de modifier le régime, le cas échéant.

A côté du régime alimentaire proprement dit, on a proposé, dans ces dernières années, à la suite des travaux de METCHNIKOFF, TISSIER, etc., de modifier le milieu de culture intestinal et d'y introduire des ferments lactiques, dans le but de lutter contre les microbes protéolytes, qui provoquent la putréfaction anotée.

L'expérimentation et les essais cliniques ont démontré le bien fondé de ce mode de traitement appliqué à diverses affections intestinales et dont l'effet se traduit par une diminution de la quantité des sulfo-éthers. (HERTER, COHENDY).

En ce qui concerne spécialement les maladies de l'estomac,

---

(1) S'il devait être continué rigoureusement pendant de longs mois, il aurait des inconvénients au point de vue de l'élimination des déchets physiologiques.

je ne puis dire ce que vaut exactement cette méthode, qui semble devoir rester au second plan, puisque d'abord le régime alimentaire de la dyspepsie avec fermentations est hydrocarboné et qu'il n'y a pas à lutter contre la transformation 'défectueuse d'albuminoïdes absents du tube digestif — et qu'ensuite la présence très fréquente d'acide lactique dans le contenu gastrique de la majorité des dyspeptiques, surtout des hyperchlorhydriques, est loin d'empêcher les fermentations intestinales.

On a beaucoup recommandé l'introduction dans le tube digestif de l'acide lactique, sous forme de *Képhir* et de *Koumys*.

Le Koumys est le lait fermenté de jument ; longtemps il n'a été employé qu'en Russie. Actuellement, on le prépare, surtout en Allemagne et en Russie, en faisant usage de lait de vache et en mélangeant 1 litre de Koumys contenant son ferment avec 10 litres de lait frais ; on agite pour favoriser le développement de la fermentation, qui est d'abord lactique, puis alcoolique.

En France, on l'obtient par le mélange de 2 parties de lait d'ânesse et d'une partie de lait de vache, qu'on fait fermenter par le *saccharomyces cerevisiæ*.

Le Koumys se présente sous l'apparence d'un liquide blanchâtre et pétillant, de saveur piquante et aigrelette. Il contient environ 1 gr. d'acide lactique et de graisse par litre et 3 gr. d'alcool, 0, 35 cg. de sels, 0, 80 cg. de caséine, de l'albumine, des peptones et de la lactose. Sa composition se modifie légèrement avec l'âge ; au bout de 8 jours, la lactose diminue puis tombe à zéro, et les peptones baissent de près de moitié.

Le Koumys s'emploie pur, entre les repas, à la dose d'un demi à trois quarts de litre par jour.

Quoique d'une assimilation facile et doué de propriétés antiputrides, il est loin de toujours réussir dans les affections du tube digestif, qui s'accompagnent de fermentations.

Sa teneur en alcool, quoique ne dépassant pas celle de la bière, est trop forte pour qu'un estomac malade le supporte pendant plusieurs semaines sans inconvénients.

Selon ROBIN, il est contre-indiqué dans l'hyperchlorhydrie, parce qu'il accroît l'acidité totale du contenu gastrique (1).

Pour HAYEM, il est contre-indiqué dans toutes les gastrectasies accompagnées d'insuffisance motrice, car étant retenu trop longtemps dans l'estomac (2) il continue à fermenter et développe des fermentations accessoires butyrique et acétique.

L'indication de son emploi, dans les dyspepsies avec fermentations, semble donc plus que restreinte, aussi bien dans le type hyper que dans le type hypo et c'est dans les cas légers qu'il paraît devoir le mieux convenir.

Le *Kéfir* résulte de la fermentation du lait de vache, produite par le mélange à un litre de lait frais et stérilisé de deux cuillerées de graine de kéfir ; on agite toutes les heures pendant environ 10 heures, à la température de 20° ; au bout de 24 heures, le liquide est prêt à être consommé. Si on laisse fermenter davantage, tous les produits de fermentation augmentent.

Au microscope, on constate la présence d'une levure alcoolique, le *saccharomyces mycoderma* et d'une bactérie, le *Dispora caucasica*.

____

(1) *Les maladies de l'estomac*, (1900), p. 285.
(2) In COMBE, *L'auto-intoxication intestinale* (1907), p. 334.

Comme le Koumys, le Kéfir a uue odeur aigrelette. Au point de vue de sa composition, il en diffère par une teneur beaucoup moindre en alcool : 0, 70 quand il est frais (1 gr. 50, quand il est vieux) au lieu de 3 gr. 20 — par une quantité plus grande de lacto-caséine, de graisse, de sels et de lactose : 3 gr., 3 gr. 50, 0, 80 et près de 3 gr., au lieu de 0, 80, 1 gr. 20, 0,35 et 0,40 — par une quantité presque nulle de peptones.

Etant beaucoup moins alcoolique que le Koumys, il est beaucoup mieux supporté par l'estomac. On le donne à la dose d'un à deux litres par jour.

Il semble plutôt indiqué dans le type hypo que dans le type hyper, ce dernier étant mal influencé par les boissons gazeuses.

On peut encore avoir recours au *lait caillé naturel* qu'on obtient au bout de 24 heures en été et davantage en hiver, en plaçant dans un endroit assez chaud un vase contenant du lait ordinaire et recouvert, pour éviter qu'il soit souillé par les poussières — ou en additionnant de présure liquide du lait légèrement tiède, ce qui ne demande que deux ou trois heures.

Il est bon d'écrêmer le lait auparavant, pour qu'il soit plus léger à l'estomac.

Sa composition est sensiblement la même que celle du lait ordinaire, dont il ne diffère que par la présence d'acide lactique : 0, 60 °/₀ environ, c'est-à-dire moins que le Képhir et que le Koumys.

D'une manière générale, il est mieux supporté que le lait ordinaire, à cause de sa saveur, qui plaît le plus souvent aux malades et de sa coagulation déjà faite ; il a de plus le grand avantage sur le Képhir et le Koumys de ne pas contenir d'alcool et de régulariser les selles.

Le moment de son administration importe peu. On peut le donner, à la dose d'une ou deux grandes tasses par jour, soit à jeun et dans la matinée ou au coucher, soit pendant ou après le repas.

A côté du lait caillé naturel, il faut citer le *yoghourt* ou lait caillé bulgare obtenu au moyen d'un ferment, la *maya* qui contient, d'après GRIGOROFF, (1), à côté de certaines espèces microbiennes, trois microbes lactiques spéciaux facultativement aérobies et anaérobies : le bacille bulgare ou de MASSOL, ferment lactique très énergique, qui coagule le lait stérilisé en 12 heures, — un streptocoque, qui le coagule en 14 heures et un diplocoque, qui le coagule en 24 heures.

Le yoghourt, qui est du lait réduit de moitié (2) est très nutritif, puisqu'il contient 7 à 8 % de caséine, de graisse et de lactose ; il contient un peu moins d'acide lactique que le Képhir et le Koumys, mais davantage que le lait caillé naturel ; il ne renferme que des traces insignifiantes d'alcool (0, 02 %).

A côté de ses propriétés nutritives, le yoghourt a l'avantage d'être très agréable au goût et selon METCHNIKOFF, il serait un antiseptique puissant des voies digestives.

On le prend, comme le lait caillé naturel, soit à jeun, soit au coucher ou entre les repas, à la dose de deux ou trois bols par jour. On peut même le prendre aux repas, mélangé aux pâtes ou au riz.

____

(1) In COMBE, *L'auto-intoxication intestinale*, (1907) p. 423.
(2) On le fait bouillir jusqu'à réduction de moitié avant de l'ensemencer.

Outre l'introduction de l'acide lactique dans le tube digestif, on a tenté de lutter contre les fermentations par les ferments lactiques sélectionnés : *lacto-bacilline* de METCHNIKOFF, bouillon de culture (1) pure du bacille de MASSOL ou bacille de la maya bulgare et d'un autre microbe lactique européen inoffensif pour l'homme, qu'on trouve sous forme de flacons de 10 c. c.

On prend cette dose en deux fois dans la journée, avec de l'eau sucrée, à jeun et entre les repas ou à la fin des repas ou on la mélange au yoghourt — *biolactyle* Fournier, symbiose du bacille de MASSOL avec un autre bacille lactique de la flore orientale — *bouillon paralactique* de TISSIER, culture pure d'une symbiose du *Bacillus paralactici* avec le *Bacillus acidi bifidus* de cet auteur, qu'on administre à la dose d'un ou deux verres à madère, deux fois par jour.

Il est difficile de se prononcer sur la valeur réelle de ces tentatives ; mais il semble qu'il n'y ait pas beaucoup à gagner avec l'emploi de ces cultures, puisque, pour que les bons résultats obtenus par le bouillon paralactique « persistent et deviennent définitifs, il faut prolonger ce traitement au moins deux mois et demi en moyenne, jusqu'à ce que la flore intestinale soit notablement transformée (2) ».

Le régime alimentaire *seul* suffit pour obtenir un résultat au moins aussi bon, sinon meilleur, tandis que cette médication, qui a pour but de modifier la flore et le milieu de l'intestin, reste sans effet, si elle n'est pas accompagnée d'un genre de vie et d'une alimentation appropriés.

---

(1) Supérieur à la lacto-bacilline en poudre, qui se vend en tubes de 5 gr. et qu'on prend à la dose d'un gr. par jour en deux fois.

(2) TISSIER *cité in* COMBE. *L'auto-intoxication intestinale* (1907) p. 443.

Elle peut être utile, mais elle est accessoire.

On peut en dire autant des levures microbicides : *levure de bière, levure de raisins*, destinées à tuer les microbes banaux de l'intestin : colibacille, staphylocoque, streptocoque, etc..., grâce à leurs produits d'excrétion : alcool, acide lactique, acide succinique, grâce à leur pouvoir phagocytaire passif (les levures digérant les microbes qui les pénètrent), grâce peut-être aux toxines qu'elles sécrètent.

L'emploi de ces levures est d'ailleurs contre-indiqué dans la dilatation atonique et la ptose de l'estomac, parce qu'en raison de l'insuffisance motrice, elles séjournent trop longtemps dans la cavité gastrique et elles y déterminent des fermentations secondaires (1).

Médicaments. On a essayé et prôné bien des médicaments dans le but d'empêcher les fermentations et d'antiseptiser le tube digestif.

C'est d'abord *l'acide chrorhydrique*, auquel on accorde une valeur antiseptique toute théorique, puisque dans l'hyperchlorhydrie où la quantité moyenne d'acide chlorhydrique libre oscille entre 2 gr. 50 et 3 gr. 50 par litre, les fermentations sont beaucoup plus fréquentes et abondantes, selon ROBIN, que dans l'hypochlorhydrie, où l'acide chlorhydrique libre est presque toujours absent.

Puis, toute une série de produits : *Naphtol, benzonaphtol, bétol, salol, acide benzoïque, acide salicylique, salicylate de soude, résorcine, salicylate de bismuth*, etc..., qui ne peuvent agir qu'à forte dose et qui alors ne sont plus supportés par les voies digestives. Il faudrait avoir un estomac extraordinaire pour pouvoir prendre sans incon-

-----

(1) *Ibidem*, p. 476.

vénient, pendant quinze jours ou davantage, 1 gr. 20 à 3 gr. de napthol B, comme dans la formule suivante classique :

> Naphtol B. précipité. . . . . . |
> Salycilate de magnésie. . . . } àà 0,20 à 0,30 cg.
> Magnésie ou rhubarbe. . . . |
>
> Pour un cachet ; 4 à 10 par jour.

A côté de ces médicaments visant à faire une antisepsie directe, ROBIN a introduit dans la thérapeutique divers produits destinés à inhiber l'action des ferments figurés, sans entraver l'activité des ferments solubles et qui sont en général toujours très bien supportés par l'estomac. Ce sont *le fluorure d'ammonium*, *l'érythrol* (iodure double de bismuth et de cinchonidine), et le *souffre iodé*.

Je n'ai pas expérimenté le soufre iodé : mais j'ai employé fréquemment le fluorure d'ammonium, d'après la formule :

> Fluorure d'ammonium. . . . . . . 0, 50 cg.
> Eau distillée. . . . . 300 gr.
>
> Une cuillerée à soupe à la fin des deux principaux repas.

Et l'érythrol, soit associé à des poudres inertes :

> Erythrol. . . . . 0, 05 cg.
> Lactose. . . . . 0, 50 cg.
>
> Pour un cachet, à prendre un immédiatement après chaque repas.

Soit associé à des médicaments s'appliquant à la variété de dyspepsie qui s'accompagne de fermentations.

Dans l'hypersthénie :

> Craie préparée. . . . . 0, 50 cg.
> S. n. de bismuth. . . . . 0, 20 cg.
> Phosphate de chaux. . . . . 0, 30 cg.
> Erythrol. . . . . 0, 05 cg.

Dans l'hyposthénie :

Sulfate de potasse. . . . .⎫	
Azotate de potasse . . . .⎬	0, 05 cg.
Quassine amorphe.	0, 04 cg.
Poudre de noix vomique.	0, 02 cg.
Erythrol.	0, 05 cg.

Il m'a semblé que l'érythrol était supérieur au fluorure d'ammonium.

Plus récemment, on a préconisé contre les fermentations gastro-intestinales l'emploi du *peroxyde de magnésie*, qui dégage de l'oxygène naissant dans l'estomac ou l'intestin mais auquel l'érythrol semble préférable :

Peroxyde de magnésie. . . . . . . 0,20 à 0,40 cg.

Pour un cachet, à prendre une heure avant le repas.

Dans ces tout derniers temps, le Dr FIQUET a communiqué à la Société de Thérapeutique les résultats qu'il avait obtenus avec un nouveau corps : le *zimphène* non irritant et non toxique. Ce médicament, outre son action antiseptique, augmente la sécrétion des sucs digestifs et favorise l'élimination des déchets intestinaux ; il semble donc devoir être réservé aux fermentations secondaires accompagnant le type hypo, à cause de son action stimulante. M. FIQUET l'emploie à la dose de 0, 50 cg. une heure ou deux avant les repas ou trois, quatre heures après, dans un demi-verre d'eau.

Le mode d'action des médicaments dans les fermentations du tube digestif est loin d'être connu. Les médicaments précédents, auxquels on ne saurait nier leurs vertus antiseptiques ou antiputrides, donnent de bons résultats et leur mode d'action paraît facile à saisir.

Or, d'autres produits non antiseptiques agissent favorablement dans la pneumatose gastro-intestinale 1) et dans les fermentations acétique et lactique ; tel le *bromure de strontium*, conseillé jadis par G. Sée contre ces symptômes. Telle encore la solution dont j'ai déjà parlé, inspirée de Leven, qui m'a donné d'excellents résultats non seulement contre l'anorexie et contre les autres symptômes de la dyspepsie hyposthénique, mais aussi contre la production abondante de gaz :

Sulfate de soude ....⎫	
Phosphate de soude....................⎬ àà 3 gr,	
Bromure de sodium....................⎭	
Eau distillée............................ 300 gr.	

Une cuillerée à soupe cinq ou dix minutes avant les repas et une ou deux dans l'après-midi.

Il y a là sans doute action d'ordre physico-chimique sur la muqueuse du tube digestif, action modifiant la circulation, les phénomènes vaso-moteurs et les transformations chimiques.

A côté de la médication antiseptique, il faut placer la *médication évacuante*, qui a pour but d'éviter toute stagnation des produits de la digestion dans l'intestin, ce qui fournirait un nouvel aliment au processus fermentatif.

Il est de toute utilité que les selles soient régulières et dans ce but, on prescrira tous les deux ou trois jours une dose minime *d'huile de ricin* (5 à 10 gr.) ou de *calomel* (0,02 à 0,05 cg.) le matin à jeun ; mais on évitera les grosses purgations (plusieurs verres d'eau de Janos ou autre) et les substances irritantes, comme l'eau-de-vie allemande, la gomme gutte, etc...

---

(1) Le charbon pulvérisé n'a qu'une action insignifiante ou *nulle* sur les gaz. Suivant Rabuteau, il produirait une hypersécrétion, à la dose de 5 à 10 grammes après les repas.

Il faut se contenter de laxatifs doux (1) sous peine de voir tous les symptômes aggravés et même si l'huile de ricin et le calomel à dose faible étaient mal supportés, ce qui arrive, il faudrait se contenter des évacuants mécaniques : lavages de l'intestin avec un ou deux litres de solution de sérum physiologique (7 gr. de sel marin par litre) à 38 ou 40° —lavements d'huile tiède, administrés avec une seringue en verre de 50 c. c., munie d'une canule recourbée assez longue, en caoutchouc durci.

Pour faire l'antisepsie mécanique de l'estomac, on a eu recours aux lavages de cet organe (voir le chapitre suivant à ce sujet) et aux vomitifs. Ce dernier moyen est peu recommandable, lorsqu'il s'agit d'estomacs atones, qui risquent de rester encore plus épuisés après le violent effort que le vomitif inflige à leur musculature ou de malades hyperchlorhydriques, dont l'estomac est très irrité.

DILATATIONS DE L'ESTOMAC.

DILATATION D'ORIGINE MÉCANIQUE.

Régime alimentaire et genre de vie. — Il n'y a rien à ajouter à ce qui a été dit au sujet du régime alimentaire dans les affections de l'estomac.

Selon le degré de rétrécissement du pylore, on permettra soit les viandes hachées ou pulpées et les purées de légumineuses, ainsi que les pâtes, soit seulement une alimentation

---

(1) Voir chapitre spécial : Constipation et diarrhée.

liquide : lait en nature, képhir, koumys, lait de poule, œufs crus, etc.

Le repos physique et moral, surtout après les repas, est plus indiqué, à cause de la grande difficulté que l'estomac éprouve à évacuer son contenu dans l'intestin.

Médicaments. —Lorsqu'on a affaire à une dilatation consécutive à la cicatrisation d'un ulcère de la région pylorique, le traitement médical peut donner des résultats, en diminuant le spasme dû à l'hyperacidité, qui augmente l'atrésie organique du pylore. Ce traitement suffit à lui seul, dans bien des cas, à lutter d'une manière efficace contre la dilatation d'origine spasmodique.

On aura recours à la médication saturante et calmante exposée au traitement de l'hypersthénie gastrique, c'est-à-dire aux alcalino-terreux : *phosphate de chaux, craie préparée, magnésie* ou son *carbonate, sous-nitrate de bismuth* auquel on associera la *codéine, l'opium* et ses dérivés, le *chanvre indien,* la *solanine* et aux modificateurs de l'afflux circulatoire : *belladone, ergotine, picro-toxine.*

Lorsque l'estomac ne se vide jamais, ces médicaments ne peuvent pas agir, parce qu'ils ne peuvent entrer en contact direct avec la muqueuse et modifier ses dispositions.

Le lavage de l'estomac est alors indiqué ; il débarrasse cet organe des résidus alimentaires qui sont causes, dit-on, de l'auto-intoxication ; il exonère l'estomac de toute la surcharge liquide qui lui pèse d'une façon permanente, il soulage beaucoup le malade et il permet aux médicaments d'agir. Il calme rapidement, quelquefois *instantanément,* les symptômes nerveux ou cérébraux.

Mais il a l'inconvénient de soustraire une trop grande

quantité de liquide et de chlorures et de nuire à l'état général, si on le répète quotidiennement pendant un certain
temps. Surtout, il fatigue beaucoup, dans ces conditions, le
système nerveux.

La méthode des lavages, jadis érigée en système (et ceci
s' applique aussi bien aux dilatations d'origine atonique), ne
doit donc être employée qu'à certains intervalles ; de cette
façon, elle peut donner de bons résultats.

On pratique le lavage, le matin, à jeun. Après évacuation
du contenu gastrique, on fait pénétrer et on laisse séjourner,
pendant cinq à dix minutes, un litre de *lait de bismuth* à 20 p.
1000 ou de solution de *sulfate de soude* à 5 p. 1000 ou de
bicarbonate de soude au même titre ou d'eau bouillie simple.
On a préconisé les solutions antiseptiques : acide salicylique, résorcine à 2 p. 1000, permanganate de potasse à
0.50 p. 1000, acide borique à 3 p. 100.

Après le lavage, on mettra le malade au repos absolu, on
l'alimentera au bout d'une demi-heure à une heure et on lui
fera suivre la médication alcalino-terreuse et autre précédemment indiquée.

Lorsqu'on n'arrive pas à un résultat satisfaisant, ce qui est
presque la règle dans les dilatations purement organiques, il
faut sans tarder, avoir recours à une intervention chirurgicale qui libèrera le pylore, dans la mesure du possible, si
l'obstacle est extra-pylorique, ou pratiquer une *gastro-entérostomie* en ayant soin de faire l'abouchement assez loin du
pylore, pour éviter la production d'un ulcère du jéjunum.

DILATATION PARATONIE.

La dilatation d'estomac d'origine atonique n'étant qu'un
symptôme, il n'y a pas de traitement spécial à lui opposer.

On prescrira un régime alimentaire plus ou moins sévère selon l'ancienneté et l'intensité du type dyspeptique auquel la dilatation est consécutive.

On se gardera bien d'interdire d'une façon trop absolue les liquides ; après les travaux de BOUCHARD, il était de règle de permettre le moins possible de boire et l'on arrivait, de la sorte, en voulant trop bien soigner l'estomac, à favoriser la constipation, à nuire à une élimination rénale suffisante, à favoriser l'apparition de la gravelle chez les sujets prédisposés et à empêcher un nettoyage suffisant des tissus.

On voit des malades qui prennent à peine un demi-litre de liquide en 24 heures ; il n'y a aucun inconvénient pour l'estomac et il y a avantage pour l'organisme à en permettre au moins le double et même davantage : un tiers de litre de lait ou de café au lait, le matin, au petit déjeuner — un verre et demi, soit 300 gr. d'eau au repas de midi et du soir — une tasse à café d'infusion chaude après chacun de ces deux repas — un verre d'eau ou une tasse de thé léger ou de lait coupé d'eau minérale faible, à 4 heures.

Cette quantité de liquide est bien supportée par l'estomac et plaît au malade, surtout dans la saison chaude. Au cas où le patient se trouverait mieux de ne prendre qu'à peine un verre d'eau aux repas, ou même moins, il faudrait suppléer à cette insuffisance de liquide par l'administration d'une tasse d'infusion légère, le matin à jeun, une heure au moins avant le petit déjeuner ou d'un verre d'eau vers onze heures.

Quant à l'ordonnance des repas, elle sera la même que celle des personnes bien portantes : petit déjeuner, déjeuner et dîner ; rien à 4 heures, si la quantité de liquide absorbée, le reste de la journée, est suffisante. Il vaut mieux manger moins souvent et laisser à l'estomac plus de repos entre les repas que de lui faire faire dans la journée cinq ou six collations, qui exigent un travail presque continu.

On ne saurait trop insister sur le repos après les repas, qui facilite l'évacuation du contenu gastrique et sur les mauvais effets de la marche prolongée et de la station debout.

Médicaments. — Le lecteur n'a qu'à se reporter à ce qui a été dit aux chapitres du traitement de l'hyposthénie et des fermentations gastro-intestinales. Il est inutile de faire des redites fastidieuses.

Presque tous les malades atteints de dilatation d'estomac ont de l'atonie de tous les organes et de tous les tissus. Il est donc indispensable de tonifier leur organisme par l'administration de médicaments, parmi lesquels il faudra faire un choix judicieux, la plupart de ceux qui passent pour avoir des propriétés reconstituantes ayant une action générale douteuse et une influence mauvaise sur les fonctions de l'estomac et de l'intestin. On laissera de côté tous les ferrugineux, quelle que soit la forme sous laquelle ils sont présentés, tous les vins médicinaux à base de kola, coca, quina etc... pour s'en tenir seulement aux glycérophosphates, à la lécithine *per os* ou par la voie hypodermique et surtout aux petites injections salines sous-cutanées (1).

Agents physiques. — Une large place sera faite à l'emploi des agents physiques. *L'hydrothérapie* sera conseillée sous forme de douches d'abord écossaises, puis froides chez les sujets peu excitables, de douches tièdes chaudes chez les nerveux irritables, suivies d'une forte friction faite avec un liniment à base alcoolique : eau de Cologne, baume de Fioraventi, alcoolat de lavande, etc... — le soir, au coucher ou plutôt le matin à jeun.

______

(1) Voir plus loin le chapitre spécial du traitement de l'état général.

Le *massage* général est indiqué dans tous les cas où existent des symptômes marqués de neurasthénie.

Le massage de l'estomac, qui doit être évité chez les sujets dont l'estomac est très sensible à la pression sera pratiqué une demi-heure à une heure après le repas de midi, chez ceux qui présentent des phénomènes prononcés d'hyposthénie : lourdeur épigastrique, somnolence, perte d'appétit, etc... ; mais il devra être léger, superficiel et court, dix minutes à un quart d'heure au plus.

Quant à *l'électrothérapie*, il convient d'en être parcimonieux. Nous reviendrons plus loin plus en détail sur l'emploi des agents physiques dans les maladies de l'estomac.

Tous les malades atteints de dilatation d'estomac et en particulier ceux qui ont un relâchement marqué de la paroi abdominale et qui présentent une splanchnoptose généralisée se trouveront bien du port d'une *ceinture abdominale*. On peut leur recommander la sangle de GLÉNARD, mais elle a l'inconvénient de ne pas être suffisamment large et de comprimer l'abdomen sur une trop petite hauteur. Il semble qu'on doive souvent lui préférer une ceinture ordinaire en flanelle, faisant plusieurs fois le tour du corps et enserrant l'abdomen du creux épigastrique au pubis ou une ceinture en toile, capitonnée intérieurement, avec serrage réglable à volonté, qu'on garnira d'une ou plusieurs pelotes de flanelle ou d'ouate verticales ou horizontale, en cas de ptose du rein ou du foie.

Quant au corset droit, quoiqu'il ait une supériorité très grande sur les anciens modèles, il ne suffit pas à maintenir en bonne position les organes abdominaux et un conseil excellent, sinon toujours bien accepté par les dames élégantes qui tiennent à leur fine taille, sera de ne pas s'en tenir à lui et de porter, à même la peau, quelques tours de flanelle serrés.

DILATATION AIGUE

Le meilleur et le seul traitement efficace de la dilatation aiguë de l'estomac est le lavage de cet organe, fait à l'eau bouillie tiède.

De plus, on maintiendra en permanence, sur la région épigastrique, une vessie de glace, qui aura pour effet de réveiller la contractilité des tuniques musculeuses et de diminuer les vomissements — inutiles, puisque le liquide contenu dans l'estomac a été évacué par la sonde — et souvent dangereux, par les efforts auxquels le malade est obligé.

Toute alimentation par la bouche sera rigoureusement interdite ; tout au plus, permettra-t-on quelques cuillerées à café d'eau glacée le premier jour ; puis, les jours suivants, quelques centaines de grammes de lait, coupé d'eau non gazeuse. On remplacera l'alimentation buccale par des lavements alimentaires (1).

L'état général étant toujours fortement atteint, on pratiquera des injections sous-cutanées d'éther, de spartéine, de strychnine, d'huile camphrée ou de sérum artificiel pour soutenir le cœur et relever le système nerveux défaillant.

GASTRITES

Leur traitement est exactement, à tous points de vue, celui des dyspepsies.

---

(1) Voir page 266.

En ce qui concerne les gastrites aiguës, la thérapeutique à suivre a été exposée au chapitre symptomatologie.

ULCÈRE SIMPLE DE L'ESTOMAC

Traitement prophylactique. — Toute dyspepsie hypersthénique pouvant conduire à l'ulcère simple de l'estomac, il est de toute nécessité que le malade, atteint de cette forme de dyspepsie, se soumette de tous points au régime indiqué contre l'hypersthénie.

Quand, par une médication appropriée, la plupart des symptômes auront disparu ou se seront beaucoup atténués, on continuera le régime alimentaire pendant longtemps, sous une forme moins sévère et les poudres alcalino-terreuses à dose moindre et d'une façon interrompue, mais sans les cesser complètement.

Ce n'est qu'au bout de plusieurs mois d'amélioration que le malade pourra se mettre au régime de tout le monde, en évitant néanmoins les boissons alcooliques et les mets fortement épicés, en évitant également tout surmenage physique prolongé. Souvent, chez des sujets souffrant depuis des années d'hypersthénie et allant mieux, c'est à l'occasion d'une grande fatigue, telle que la moisson, à la campagne, qu'éclatent brusquement les symptômes bruyants de l'ulcère : hématémèse, etc.

Traitement de l'ulcère confirmé. — Lorsqu'aura été posé d'une manière ferme le diagnostic d'ulcère simple, il faudra mettre l'estomac au repos le plus grand possible, c'est-à-dire supprimer toute nourriture solide.

L'alimentation consistera uniquement en lait, œufs à la coque sans pain et purées de légumes secs, claires. On supprimera complètement le pain, la viande même en minime quantité, le poisson et tous les légumes sous une forme autre que les purées.

Si une hématémèse *légère* apparaît, on s'en tiendra uniquement au régime lacté et on mettra le malade au repos absolu.

Le lait sera pris froid, à la dose d'un à deux litres en 24 heures (on augmentera ensuite progressivement), par tasses de 200 à 250 grammes, toutes les deux ou trois heures et dans chaque tasse on aura soin de mettre une ou deux cuillers à soupe *d'eau de chaux*. Il sera également utile de couper le lait au tiers ou au quart avec de l'eau d'Evian-Cachat, de manière à le rendre plus digestible ; mais on proscrira radicalement toute eau gazeuse, qui, en distendant l'estomac, risquerait de faire réapparaître ou d'augmenter l'hémorrhagie. On s'en tiendra au lait en nature : donner à ce moment du képhir, du koumys ou du yoghourt, liquides acides, est absolument contre-indiqué.

Comme *médicaments*, on prescrira trois à six fois par jour, selon l'intensité des symptômes, un des paquets suivants, après ou entre les repas, pour combattre l'acidité du contenu gastrique, modifier l'état sécrétoire de la muqueuse et lui faire une sorte de pansement mécanique :

<pre>
Phosphate de chaux.. . . . . ⎫
Craie préparée. . . . . ⎬ āā 0 gr. 50 ou 1 gr.
Sous-nitrate de bismuth.. . . . . ⎭
</pre>

ou l'on s'en tiendra au *sous-nitrate de bismuth*, dont on donnera 5 à 10 gr. par jour, de préférence entre les repas, dilué dans de l'eau tiède ; outre son action antalgique, le bismuth étant astringent, tend à faire se cicatriser l'ulcère et à empêcher les hémorrhagies.

On a proposé l'emploi de médicaments doués de plus grandes propriétés cicatrisantes :

> Nitrate d'argent. . . . .   0,20 cg.
> Eau distillée . . . .   120 gr.
> Une cuillerée à soupe trois fois par jour.

> Iodoforme pulv. . . . . }
> Sulfate de quinine. . . . . } àâ 0,10 cg.
> Pour une pilule ; à prendre quatre par jour.

Mais la forme pilulaire ne convient guère à un estomac ayant une lésion organique. Quant à leur action cicatrisante, il semble avantageux de s'en tenir aux alcalino-terreux et au bismuth plutôt que de mettre l'estomac, en contact avec des médicaments qui pourraient, vu leur activité, être mal supportés.

Bourget a préconisé le *perchlorure de fer* comme cicatrisant. Il vide l'estomac, au moyen de la sonde, il fait un lavage à l'eau ordinaire tiède, puis y fait pénétrer 100 gr. d'une solution de perchlorure de fer au centième. Au bout de deux à trois minutes, il extrait cette solution, puis il recommence trois ou quatre fois de suite cette opération.

On peut dire de ce mode de traitement qu'il est pour le moins très imprudent, car le contact répété de la sonde avec l'estomac risque d'amener une hémorrhagie.

Contre les crises de *douleurs*, si les alcalino-terreux seuls ou le bismuth ne parviennent pas à les calmer, on associera à ces médicaments la *codéine*, à la dose de six centigr. par jour en trois fois ou la *poudre d'opium* (0, 10 par jour) ou une solution *d'eau de chaux* contenant de la codéine et de la cocaïne (0,02 à 0,04 par jour) ou la potion suivante :

Extrait de belladone.	0, 10 cg.
» hydro-alcoolique de chanvre indien (1).	0, 50 cg.
Sous-nitrate de bismuth.	5 gr.
Julep gommeux.	150 c. c.

à prendre cinq cuillerées à soupe, au plus en 24 heures.

Le *condurango*, astringent et hémostatique, donne assez souvent de bons résultats, sous forme de décocté :

Ecorce de condurango	15 gr.
Eau bouillante	300 gr.
Faire réduire à 150	
Filtrer et ajouter :	
Sirop d'opium.	60 gr.

Deux à trois cuillerées à soupe par jour.

En même temps, on appliquera sur la région épigastrique une compresse ou une feuille d'ouate imbibée d'un liniment calmant :

Baume de Fioraventi.	100 gr.
Chloroforme.	10 gr.
Laudanum de Rousseau.	20 gr.
Extrait de belladone.	4 gr.

ou on fera usage des suppositoires du type suivant :

Extrait de belladone	
Extrait thébaïque.	āā 0, 02 cg.
Beurre de cacao.	q. s.

pour un suppositoire. Deux par jour.

Contre les *vomissements*, s'en tenir au régime lacté absolu et donner, dans chaque tasse de lait une ou deux cuillers à soupe *d'eau de chaux* ou une ou deux gouttes de *laudanum*

____

(1) Ou *extrait gras* : 0, 10 cg.

de Sydenham ou quatre à 5 gouttes de la mixture de ROBIN à la *picrotoxine*, sans dépasser 25 gouttes en 24 heures :

Picrotoxine.	0,05 cg,
Alcool pour dissoudre.	q. s.
Chl. de morphine	0,05 cg.
Sulfate neutre d'atropine	0,01 cg.
Ergotine Bonjean.	1 gr.
Eau de laurier-cerise.	12 gr.

LEVEN a recommandé, il y a déjà quelque temps, l'application pendant dix ou douze heures d'un tout petit *vésicatoire* de 2×2, au creux épigastrique.

Traitement pendant et après une crise grave (Hématémèses).

Le malade doit être au repos au lit, dans l'immobilité la plus complète, sans faire de mouvement et même sans parler.

On appliquera en permanence au creux de l'estomac une vessie de glace, qu'on suspendra à un demi-cerceau pour éviter que son poids ne soit gênant pour le patient et l'on aura soin d'interposer entre elle et la peau plusieurs épaisseurs de flanelle, afin d'empêcher la production d'une eschare.

L'absorption de tout liquide par la bouche sera rigoureusement interdite. On permettra seulement des rinçages fréquents de la cavité buccale avec de l'eau ordinaire ou aromatisée et on autorisera le malade à sucer quelques petits morceaux de glace.

Pour fournir aux tissus l'eau dont ils ont besoin, on donnera chaque jour deux lavements d'eau bouillie, d'un demi-litre chacun.

Cette diète absolue durera plusieurs jours ; puis, on commencera par donner 50 à 100 grammes de lait glacé, coupé d'eau au tiers ou à moitié et on augmentera le lendemain, de manière à arriver à un demi-litre, puis les jours suivants jusqu'à deux ou trois litres. On se basera sur les symptômes subjectifs éprouvés par le malade pour juger de la quantité de liquide à permettre et surtout sur la réapparition ou la disparition complète de l'hématémèse ou du melœna.

Si, à cause de la répétition de l'hémorrhagie, la diète absolue devait durer trop longtemps ou qu'on ne puisse autoriser qu'une très faible quantité de lait, on suppléerait au défaut d'alimentation par l'administration de deux lavements nutritifs par jour précédés d'un lavement évacuateur :

OEufs complets. . . . . n° 2
Lait (1) . . . . 250 gr.
Laudanum de Sydenham. . . . . V gouttes

OEufs complets. . . . . n° 2
Lait. 250 gr.
Peptone liquide. . . . . 2 cuill. à soupe.

Robin emploie la formule suivante :

OEufs frais. . . . . n° 1 à 3
Peptone liquide. . . . . 40 à 50 gr.
Solution de glucose à 20 %. . . . 100 gr,
Sel marin. . . . . 1 gr. 50
Pepsine. . . . . 0, 50 cg.
Laudanum. . . . . III gouttes
Bouillon frais. . . . . q.s.p. 250 c. c.

Au moment ou l'hématémèse se produit, pratiquer une injection hypodermique d'un c.c. *d'ergotine Yvon*, à renouveler au besoin deux ou trois fois en 24 heures ou de :

(1) Mieux vaut ne pas ajouter de *chlorure de sodium*, à cause de l'action excito-stimulante de ce sel sur l'estomac, même administré par la voie rectale.

| Chl. d'hydrastinine. . . . . | 0,50 cg. |
| Eau distillée stérilisée. . . . . | 10 gr. |

ou selon une formule de CAPITAN ;

— Ergotine Yvon.	5 gr.
Chlorhydrate de morphine. . . .	0 — 04 c.
Antipyrine.	1 — 50 c.
Sulfate de spartéine.	0 — 20 c.
— d'atropine.	0,002 m.
Eau distillée.	q.s. .10 c.c.

Dose : une injection de demi-heure en demi-heure, ou même, au besoin de quart d'heure en quart d'heure, sans dépasser toutefois le maximum de cinq seringues de Pravaz.

A défaut, prescrire une des potions suivantes à prendre chaque heure par cuillerées à soupe :

Chlorure de calcium.	4 gr.
Sirop d'opium.	20 gr.
Eau de menthe.	q.s.p. 150 c. c.

Ergotine.	2 gr.
Acide gallique.	0 gr. 50
Sirop de térébenthine.	120 gr.

Si des phénomènes généraux graves se montrent, tels que lipothymies, faiblesse cardiaque, etc. on pratiquera une injection de 250 à 500 gr. de sérum artificiel, en même temps qu'on fera des injections hypodermiques de *sulfate de spartéine* (0,05 cg.) ou *d'huile camphrée* (1 à 3 c. c.).

Certains auteurs, et en particulier M. DIEULAFOY, ont préconisé d'une façon systématique l'intervention chirurgicale comme le meilleur moyen de lutter contre les gastrorrhagies. Les statistiques sont absolument défavorables à ce mode de traitement : TERRIER et HARTMANN ont eu 70 % de décès et MARION, dans sa thèse, (1897) rapporte 7 observations avec 4 morts.

Ce n'est que lorsque des hémorrhagies importantes se répètent fréquemment ou que le traitement médical reste impuissant, ce qui est l'exception, que l'intervention chirurgicale est indiquée.

Traitement des complications. — Contre la *périgastrite adhésive*, on emploiera la révulsion, sous forme de pointes de feu ou de petits vésicatoires volants appliqués sur le point douloureux.

Contre les *perforations*, la seule chance de guérison est l'intervention *précoce*, de même que contre les *abcès sous-phréniques*, la *péritonite généralisée*, *l'ulcère du jéjunum*.

Tout ce qui vient d'être dit sur le traitement de l'ulcère simple de l'estomac s'applique entièrement à *l'ulcère de l'œsophage* et à *l'ulcère du duodenum*.

CANCER DE L'ESTOMAC

Traitement médical. Il n'y a malheureusement que fort peu de chose à dire du traitement médical du cancer de l'estomac. Non que ce traitement soit inutile, puisque des soins intelligents sont capables de diminuer les souffrances et même d'améliorer temporairement le malade et de prolonger son existence ; mais ils ne peuvent agir que sur les symptômes et non sur l'affection elle-même.

On a pourtant proposé certains médicaments, auxquels on attribuait une valeur spécifique dans le cancer de l'estomac. Tels le *candurango*, dont il a été question précédemment, le *chlorate de soude*, qui exercerait une action spéciale sur les épithéliums néoplasiques, d'après BRISSAUD :

Chlorate de soude. . . . .   20 gr.
Eau distillée. . . . .   300 gr.

Cinq à dix cuillerées à soupe par jour.

Le *bromure d'or* (0, 01 cg. par jour, en solution aqueuse),
la *grande chélidoine*, etc... Ces médicaments agissent seulement sur certains symptômes, diminuant l'anorexie ou les
douleurs, mais n'ont jamais guéri le cancer lui-même.

Les divers *sérums*, proposés dans ces dernières années,
n'ont pas répondu aux espérances qu'on avait fondé sur eux.

Peut-être y a-t-il plus à attendre du traitement par la
quinine, préconisé par JABOULAY et qui semble retarder l'é-
volution de la maladie. On aura recours à la voie hypodermique plutôt qu'à la voie rectale ou buccale.

Bichl. de quinine . . . .   5 gr.
Eau distillée stérilisée . . . . q. s. p. 10 c. c.

Injecter 2 c. c. par jour.

Outre ces médicaments, on aura recours pour remonter
l'appétit des malades, pour calmer leurs souffrances, pour
diminuer les fermentations, les vomissements, etc... ou
pour lutter contre les hémorrhagies. à tous ceux qui viennent d'être passés en revue et qu'il est inutile d'énumérer ou
de formuler à nouveau.

Plus récemment, DOUMER et LEMOINE, de Lille ont essayé
les *rayons X*. Sur 20 cas, ils auraient eu trois guérisons
complètes et deux améliorations sérieuses.

Quand la stase et la rétention sont très prononcées, le
lavage de l'estomac est indiqué, à condition d'être fait d'une
façon intermittente et non régulière, pour ne pas trop fati-
guer le malade. Il est contre-indiqué, s'il y a eu hémorrhagie
et si l'état général est grave.

Quant au *régime alimentaire*, selon l'ancienneté de la maladie, selon le siège du mal, oblitérant plus ou moins complètement le pylore ou le laissant à peu près libre, selon le degré de tolérance de l'estomac et la fréquence des vomissements, on prescrira le régime lacté absolu et le jus de viande ou un régime composé de lait, d'œufs, de purées de légumes secs, de viande hachée.

Il n'est pas rare, lorsque l'affection n'est pas trop avancée, de voir les malaises éprouver une amélioration, qui dure quelques semaines ou même davantage. Quand une amélioration sera constatée, on se gardera de modifier le régime alimentaire et de permettre des aliments de digestion difficile, tels que le pain, la viande, etc., car on courrait le risque de rendre l'estomac intolérant et de provoquer des vomissements abondants et pénibles, qui pourraient amener une hémorrhagie.

Une large part devra être faite au *traitement général*. On tentera de relever les forces du malade par des injections quotidiennes ou biquotidiennes de sérum artificiel, de plasma de QUINTON, de cacodylate de soude, qui, en outre, peut exercer une action sur la tumeur elle-même, de glycérophosphate de soude, d'hémoplase LUMIÈRE, etc.

Traitement chirurgical.

Cure radicale. — La *gastrectomie* totale ou subtotale est le traitement de choix à opposer au cancer de l'estomac.

La mortalité, qui était en 1894 de 54 p. 100, n'était plus que de 30 p. 100 en 1900; elle est encore moindre aujourd'hui Cette diminution de la mortalité tient à ce que l'intervention est faite d'une manière plus précoce.

C'est, en effet, une des conditions des bons résultats de l'opération ; lorsqu'on tarde trop longtemps, que le foie, le côlon, le pancréas, les ganglions prévertébraux sont envahis, il n'y a plus aucune chance de succès.

Malheureusement, le diagnostic *précoce* du cancer de l'estomac n'est guère possible, même avec le secours de l'analyse du suc gastrique, qui est encore entourée de bien des points difficiles et dont les résultats sont loin d'être toujours décisifs. Mais, dans le doute et dès qu'on a de *sérieuses raisons* de soupçonner l'existence d'une tumeur, sans en être certain, il n'y a pas à hésiter et il est préférable de conseiller l'opération sans plus attendre (1) si l'état général est satisfaisant.

Après l'opération, les fonctions digestives s'améliorent très notablement, l'assimilation se fait d'une manière presque normale, l'embonpoint revient et on donne au sujet, dans la majorité des cas, quand l'intervention a eu lieu assez tôt, une survie d'une durée relativement longue.

Selon l'étude de Beckel (2), sur 28 opérations suivies de guérison, 7 malades ont été perdus de vue. Sur les 21 autres, l'un est mort au bout de 2 ans de phtisie aiguë, l'autre d'une occlusion intestinale, au bout de sept mois et demi ; onze ont succombé à la suite de récidive locale ou de généralisation ou ont été réopérés au bout de :

1° — 5 mois. — Cas de Tuffier. — Généralisation.

2° — 7 mois, dont 4 de guérison parfaite. Cas de Pauchet. Généralisation.

3° — 1 an, dont 10 mois de santé excellente. Cas de Schlatter. Cancer de la plèvre.

---

(1) La mortalité *opératoire*, grâce au perfectionnement de la technique n'est que de 2 °/₀ en moyenne.

(2) *De l'ablation de l'estomac* (1903) p. 135.

4° — 1 an et demi. Cas de FAURE. Un an de bonne santé, puis cachexie et généralisation.

5° — 1 an et demi de bonne santé. Puis récidive. Vit encore. Cas de GROSS.

6° — 1 an et 9 mois. Cas de BARDELEBEN. Un an et demi de bonne santé, puis généralisation.

7° — 1 an et 9 mois. Cas de LINDNER. Récidive locale.

8° — 2 ans et 4 mois. Cas SCHUCHARDT. Deux ans de bonne santé, puis métastase cancéreuse dans les poumons.

9° — 2 ans et 8 mois. Cas de KRAUSE. Deux ans de bonne santé, puis métastase dans le bassin et l'aisselle gauche.

10° — 3 ans et demi. Cas de GALLET. Bonne santé pendant trois ans ; puis, récidive dans le foie. Vit encore actuellement.

11° — 5 ans. Premier cas de LINDNER. Cancer du foie.

Les huit autres vivent sans incident depuis :

1 an. — Cas de RIBÉRA.

1 an et 4 mois. — Cas de RIBÉRA.

2 ans et demi. — Cas de WEISS (Linite plastique).

4 ans. — Cas de RICARD.

4 ans. — 1er cas de RIBÉRA (Linite plastique).

4 ans. — Autre cas du même auteur.

5 ans. — Cas de BROOKS BRIGHAM.

11 ans. — Cas de MAYDL (1892) Résection subtotale ; anastomose cardio-duodénale.

Si ces résultats ne sont pas très brillants, ils sont néanmoins très supérieurs à ceux que fournit le traitement médical, qui ne donne jamais de guérison, sauf dans les trois cas de DOUMER et LEMOINE traités par les rayons X.

Cure palliative.

Quand le cancer étendu en nappe ou généralisé aux organes voisins ne peut être enlevé, quand la résection de l'estomac est impossible, la *gastro-entérostomie* peut être tentée, quoiqu'elle donne des résultats douteux, en raison de l'étendue des lésions et de la généralisation de l'infection.

La mortalité est de 40 à 50 p. 100. Quand l'opération est suivie d'un bon résultat, elle procure un soulagement appréciable au malade, mais pour peu de temps. La survie, d'après la statistique de Krœnlein, qui concorde avec celles d'autres auteurs, ne dépasserait pas six mois et demi en moyenne.

La gastro-entérostomie pour cancer est donc un traitement tout à fait palliatif, dont le seul avantage est de diminuer temporairement les souffrances du pauvre malade et de lui rendre la vie un peu moins insupportable.

Sténoses du pylore.

1° Sténose anatomique. — Lorsque la sténose anatomique est *très serrée*, que l'évacuation du contenu gastrique dans l'intestin est presque impossible, même lorsque ce contenu est entièrement liquide, le seul traitement utile à conseiller est l'intervention chirurgicale. On ne devra s'attarder à aucun traitement médical, médicamenteux ou mécanique (lavage de l'estomac), mais décider d'emblée si l'état général le permet, la *gastro-entérostomie* ou la *pylorectomie.*

S'il s'agit d'une sténose cancéreuse, les résultats seront médiocres. Mais, lorsque le rétrécissement pylorique est consécutif à la cicatrisation d'un ulcère ou d'une brûlure par ingestion de liquide caustique, les résultats sont excellents et, en quelques mois, les malades, auparavant squelettiques, affligés de vomissements tenaces et ne pouvant plus se nourrir, n'éprouvent plus aucun malaise et récupèrent tout l'embonpoint qu'ils avaient perdu.

L'intervention chirurgicale est encore suivie d'heureux effets, lorsque la sténose est dûe à une affection inflammatoire du voisinage : périgastrite, péritonite localisée périhépatite, péricholécystite, etc.

Lorsque le rétrécissement anatomique du pylore est peu serré et que néanmoins les symptômes fonctionnels sont graves, par suite d'un élément spasmodique surajouté, dû à une secrétion hyperacide, le traitement médical devra être essayé pendant un ou deux mois, avec le régime lacté absolu ou mitigé (1).

Si une amélioration sérieuse et durable n'est pas obtenue, si tous les symptômes réapparaissent, après une période d'accalmie ou qu'il survienne quelque accident, telle qu'une hémorrhagie, le traitement chirurgical reprend tous ses droits.

2. *Sténose spasmodique.* — D'une façon générale, elle relève du traitement exclusivement médical.

En mettant le malade au repos absolu et au régime lacté pendant quinze jours à trois semaines, avec les poudres alcalino-terreuses et quelques gouttes de laudanum ou de mixture à la picrotoxine, pour faciliter la tolérance du lait ; en

____

(1) Voir Traitement de l'hypersthénie et de l'ulcère.

faisant la révulsion au creux épigastrique, à l'aide de pointes de feu superficielles ou mieux de petits vésicatoires de 2×2 appliqués tous les quatre ou cinq jours et en soumettant le malade à l'hydrothérapie tiède, on arrive, dans la plupart des cas, à diminuer rapidement tous les phénomènes de douleur, de vomissements, de sténose dûs au spasme pylorique.

Peu à peu, on permettra des potages, puis des œufs à la coque et des purées de légumineuses et le retour partiel aux occupations de la vie quotidienne.

En suivant pendant longtemps le traitement complet de l'hypersthénie gastrique, il y a de sérieuses chances de guérison.

Ce n'est que lorsque les symptômes persisteront à ne pas rétrocéder et que la contracture deviendra permanente, qu'on fera appel à la chirurgie.

CHAPITRE XVII

THÉRAPEUTIQUE GÉNÉRALE ET TRAITEMENT DE QUELQUES GRANDS SYMPTOMES

I. TRAITEMENT GÉNÉRAL

A côté du traitement qui s'applique à l'estomac et qui consiste en régime alimentaire, genre de vie déterminé et médicaments, doit se placer, dans un grand nombre de cas, un traitement qui s'adresse à tout l'organisme.

Chez les malades hyposthéniques, dont l'affection dure depuis de longues années, dont tous les tissus ou organes sont devenus atones et dont toutes les fonctions sont déficientes — chez les hypersthéniques, dont la nutrition est toujours atteinte d'assez bonne heure — chez les sujets atteints d'ulcère et affaiblis par des hémorrhagies, — chez les cancéreux, soit au début, soit à la fin de leur affection, il est utile et presque indispensable, pour permettre au malade de vaquer à ses affaires quotidiennes d'une façon satisfaisante, pour le remonter physiquement ou pour reculer le plus possible la date fatale, de le soumettre à un traitement général tonique.

Mais un choix judicieux devra être fait parmi les nombreux médicaments de l'arsenal thérapeutique moderne, auxquels on attribue des propriétés reconstituantes ; certains, en effet, ne seraient pas supportés par l'estomac et n'auraient que de mauvais effets.

On laissera d'abord de côté tous les vins pharmaceutiques, quels qu'ils soient, à base de quinquina, de fer, de kola, de coca, etc... qui ne servent qu'à donner un coup de fouet tout à fait passager, auquel succède une faiblesse plus grande qu'auparavant et qui, soit à cause de leur degré alcoolique, soit à cause de la nature du principe actif qu'ils contiennent (fer) provoquent ou augmentent les douleurs d'estomac, la constipation, la céphalée, etc... Tous ces vins, chez les dyspeptiques, sont beaucoup plus nocifs qu'indifférents ; on s'en convainc très facilement par la simple observation. Du reste, des vins même moins forts, ne contenant aucun médicament et n'agissant que par leur alcool, tels que le muscat, le frontignan etc... pris une seule fois, en passant, à la dose d'un tout petit verre, suffisent pour amener des troubles chez les malades en cours de traitement et qui cèdent à une occasion.

On laissera également de côté les préparations ferrugineuses, sous forme de cachets et surtout de pilules ; elles ont des inconvénients sur tout le tube digestif, et, sauf chez les personnes, devenues anémiques ou affaiblies d'une manière *accidentelle*, elles n'ont à peu près jamais donné le moindre résultat dans les cas d'affaiblissement chronique constitutionnel. J'ai interrogé bien souvent à ce sujet des jeunes filles ou des femmes ayant pris pendant des mois ou des années des pilules de fer : une sur cinquante environ en avait retiré quelque bienfait.

L'anémie se guérit en soignant l'estomac et le système nerveux, en mettant les malades au repos et à un régime alimentaire dont sont exclus le vin et l'abondance des viandes.

On voit quelquefois des sujets souffrant de l'estomac et se sentant décliner se mettre à l'huile de foie de morue pour se remonter. Bien que certains auteurs, et non des moindres, aient recommandé l'ingestion d'huile et de corps gras pour lutter contre l'hypersécrétion gastrique, tous les dyspeptiques, les hypersthéniques aussi bien que les hyposthéniques, feront bien de s'en garder.

Quant à la coca, kola, caféine, etc... au lieu d'être des aliments d'épargne, ils sont plutôt des moyens de dépense qui, dans un temps donné, font consommer davantage à l'organisme ou masquent, sans les supprimer les déperditions, qu'il éprouve.

La kola et le quinquina peuvent être donnés, à faible dose, dans les cas d'hyposthénie passagère, seulement. On les évitera dans l'hypersthénie :

<pre>
Extrait fluide de kola. . . . . ⎫
Quinquina. . . . . ⎬ 4 à 5 gr.
Glycérine neutre. . . . .   p. s. p. 120 c. c.
</pre>
Une cuiller à café, dans un peu d'eau sucrée, après chacun des deux repas.

Les préparations arsenicales doivent être rejetées, chez toutes les personnes souffrant du tube digestif.

L'acide phosphorique, bon névrosthénique, ne sera ordonné que chez les malades à forme hypo, où il agira sur les phénomènes dyspeptiques, en même temps que sur l'état général. Chez ceux du type hyper, tous les symptômes : douleur, vomissements, spasme du pylore risquent d'augmenter par le contact de la muqueuse avec une solution acide :

Acide phosphorique officinal. . . . .   10 gr.
Eau distillée. . . . .:. . . . . .   300 gr.
Une cuillerée à soupe au début des deux principaux repas.

Ou :

Acide phosphorique officinal. . . . . }
Phosphate de soude. . . . . }   àa 5 gr.
Eau distillée. . . . .   300 gr.

Même mode d'emploi.

Le *phosphate de soude*, seul ou associé à l'acide phosphorique, comme dans la formule précédente, se donnera chez les mêmes malades, à la dose d'un gramme par jour, en solution aqueuse et avant les repas.

Les différents *sels de chaux: lactophosphate, chlorhydrophosphate* sont d'assez bonnes préparations, mais qui se conservent difficilement, surtout le chlorhydro-phosphate. On devra exiger une solution fraîchement préparée :

Sirop ou soluté de chlorhydro-phosphate de chaux du codex à 0 gr. 25 par cuillerée à soupe.

Deux à quatre par jour, au début du repas.

Chez les dyspeptiques à poitrine suspecte, on pourra ordonner les *hypophosphites de chaux ou de soude* :

Hypophosphite de chaux. . . . .   4 gr.
Sirop de quinquina. . . . .   250 gr.
Eau distillée. . . . .   [q. s. p. 300 c. c.
Une cuiller à soupe renferme 0, 20 çg. de médicament. Une à deux par jour.

Mais, d'une façon générale, rien ne vaut la *médication hypodermique* ; elle a l'avantage d'agir beaucoup plus vite et beaucoup plus sûrement, puisque les médicaments arrivent en nature dans l'organisme, sans avoir à subir l'action plus ou moins modificatrice des sucs du tube digestif.

Comme dans le traitement de l'affection de l'estomac elle-même, il faut, dans la thérapeutique qui s'adresse à l'état général, faire une distinction entre les malades qui pèchent par insuffisance : hyposthénie, dilatation atonique, cancer et ceux qui pèchent par excès : hypersthénie, ulcère, sténose spasmodique.

Aux premiers, on fera des injections stimulantes, excitantes, qui réveilleront l'estomac en même temps que leur état général :

> Glycérophosphate de soude à 50 %. . .   2 gr.
> Eau distillée stérilisée. . . . .   q. s. p. 10 c. c.

Injecter un à deux c. c. par jour.

— Sérum de Quinton.
— Sérum artificiel.
— Phosphate de soude. . . . .)
   Chlorure de sodium. . . . . } àà 0,30 cg.
   Sulfate de soude. . . . .)
   Eau distillée stérilisée. . . . .   30 c. c

Injecter de deux à cinq c. c. par jour (1).

Aux seconds, on fera des injections toniques, mais n'ayant pas d'action excitante sur le système nerveux, action qui se traduirait par une augmentation des troubles gastriques :

> Lécithine. . . . .   1 gr.
> Huile de vaseline stérilisée. .). . . .   20 c. c.

Un à deux c. c. par jour.

> Glycogène. . . . .   2 gr.
> Eau distillée stérilisée. . . . .   20 c. c.

Un à trois c. c. par jour.

> Cacodylate de soude. . . . .   0,50 cg.
> Eau distillée stérilisée. . . . .   10 c. c.

Un c. c. par jour, pendant dix jours et repos pendant le même laps de temps.

---

(1) Les formules de ce genre, malgré leur faible teneur en principes actifs, donnent d'excellents résultats.

En général, il faudra être plus réservé en médicaments toniques chez les hypersthéniques, que chez les autres et compter plutôt sur les agents physiques, pour calmer leur système nerveux général et gastrique. Ce n'est que quand leur système nerveux aura repris de l'équilibre, qu'ils pourront récupérer des forces.

AGENTS PHYSIQUES

Il y a beaucoup à attendre d'eux surtout de l'hydrothérapie, pour modifier l'état général des sujets atteints d'affections de l'estomac.

A. *Hydrothérapie*

L'hydrothérapie à des effets très différents, selon qu'elle est appliquée sous forme d'eau froide ou d'eau chaude, sous forme de bains ou de douches, ces dernières ayant une action mécanique en plus de leur action thermique.

Douches froides générales. — Les douches froides sont excitantes et toniques. Données en pluie verticale, elles ont leur maximum d'effet et ne sont pas à conseiller, car peu de malades peuvent les supporter.

Données en jet plein ou plutôt en *jet brisé*, à la température de 10 à 20° et pendant dix à 20 secondes, elles sont à recommander à toute la catégorie des dyspeptiques par défaut et à ceux atteints de ptose gastrique ou générale.

On peut localiser leur action, en les limitant au creux épigastrique et à la région dorsale correspondant au plexus solaire.

Certains malades supportent difficilement d'emblée les douches franchement froides : pour les entraîner et accoutumer leur système nerveux au froid et à la réaction salutaire consécutive, on peut commencer par les douches *écossaises*.

Après la douche, le malade sera essuyé et frictionné avec un linge grossier ou légèrement rugueux, de manière à augmenter la réaction et on lui prescrira une marche d'un quart d'heure à une demi-heure.

Douches chaudes. —Les douches chaudes générales ou locales sont calmantes ; elles conviennent aux malades excitables, à toutes les dyspepsies par excès et à leurs complications : hypersthénie, sténose pylorique spasmodique, etc...

Elles seront données avec une faible pression, pendant une à deux minutes, à une température de 36 à 38°.

Le sujet sera essuyé avec précaution, avec un linge fin et chauffé et non frictionné ; au lieu de lui recommander l'exercice, on prescrira le repos au lit, pour que l'action calmante soit favorisée et augmentée et qu'elle puisse se prolonger.

Bains.—Les *bains froids* (18 à 25°) de rivière et surtout de mer sont toniques ; mais, il doivent être courts (seulement quatre ou cinq minutes) et le malade doit faire des mouvements ou nager pendant toute leur durée, pour ne pas se refroidir.

On recommandera les mêmes précautions (friction, marche) qu'après les douches froides.

Les *bains tièdes-chauds* (34 à 36°) sont sédatifs. D'une durée de 30 à 40 minutes et suivis d'un essuyage doux et de repos, ils conviennent, comme les douches chaudes, aux sujets nerveux à type dyspeptique hyper, tandis que les bains froids doivent être employés chez ceux du type contraire.

Affusions et lotions. — Selon leur température, elles ont, quoiqu'à un degré moindre, les mêmes propriétés que les douches, sur lesquelles elles ont l'avantage de pouvoir être faites à la maison.

Les affusions froides devront être suivies d'un essuyage dur et d'une friction alcoolique.

Les lotions froides ne sont guère à recommander, parce que les diverses régions de la surface cutanée n'étant pas mouillées en même temps, ni soumises à la même température, il s'ensuit une sensation très désagréable.

Les affusions tièdes chaudes constituent un moyen excellent et pratique de calmer bien des symptômes gastriques chez les malades à système nerveux irrité. Lorsque le sommeil est mauvais, on peut les prescrire le soir, au coucher ; étant donné leur courte durée et l'indifférence de leur température par rapport à celle de la peau, il n'y a pas grand inconvénient à les faire peu de temps après le repas.

Il est indispensable de recommander au malade d'avoir les pieds dans l'eau chaude, au moment de l'affusion ; sans quoi, l'eau venant des régions supérieures du corps arrive refroidie aux extrémités inférieures, et produit une impression désagréable, souvent suivie de céphalée.

Compresses humides. — Les compresses *d'eau chaude*, appliquées au creux épigastrique et renouvelées fréquemment constituent un moyen excellent à opposer à toutes les douleurs de l'estomac et surtout aux crises de l'hypersthénie.

Les compresses *froides*, recouvertes de taffetas chiffon et d'ouate, appliquées le soir au coucher et gardées toute la nuit, exercent une action à la fois sédative et révulsive, qu'on emploiera contre l'hypersthénie et les phénomènes analogues, en dehors des crises de violentes douleurs.

Dans les formes atoniques et hyposthéniques, la meilleure application locale sera la douche épigastrique et dorsale froide.

B. *Massage*.

Le massage de l'estomac a, sur cet organe, une action excitante ou sédative, selon la manière dont il est pratiqué. D'une façon générale, il diminue le séjour des aliments dans la cavité gastrique.

Le massage *calmant* doit être superficiel. Il comprend l'effleurage et les vibrations superficielles.

L'effleurage se pratique avec la face palmaire des mains ; pendant qu'une main, posée à plat sur le creux épigastrique, pivote autour de la paume en allant de haut en bas et de gauche à droite, l'autre main exécute avec la pulpe des doigts le même mouvement de droite et à gauche.

Les *vibrations superficielles* se pratiquent, en imprimant à la main posée à plat, une série de petits mouvements parallèles à la peau, le plus rapides possible.

Ces deux variétés de massage donnent des résultats immédiats dans la plupart des crises douloureuses d'origine surtout nerveuse ou spasmodique.

Le massage *excitant ou stimulant* peut être superficiel ou profond.

Le massage *superficiel* excitant, qui consiste en *tapotements, percussions*, faites avec la pulpe des doigts ou *hachures*, pratiquées avec le bord cubital de la main, agit comme stimulant de l'appétit si on le fait avant le repas, comme favorisant la digestion si, au contraire, on y a recours après. Il est, par conséquent, indiqué dans l'hyposthénie et la dilatation atonique et contre-indiqué dans l'hypersthénie, dans l'ulcère en évolution ou guéri depuis peu et dans toutes les formes où prédomine le symptôme douleur.

Le massage *profond* consiste en *foulements*, c'est-à-dire qu'on déprime lentement et profondément la paroi abdominale, puis qu'on la laisse revenir sur elle-même, cette manœuvre étant répétée plusieurs fois de suite — en *pétrissage*, qui se définit par son nom même, mais qui doit être pratique avec une grande douceur — en *vibrations profondes*, qui consistent dans les mêmes mouvements que les vibrations superficielles, associés au foulement.

Le massage profond, à recommander surtout dans les cas de dilatation par atonie, avec évacuation tardive de l'estomac et chez les pléthoriques, est rendu plus efficace, quand il est appliqué à la dilatation, lorsqu'on fait coucher le malade sur le côté droit et que les manœuvres précédentes sont exécutées de gauche à droite.

Ce massage sera fait une demi-heure ou une heure après le repas et les séances ne dureront pas plus de cinq minutes chez les malades très affaiblis ou d'un quart d'heure chez ceux dont l'état général est satisfaisant. Il sera évité chez les sujets hyperexcitables, qui pourraient présenter à sa suite, des manifestations nerveuses.

C. *Electricité*.

Courant continu. — Quoique l'action de l'électricité soit beaucoup moindre, quand on opère sur les téguments que quand un électrode est placé à l'intérieur de l'estomac, les expériences faites à ce sujet ont démontré que lorsqu'un pôle est appliqué sur le creux épigastrique et l'autre dans la région dorsale au niveau de l'estomac, il y a augmentation de la sécrétion, au point de vue de la quantité et de l'acidité.

Les courants continus pourront donc être utilisés après les repas, dans les cas où la sécrétion est appauvrie, c'est-à-dire dans l'hyposthénie et la dilatation atonique.

Contre les douleurs profondes, DELHERM a eu l'idée d'employer les courants continus à haute intensité, en se servant de larges électrodes et en allant jusqu'à 100 ou 200 milliampères, pendant une demi-heure ; il aurait ainsi obtenu une régression rapide des phénomènes douloureux.

Faradisation. — Un pôle étant placé au cou sur le pneumo-gastrique et l'autre sur la région de l'estomac, les courants faradiques agiraient de la même façon et seraient indiqués dans les mêmes cas.

Ils agissent encore sur les douleurs superficielles.

On a essayé, pour augmenter la contraction de la musculature, *l'électrisation intra-gastrique*, les deux pôles étant introduits dans l'estomac ; mais les divers expérimentateurs qui ont mis en pratique ce procédé sont arrivés à des résultats différents. Pour certains, comme LAQUERRIÈRE et DELHERM, il n'y aurait aucune contraction appréciable de l'organe, ni avec le courant continu, ni avec le courant faradique.

En utilisant le courant faradique (bobine à fil fin), un pôle étant placé dans l'estomac, au voisinage du pylore, l'autre en un point quelconque de la surface du corps, on obtiendrait une contraction marquée de la musculature gastrique.

Mais ces deux méthodes ne sont pas du domaine de la pratique courante et il n'y a pas lieu de s'y arrêter.

Quant à l'électrisation externe, malgré les résultats qu'elle donne dans certains cas, c'est un mode de traitement qui semble inférieur à l'hydrothérapie et aux médicaments, parce que ses effets sont très difficiles à déterminer exactement et que le système nerveux général et gastrique risque de réagir d'une façon différente de celle qu'on veut provoquer.

II

LE SYMPTÔME DOULEUR

Rien n'est plus variable que la *forme* sous laquelle se présentent les souffrances d'estomac.

Tantôt, c'est une lourdeur spontanée plus ou moins accusée, se montrant, en général, après le repas. s'accompagnant d'une sensation de constriction ou de gonflement, qui oblige le malade à desserrer ses vêtements (Hyposthénie.)

Tantôt, c'est une douleur superficielle, une hyperesthé-sie de la paroi épigastrique, qui traduit souvent l'irritation profonde et ancienne du plexus solaire. Toutes les fois que, par la palpation, on détermine une souffrance assez vive, en exerçant une pression faible (500 à 1500 gr.), on peut être sûr qu'on se trouve en présence d'un estomac malade depuis longtemps (1) et, dans la suite, la diminution de la sensibilité, sous une pression égale est un signe favorable (2).

Tantôt c'est une douleur sourde, profonde et continue, avec sensibilité presque normale à la pression, en rapport avec une gastropathie ancienne ou avec une ptose de l'esto-mac ou des autres organes abdominaux.

---

(1) Je n'envisage pas le cas banal d'un embarras gastrique primitif ou grippal, qui n'est qu'un épisode aigu et passager.

(2) Il est pourtant des cas où, lorsque la maladie est très ancienne, du-rant depuis un certain nombre d'années, l'estomac reste absolument in-sensible aux fortes pressions. Tous les symptômes sont devenus extra-gastriques et l'estomac manifeste son état pathologique par des signes à distance.

D'autres fois, c'est une douleur plus ou moins vive, mais qui ne dure pas ; elle s'installe pendant quelques jours à l'estomac, puis disparaît et alors c'est une autre partie de l'organisme qui est prise puis, la douleur revient à l'estomac et ainsi de suite. Il s'agit alors d'un état névropathique général, beaucoup plus que d'une affection localisée à un organe.

Tantôt, c'est une sensation que les malades comparent à une brûlure, à du feu qu'ils auraient dans l'estomac, en même temps qu'il éprouvent une sensation de morsure et des régurgitations ou de véritables vomissements, qui mettent fin à la crise. Ce genre de douleur est symptomatique de l'hyperacidité gastrique ou d'un ulcère.

La douleur à la pression, localisée en un point bien déterminé de l'estomac ou la douleur spontanée sourde et continue, s'exagérant à l'occasion de certains mouvements ou après les repas, alors que l'organe se contracte, fera penser à la périgastrite, associée ou non à quelque autre circumvis-scérite (1). Les antécédents permettront d'écarter ou d'adopter ce diagnostic.

Les crises de douleurs extrêmement vives, à début brusque, en ceinture, irradiant de plus vers les aines et les flancs, s'accompagnant fréquemment de vomissements répétés et reparaissant d'une façon périodique inciteront à la recherche des signes de début du tabès : abolition du réflexe rotulien, signe D'ARGYLL-ROBERTSON.

En général, la douleur gastrique ne reste pas localisée à l'estomac. Elle irradie vers l'hypochondre droit et peut donner partiellement le tableau de la colique hépatique, d'autant que souvent l'irradiation se fait en même temps vers

______

(1) Circumviscérites abdominales couplées. THIROLOIX.(*Journal de Médecine interne* 1er avril 1907).

les épaules. Elle se fait aussi fréquemment vers l'ombilic, ce qui peut ne pas avoir de signification spéciale, mais est très souvent un signe d'entérite muco-membraneuse. Quant aux irradiations dans la région dorsale, au niveau de l'estomac, elles n'ont pas de valeur pathognomonique ; on a voulu en faire un signe spécial à l'ulcère, ce qui est exagéré ; l'irradiation dorsale existe dans l'ulcère, mais on la rencontre aussi dans l'hypersthénie simple.

La douleur sourde de la région dorso-lombaire dont beaucoup de dyspeptiques se plaignent, est extrêmement banale.

Il y a encore la douleur mécanique par distension alimentaire et liquide, qu'on rencontre dans la dilatation et qui a des caractères variés et assez compliqués, mélange de douleur profonde et sourde et de douleur aiguë, qui oblige le malade à se tenir penché en avant.

Rien de plus variable aussi que le *moment* auquel se montrent les douleurs d'estomac.

Apparaissant pendant la déglutition, elles sont l'indice d'un ulcère de l'œsophage ou de la région du cardia.

Se montrant immédiatement après le repas ou avant la fin du repas, un ulcère du corps de l'estomac ou du pylore peut être en jeu.

Se montrant presque immédiatement après le repas, une douleur sourde accompagnée de gonflement et pouvant durer une partie de l'après-midi est un symptôme d'insuffisance gastrique.

Survenant une ou deux heures ou bien quatre ou cinq heures après le repas et ayant le caractère de brûlure, que des régurgitations ou des vomissements accompagnent ou suivent, elles sont l'expression de l'hypersthénie ordinaire ou de ce que Robin a appelé hypersthénie retardée.

Si les douleurs brûlures se montrent dans la première partie de la nuit ou bien dans la matinée, aux environs de 10 heures, avec une sensation vive de faim, elles auront la même signification.

Si elles apparaissent le matin, à jeun, elles ressortiront encore à l'hypersthénie gastrique ou plutôt à l'hypersécrétion continue ou maladie de REICHAMNN. Le cathétérisme et l'examen du suc stomacal permettront de faire l'un ou l'autre diagnostic.

Traitement. — Contre les douleurs dûes à l'hyperacidité de la sécrétion gastrique, on aura recours aux *alcalino-terreux* ou au *sous-nitrate de bismuth*, à la dose d'un à trois grammes, plusieurs fois par jour, dans un peu de liquide chaud — et aux compresses d'eau chaude sur l'épigastre, à renouveler (Voir traitement de l'hypersthénie et de l'ulcère).

Contre la lourdeur de digestion de l'hyposthénie, on emploiera les stimulants :

Sulfate. . . . . }	àà 0,05 cg.
Azotate de potasse. . . . . }	
Bicarbonate de soude.	0,20 cg.
Quassine amorphe.	0,04 cg.
Poudre d'ipéca.	0,01 cg.

Pour un cachet. Un ou deux immédiatement après le repas.

Aux douleurs sourdes et continues et à celles de la périgastrite, on opposera la *répulsion*, sous forme de pointes de feu légères, d'application de *teinture d'iode* pure ou chloroformique, selon la formule de CHASSEVANT :

Iode métallique.	1 gr.
Chloroforme	15 c. c.

ou mentholée :

> Menthol. . . . .   2 à 5 gr.
> Teinture d'iode. . . . .   15 gr.

ou de petits vésicatoires de 2—2, à renouveler tous les cinq ou six jours.

Contre les douleurs liées à un état nerveux général, on aura recours aux douches ou affusions tièdes chaudes, aux médicaments antinervins : *bromure* (1 à 2 gr. par jour) ; suc de *valériane* (2 à 5 gr. en potion aqueuse) ; à la faradisation ; au massage calmant (effleurage et vibrations superficielles).

La douleur de la dilatation dûe à la distension mécanique et au poids supporté par l'estomac, plus ou moins rempli de liquide qui tiraille le plexus solaire, cesse immédiatement après le cathétérisme, seul traitement à lui opposer. Les médicaments et les applications externes ne seraient d'aucun secours.

Quant aux crises gastriques du tabès, on les traitera par les alcalino-terreux ou le bismuth, lorsque, ce qui est fréquent, il y a hyperacidité — par la *solanine* :

> Solanine. . . . .   0, 05 cg.
> Craie préparée. . . . .   0, 40 cg.

pour un cachet. — Deux à quatre par jour.

par le *chanvre indien* (0, 10 à 0, 40 cg. d'extrait hydro-alcoolique ou 0,05 à 0,10 cg. d'extrait gras) — la *belladone* (0, 02 à 0, 05 cg. d'extrait) — les *opiacés* et surtout par le *nitrite de soude*, en injections hypodermiques, selon la méthode de RAYMOND :

Nitrite de soude. . . . .   0 gr. 10 cg.
Eau distillée stérilisée. . . . . .   10 gr.

Injecter 1 c. c. par jour. pendant dix jours. Suspendre 10 jours et re-commencer pendant le même temps, en doublant la dose. Suspendre de nouveau et reprendre le traitement avec 0, 03 cg.

III

MODIFICATIONS DE LA FAIM ET DE LA SOIF.

La faim est la sensation qui nous pousse à prendre de la nourriture.

Cette définition, que tout le monde accepte, est trop large et trop vague. Elle s'applique aussi bien à la personne qui n'a rien mangé depuis plusieurs jours, qu'à celle qui est à jeun depuis 24 heures et qu'à celle qui, une heure après le moment habituel de son repas, éprouve des tiraillements d'estomac.

Ce sont pourtant là trois états différents.

Et c'est au dernier de ces états seul qu'il convient, pour être d'accord avec le langage courant, de réserver le nom de faim, les deux autres méritant respectivement la déno-mination d'inanition et de jeûne. Si l'on me reproche de confondre la faim avec l'appétit, je répondrai que la distinc-tion est assez difficile à faire et plutôt subtile ; on dit appétit, à 11 heures et demie, pour une personne, qui a l'habitude de manger à midi et faim à midi et demi.

Ainsi entendue, la faim peut être définie : la sensation qui incite à prendre de la nourriture et qui dépend de l'état ou des habitudes du système nerveux gastrique. C'est une sensation d'origine gastrique.

Plusieurs raisons militent en faveur de cette opinion, contraire aux données classiques, qui veulent que la faim soit le résultat de l'appauvrissement des tissus en matériaux nutritifs.

A l'état de santé, la faim revient à intervalles égaux. Dans une même classe d'individus ayant une activité corporelle et cérébrale égales, ces intervalles varient avec l'habitude (1). Telle personne prend, comme petit déjeuner, une tasse de café au lait ou de chocolat avec du pain et ne saurait s'en passer, sans éprouver certains malaises; telle autre, en bonne santé, ayant la même vie, reste sans rien prendre de la veille au soir au lendemain à midi.

L'intervalle compris entre le repas de midi et celui du soir est en moyenne de six à sept heures. Or, la digestion a tout juste le temps de s'accomplir durant ce laps de temps. Au moment même où les tissus reçoivent des matériaux nutritifs, dira-t-on que les cellules de l'organisme ont besoin de réparer leur déchets ?

Et n'est-ce pas à la région épigastrique que tout le monde rapporte la sensation de faim, bien que Schiff, après avoir interrogé un grand nombre de militaires à ce sujet, dise en avoir seulement trouvé deux qui aient indiqué leur estomac ?

Si la faim était l'expression d'un besoin général de l'organisme, comment l'ingestion de corps inertes la calmerait-elle pour un certain temps ? Certaines peuplades mangent de l'argile pour tromper leur faim ; au Sénégal, dans l'Inde, en Perse, au Pérou, sur les marchés de Java et de Calcutta,

_____

(1) Voir la même opinion exprimée dans Beaunis : *Les sensations internes*, 1889, p. 27.

on vend de petits carrés ou des figurines en argile, qui font les délices des indigènes. Et comment serait-elle absente dans la fièvre, où les combustions sont portées à leur maximum ?

Pourquoi disparaît-elle souvent, chez des sujets en bonne santé, une fois l'heure du repas passé ?

C'est le plexus solaire qui conditionne périodiquement et plus ou moins régulièrement la sensation de faim. S'il est fortement excité, la sensation est vive ; s'il l'est peu, elle est faible. Un sujet, habitué à beaucoup manger, continue à avoir faim, même lorsqu'il a pris la ration alimentaire qui chimiquement, lui était suffisante, parce que son plexus solaire n'a pas reçu la forte stimulation mécanique à laquelle il était habitué. De même, qu'on donne un repas exclusivement végétal et très nutritif (haricots secs, œufs, fromage) à une personne habituée à deux plats de viande ; elle éprouvera encore le besoin de manger.

Dans la plupart des affections de l'estomac et des névroses, c'est-à-dire lorsque le système nerveux gastrique ou général est troublé, on note des modifications de la faim ; elle fait défaut ou elle est exagérée.

Anorexie. — C'est le manque d'appétit, la suppression de la sensation de faim.

Tantôt elle est relative, c'est-à-dire que les malades, tout en n'éprouvant pas le désir de manger se mettent à table et arrivent, sans grande difficulté, à prendre une quantité de nourriture presque suffisante. C'est le cas de la majorité des *dyspeptiques hyposthéniques*, atteints ou non de fermentations ou de *dilatation* et de ceux chez lesquels prédomine *l'atonie gastro-intestinale*.

Tantôt, elle est presque absolue ; les malades, malgré l'effort qu'ils font pour ingérer quelque nourriture, ne peuvent y arriver ou bien ils ont une répulsion pour certains mets, tels que la viande. Il s'agit alors de *cancer* ou de gastrite (?) atrophique.

A côté de cette anorexie de cause organique ou fonctionnelle, il faut faire une place à *l'anorexie psychique,* qui se rencontre souvent dans l'hystérie et qui est le résultat d'une idée fixe : manger le moins possible. Tantôt cette anorexie est *primitive*, c'est-à-dire qu'elle ne dérive que d'une perturbation mentale ; tantôt, elle est *secondaire*, c'est-à-dire que le point de départ se trouve dans un trouble gastrique ; le ou la malade ne mange plus pour ne plus souffrir et, à la faveur d'un système nerveux déséquilibré, il ancre involontairement dans son esprit cette idée de refus de toute alimentation. Comme l'a dit MACÉ, la névrose gastrique se transforme en névrose cérébrale.

Contre cette variété d'anorexie, on aura recours à la *psychothérapie* et à l'*hydrothérapie* chaude ou froide, selon que le sujet sera plus ou moins excitable ; en même temps, on s'occupera de ses troubles digestifs, soit qu'il y ait réellement lieu de les traiter, soit qu'on ait là un excellent moyen d'agir sur l'élément psychique.

A l'anorexie de l'hyposthénie, de l'atonie gastro-intestinale et du cancer, on opposera le *persulfate de soude* :

> Persulfate de soude. . . . .   1 gr.
> Eau distillée. . . . .   150 gr.
> Une cuiller à soupe, une demi-heure avant les repas.

— le *bicarbonate de soude*, à la dose de 0,30 cg., une demi-heure avant de se mettre à table, — les *amers* :

Teinture de gentiane. . . . .⎫
   »   quassia. . . . .⎪
   »   colombo. . . . .⎬ àà 5 gr.
   »   badiane. . . . .⎭

Vingt à quarante gouttes dans un peu d'eau, un quart d'heure avant les repas.

Auxquels on pourra associer la *noix vomique*, s'il n'y a pas de douleurs :

Teinture de noix vomique. . . . . .⎫
   »   gentiane. . . . .⎬ àà 5 gr.
   »   badiane. . . . .⎭

Vingt gouttes à prendre de la même façon.

— le *condurango*, en décoction :

Ecorce de condurango. . . . .   25 gr.
Eau bouillante. . . . .   500 gr.

Faire réduire à 250 gr., laisser refroidir et filtrer. Une à deux cuillers à soupe.

— ou la solution :

Phosphate de soude. . . . .⎫
Bromure de sodium. . . . .⎪
Sulfate de soude. . . . .⎬ àà 2 gr.
Chlorure de sodium. . . . .⎭
Eau distillée. . . . .   250 gr.

Une cuillerée à soupe, cinq minutes avant les deux repas.

Boulimie. — C'est l'exagération de la faim, c'est la faim pathologique.

Il ne saurait être question ici de la polyphagie, c'est-à-dire de l'ingestion d'une grande quantité de nourriture, qu'on rencontre dans divers états pathologiques, tels que le diabète ou au moment de la puberté, alors que l'organisme a besoin d'un surcroît de matériaux nutritifs ou après certaines maladies graves : fièvre typhoïde, rhumatisme articulaire aigu, hémorrhagies abondantes, etc.

Nous n'avons en vue que l'estomac et, à ce point de vue, on peut distinguer trois variétés d'exagération de la faim.

C'est d'abord la boulimie de la *dyspepsie hypersthénique* et de la *maladie de Reichmann*. Les malades, dès leur réveil, éprouvent le besoin pressant de manger ; ce besoin est accompagné d'une sensation de brûlure douloureuse, d'âcreté ou de torsion de l'estomac. Il est calmé immédiatement par le petit déjeuner, mais reparaît vers 10 ou 11 heures et oblige le sujet à prendre quelque nourriture, il ne peut attendre l'heure habituelle du repas. Calmée par le repas de midi, cette faim impérieuse revient dans l'après-midi et exige, pour être satisfaite, plus qu'un goûter léger banal ; c'est une vraie collation que l'estomac réclame.— Pour la nuit, le malade garnit ordinairement sa table de chevet de lait, de biscuits ou d'une alimentation plus solide et, lorsqu'il est réveillé par des douleurs ou des tiraillements d'estomac, il fait un petit repas, seule condition à laquelle il puisse se rendormir.

Il est de toute nécessité de couper court à ces multiples petits repas, desquels le malade se trouve bien *momentanément*, mais qui irritent l'estomac et augmentent son trouble, parce qu'ils ne laissent jamais l'organe au repos. On commencera par remplacer les aliments solides pris dans la matinée, l'après-midi et la nuit par une simple tasse de lait chaud et au besoin quelques petits gâteaux secs. Pour diminuer l'irritabilité du système nerveux gastrique, en même temps que pour diminuer l'acidité stomacale, on prescrira cinq ou six fois par 24 heures, après chaque repas et au moment des fringales, un des paquets :

Phosphate de chaux.	0,60 cg.
Craie préparée.	0,30 cg.
S. n. bismuth.	0,15 cg.

Cette médication anodine donne d'excellents résultats. Au bout de quelques jours, on diminuera le nombre des petits repas de lait et de gâteaux secs et on arrivera très vite, en l'espace de quinze jours à trois semaines en moyenne, à les supprimer complètement, en continuant bien entendu à suivre dans son entier le traitement exposé au chapitre consacré à l'hypersthénie.

A côté de cette boulimie, il faut placer la *faim anxieuse*, qui est une véritable *phobie* : on la rencontre chez les nerveux purs et aussi chez les dyspeptiques, chez lesquels, à la faveur d'un système nerveux particulièrement vulnérable l'estomac a amené un déséquilibre plus ou moins prononcé des centres cérébraux. L'acte de manger est la hantise et l'unique préoccupation des malades ; toute leur activité mentale est dirigée vers ce seul but et, dans les moments de crise. le symptôme faim n'est pas seulement localisé à l'estomac et au cerveau ; il s'accompagne de phénomènes généraux : fatigue de tout l'organisme, tendance au vertige, sueurs froides, étourdissements, anxiété intense, qui seront calmés par l'ingestion d'une quantité minime de nourriture, et qui reparaîtront peu après.

Outre le traitement antidyspeptique complet, qui sera appliqué à la lettre à ces malades, même à ceux chez lesquels les troubles nerveux sont primitifs, on mettra en action la *psychothérapie* et *l'hydrothérapie*.

Ces deux variétés de boulimie pourraient recevoir le nom de forme aiguë.

Il est une autre forme de faim anormale, qu'on rencontre chez les dyspeptiques hyposthéniques, bien que cela semble à première vue paradoxal.

Certains hyposthéniques à appétit conservé et moyen, éprouvent peu de temps après un repas suffisant (une heure, quelquefois une demi-heure ou moins) une sensation de vide dans l'estomac ; c'est une sensation plutôt sourde, contre laquelle ils peuvent lutter sans trop de difficultés et qui les incite à recommencer volontiers un repas complet. Cet état gastrique s'accompagne d'une tendance au vertige et d'une impression de confusion ou de vide au cerveau. Il ne dure pas, en général et disparaît spontanément le plus souvent.

La seule explication à donner de ce symptôme me semble être une manière de réagir de la part de l'estomac, qui a de la peine à mettre en route la digestion et qui souffre au contact des aliments. Il exprime son malaise par une sensation anormale de faim, comme il pourrait l'exprimer par une pesanteur ou des nausées ou une douleur.

Le traitement devra avoir pour but de *stimuler l'estomac, au lieu de le calmer*, comme dans les deux variétés précédentes. On emploiera les cachets suivants, d'après la formule modifiée de Robin :

Sulfate de potasse. . . . . . . ⎫	ăă 0,05 cg.
Azotate » . . . . . ⎭	
Quassine amorphe.	0,04 cg.
Bicarb. de soude	0,20 cg.

pour un cachet. Un immédiatement après chaque repas.

Ou la solution :

Phosphate de soude. . . . . . ⎫	
Bromure de sodium. . . . . . ⎪	ăă 2 gr.
Sulfate de soude. . . . . . . ⎬	
Chlorure de sodium. . . . . . ⎭	
Eau distillée.	250 gr.

Une à deux cuillerées à soupe à une demi-heure d'intervalle, après le repas.

Chez d'autres malades, la sensation de faim, à une heure voisine du repas, se manifeste sous forme de nausée (*Faim nauséeuse*), bien que le sujet ne se rende pas compte du vrai besoin qu'il éprouve.

La faim n'est pas seulement modifiée au point de vue quantitatif ; elle peut l'être qualitativement et elle prend alors le nom de *paropexie* : c'est la perversion de la faim.

Au lieu d'avoir appétence seulement pour les substances alimentaires, les malades sont portés à manger des substances peu ou non nutritives ; tantôt ce sont des épices ou des fruits verts (*malacia*) ; tantôt les corps les plus divers : grains de café, morceaux de craie ou de charbon, brins de paille, etc... (*allotriophagie*).

Les aliénés sont connus pour avaler tout ce qui leur tombe sous la main : terre, cheveux, corps métalliques ou autres etc... ; mais les femmes dyspeptiques et nerveuses, sans être franchement hystériques, ni présenter de trouble mental réel, prennent facilement l'habitude, qui devient bientôt un besoin irraisonné et automatique, de mâchonner et d'avaler quelque petite chose, qui devient leur mets de prédilection.

On soignera alors la dyspepsie d'une part et d'autre part l'état nerveux général par les douches tièdes ou froides, la psychothérapie et les médicaments calmants.

La modification de la *soif* qu'on observe chez les dyspeptiques ne se manifeste que dans un sens : le besoin exagéré de boire.

Ce que nous venons de dire sur l'origine de la faim s'applique à la soif, qui est avant tout une affaire d'habitude, bien entendu en dehors de certains états pathologiques comme le diabète, la diarrhée ou une hémorrhagie — ou pathologiques comme une transpiration abondante, dûe à un exercice physique ou aux fortes chaleurs.

La majorité des dyspeptiques, quelque soit le type qu'ils présentent, ont une soif supérieure à la normale ; chez certains même, c'est le premier symptôme de la maladie ou le signe qui attire le plus leur attention ou celle de leur entourage.

La soif augmente pendant les périodes de malaise gastrique ; elle diminue lorsque l'état de l'estomac s'améliore.

Il arrive que la quantité de liquide ingérée est si grande que le diagnostic de diabète vient à l'esprit ; un examen complet de l'urine lève tous les doutes. J'ai observé, entre autres malades, un vieillard de 64 ans, dyspeptique depuis plusieurs années, qui buvait régulièrement cinq litres d'eau par jour, en dehors de ses repas ; les urines étaient normales et la soif diminua au fur et à mesure de l'amélioration de ses fonctions gastriques. Cet exemple est loin d'être une rareté.

On peut expliquer le mécanisme de la soif chez les dyspeptiques, tantôt par un excès d'acidité du contenu gastrique, qui demande un liquide de dilution. tantôt et le plus souvent par le retentissement de l'état gastrique sur l'arrière-gorge, relation d'ailleurs prouvée par la clinique. A l'appui de cette constatation vient s'ajouter ce fait que MARCELLIN, l'homme à la célèbre fistule gastrique, était obligé, pour se désaltérer, de mettre le liquide en contact avec son pharynx.

IV

LE SYMPTOME : VOMISSEMENT

Quoique banal, ce symptôme est beaucoup plus rare qu'il ne semble de prime abord; il est fréquent de voir des sujets, souffrant depuis des années de l'estomac et qui n'ont jamais vomi.

Les vomissements se rencontrent dans des cas bien différents et ont une pathogénie bien diverse.

D'origine mécanique, dû à la trop grande réplétion de l'estomac, le vomissement est un des symptômes capitaux de la *sténose organique du pylore*. Son caractère est d'être tardif, il se montre plusieurs heures après le repas. Il est composé surtout des liquides ingérés et de débris d'aliments, déglutis depuis un temps variable, pouvant aller de quelques heures à plusieurs jours. Il dégage généralement une odeur nauséabonde, d'autant plus prononcée que la sténose est plus serrée et que la masse alimentaire a fait un séjour plus prolongé dans la cavité gastrique. Tantôt, il est pluriquotidien et peu abondant chaque fois ; tantôt, il ne se montre guère qu'une fois en 24 heures ou même plus rarement et sa quantité atteint un litre ou davantage.

Dûs à l'irritation des terminaisons nerveuses de la muqueuse, au contact d'un liquide hyperacide et à la réaction réflexe de la musculature de l'estomac, dûs encore au spasme pylorique permanent ou intermittent, les vomissements de *l'hypersthénie* ou de la *maladie de Reichmann* et de *l'ulcère simple* se montrent en moyenne d'une à trois heures après les repas ; ils peuvent être moins précoces dans l'*hypersthénie retardée*. Précédés d'une violente crise de douleurs, ils terminent la scène et sont composés d'aliments et d'un liquide hyperacide, dont l'examen suffirait pour faire le diagnostic, sans qu'on ait vu le malade. Ils n'ont pas d'odeur ou seulement une odeur aigrelette ; leur contact avec la muqueuse buccale et les dents détermine une sensation d'agacement, que les malades comparent au contact du vinaigre.

De simples régurgitations de liquide acide remplacent souvent les vrais vomissements.

Comme dans la sténose organique du pylore, les vomissements de la *dilatation par atonie* sont dûs à la réplétion de l'estomac. Cet organe, évacuant mal son contenu solide et liquide et surtout étant atteint de catarrhe, qui déverse sa sécrétion dans la cavité gastrique, s'exonère ainsi de temps à autre de la surcharge qui l'encombre. Les vomissements, composés en grande partie de liquide, contenant assez souvent des débris alimentaires, ingérés plus ou moins longtemps auparavant, se montrent tous les 8 ou quinze jours, au début de la maladie, puis tous les 3 ou 4 jours, tous les jours et même plusieurs fois par jour, à mesure que la maladie s'aggrave.

Il est pourtant une remarque importante à faire à ce propos ; c'est que lorsque la dilatation est très ancienne, remontant à plusieurs années, la musculature gastrique arrive à s'épuiser complètement ; elle n'a plus la force d'entrer en contraction et de rejeter la masse liquide et pesante, qui la distend ; les vomissements se font alors de plus en plus rares, arrivent même à cesser complètement et cette cessation est un signe d'aggravation du mal et non d'amélioration ; il faut avoir recours au cathétérisme pour soulager le patient.

Inversement, l'apparition de vomissements chez une personne atteinte depuis de longues années d'une affection de l'estomac, à type atonique, peut quelquefois être d'un excellent pronostic, puisqu'elle témoigne d'un retour de la contractibilité de la musculature gastrique.

Dans la *gastrite (?) alcoolique*, les vomissements ont lieu le matin, à jeun, souvent avec de grands efforts. Ils sont habituellement muqueux, de même composition que la salive et proviendraient, d'après Mathieu, d'une contracture du cardia, qui empêche l'arrivée dans l'estomac de la salive déglutée pendant la nuit et qui la fait s'emmagasiner dans l'œsophage, d'où elle est ensuite expulsée.

Mais il est presque impossible, que par suite des efforts violents faits par le malade, le contenu gastrique, formé de mucus et de suc gastrique, ne soit aussi rejeté complètement ou en partie.

Quelquefois, une certaine quantité de bile est mélangée aux matières vomies.

Il s'en faut que cette pituite soit spéciale aux alcooliques elle existe chez de simples dyspeptiques, n'ayant jamais fait le moindre excès de boisson.

A côté de ces vomissements manifestement liés à une affection gastrique, il existe des *vomissements*, dits *périodiques*, qui se montrent soit chaque jour après le repas ou plusieurs fois par jour, pendant un certain temps, puis disparaissent, pour revenir de nouveau, — soit chaque jour d'une manière continue, pendant des mois consécutifs.

Ces vomissements, qui sont beaucoup moins graves qu'on ne le supposerait et qui n'empêchent pas le sujet qui en est atteint, de se maintenir dans un état assez satisfaisant, représentent un mode d'expression de l'irritabilité générale du système nerveux. Ils se voient non seulement dans l'hystérie, mais aussi chez des personnes jeunes, délicates et impressionnables, qui ne se plaignent que peu ou pas de l'estomac et qui ne sont que des nerveuses, sans stigmates francs d'hystérie.

Je ne dirai rien des vomissements de l'embarras gastrique qui ne sont qu'un épisode sans importance — ni de ceux en fusée qui accompagnent certaines lésions des centres nerveux — ni de ceux de l'urémie ou des empoisonnements, qui ne sont pas du ressort de la pathologie gastrique.

Les vomissements de la grossesse, ceux du début tout au moins sont dûs à une action réflexe de l'utérus gravide sur l'estomac et cessent dès qu'on s'adresse à cet organe et qu'on diminue sa facilité à réagir. (Je ne parle pas des vomissements dits incoercibles, liés à une hépato-toxémie).

Le seul traitement à opposer aux vomissements de la sténose organique du pylore est la *gastro-entérostomie*, s'il s'agit d'une cicatrice d'ulcère —, la *gastrectomie précoce*, si on a affaire à un cancer.

Aux vomissements provoqués par l'hyperacidité de la sécrétion gastrique (hypersthénie, ulcère, maladie de REICHMANN) on opposera le traitement fondamental de ces affections, sans qu'il y ait lieu de s'occuper du symptôme en particulier, tous les médicaments calmants ne pouvant donner que peu de résultat et la classique potion de RIVIÈRE risquant ici d'augmenter les douleurs.

On s'en tiendra aux *alcalino-terreux*, auxquels on pourra associer la codéine, n'ayant ici qu'un rôle accessoire et au *citrate de soude* (1), donné soit en solution (2 à 4 gr. par jour); soit sous forme de comprimés à 0,25 cg. (Citrosodine GRÉMY) à la dose de 4 ou 5, dans un demi-verre d'eau, 3 à 4 fois par jour, ou en nature. Ce sel, outre son action saturante, exerce une action calmante sur la muqueuse et favorise l'évacuation du contenu gastrique, en diminuant le spasme.

Les vomissements de la dilatation atonique ne peuvent être traités directement, puisqu'ils ne sont que la conséquence d'une maladie à laquelle on doit s'adresser. Outre le régime alimentaire, on modifiera l'activité hypersécrétoire de la muqueuse par le *phosphate de chaux* et les autres moyens énumérés au chapitre consacré à la thérapeutique gastrique — et on aura recours au *cathétérisme* le moins fréquemment possible, pour exonérer l'estomac de son trop-plein.

Il n'y a rien à dire des pituites matutinales, sinon que l'ingestion de quelques gorgées d'infusion d'eau chaude suffit quelquefois à modifier l'état nauséeux et à diriger vers l'intestin les liquides qui suivaient d'ordinaire une voie ascendante.

Quant aux vomissements périodiques, même s'ils ne s'accompagnent pas de troubles gastriques subjectifs ou objectifs, on les modifiera en soignant l'estomac, en mettant le malade à un régime alimentaire sévère, en conseillant le re-

---

(1) Donner le citrate de soude en nature n'est pas la même chose que l'administrer sous forme de potion de Rivière (solution de bicarbonate de soude ou de potasse et solution d'acide citrique), qui s'accompagne d'un dégagement gazeux mal supporté par les estomacs à type hyper.

pos après le repas, en faisant de l'*hydrothérapie* : douches tièdes.

C'est dans ce cas et dans ceux où les vomissements se répètent fréquemment, qu'il est indiqué d'intervenir d'une manière plus active que précédemment. On s'adressera à la *potion de Rivière*, qui ne donne pas toujours de bons résultats — au *menthol* :

> Menthol. . . . .   0.50 cg.
> Alcool à 60°. . . . . .   10 gr.

Quelques gouttes sur un morceau de sucre ou dans un peu d'eau sucrée — aux *opiacés*, donnés soit par la bouche, soit en suppositoire, — à *l'eau chloroformée* (1) *codéinée* :

> Codéine. . . . .   0.10 cg.
> Eau chloroformée. . . . . ⎫
> Sirop simple. . . . . . . ⎬ āa 75 c. c.
>
> *Quatre à six cuillerées à soupe par jour.*

aux inhalations d'*oxygène* — aux *compresses de Priessnitz*, — à la *vessie de glace* appliquée sur le creux épigastrique, — à la *révulsion* locale : petit vésicatoire de 2×2 ou 3×3. Dans un cas ayant résisté à tous les moyens habituels, Leven est arrivé à supprimer le vomissement en faisant une injection d'éther, dans une région éloignée de l'estomac (mollet).

Mais il ne suffit pas de combattre les vomissements. Il est indispensable de suppléer à la déperdition aqueuse et chlorurée qu'ils font subir à l'organisme et pour cela de donner des lavements à garder ou mieux de pratiquer des injections de sérum physiologique.

---

(1). Préférer l'eau chloroformée diluée, l'eau saturée étant irritante pour les voies digestives.

V

MÉRYCISME

C'est un phénomène consistant en ce que les aliments remontent dans la bouche, en quantité plus ou moins grande, un temps variable après le repas. Il peut être congénital ou survenir à la suite d'une affection générale ou gastrique.

Le mérycisme *congénital* n'est qu'une habitude à laquelle il est difficile d'assigner une cause et dont la pathogénie est bien obscure.

Le mérycisme *acquis* se montre à la suite d'une affection aiguë générale ou gastrique et surtout dans les états nerveux. C'est un symptôme qui, au début, apparaît spontanément, à la suite de troubles de digestion et que, dans la suite, les malades provoquent *volontairement* pour exonérer leur estomac ; dans d'autres cas, c'est une habitude maladive.

Le mérycisme se produit de quelques minutes à plusieurs heures après le repas. Les aliments sont remastiqués et avalés à nouveau dans la généralité des cas, leur saveur étant plutôt agréable ou indifférente au sujet. Mais, s'il se montre tardivement, la saveur du bol est désagréable et ce dernier est rejeté.

Il n'existe aucun rapport entre le type chimique gastrique et la fréquence du mérycisme.

J'en ai observé un cas curieux, il y a quelques années, chez un sujet jeune, de très bonne santé. Le mérycisme, survenu spontanément après un repas indigeste, sans qu'il y ait eu sensations subjectives pénibles, était devenu un phénomène absolument volontaire, c'est-à-dire manquant ou se montrant, selon que le sujet le désirait ou non. Il n'y avait aucun trouble nerveux et, depuis, la santé est restée à tous points de vue excellente.

Ce qui distingue le mérycisme de la régurgitation, c'est que cette dernière est absolument involontaire.

Le traitement s'adressera aux troubles digestifs et surtout à l'élément psychique.

VI

LES DIVERSES HÉMATÉMÈSES

L'hématémèse est un vomissement de sang provenant des voies digestives. A côté de celles de l'ulcère et du cancer, sur lesquelles il n'y a pas à revenir, on rencontre ce symptôme dans un certain nombre d'affections gastriques ou extra-gastriques.

HÉMATÉMÈSES D'ORIGINE GASTRIQUE OU DIGESTIVE

DIEULAFOY a beaucoup insisté, il y a quelques années, sur l'*exulceratio simplex*, qui se distingue de l'ulcère de l'estomac en ce que l'hémorrhagie est le seul symptôme, — il n'y a pas de troubles gastriques antérieurs, l'accident éclate brusquement chez un sujet en bonne santé — l'examen de la muqueuse ne permet de découvrir que difficilement la lésion, qui est toujours très limitée comme superficie.

L'exulceratio simplex est une lésion grave. puisqu'elle met rapidement la vie en danger, en raison de l'abondance de l'hématémèse, dûe à l'ouverture d'une artériole. L'intervention chirurgicale est le plus sûr moyen à mettre en œuvre.

Les gastrites chroniques peuvent donner lieu à des hématémèses, à cause d'érosions ou d'ulcérations, qui viennent s'ajouter aux lésions banales ; ce sont les *gastrites ulcéreuses*. Elles en imposent presque toujours pour le cancer ; à cause des symptômes d'insuffisance gastrique, des vomissements alimentaires et de la cachexie qui précèdent l'hématémèse. Le diagnostic est plein de difficultés, puisque l'examen clinique ne peut fournir de renseignements suffisants et que l'analyse chimique, dans la gastrite atrophique, révèle l'absence d'acide chlorhydrique libre.

Les maladies du foie et surtout la *cirrhose alcoolique* s'accompagnent fréquemment d'hématémèses dûes, dans ce dernier cas, à la rupture de varices œsophagiennes ou gastriques.

A signaler encore les hématémèses consécutives à un *traumatisme* ou une *plaie de l'estomac*, le diagnostic est alors facile -- et celles de l'*étranglement herniaire*.

HÉMATÉMÈSES D'ORIGINE EXTRA-GASTRIQUE

La plupart des *états infectieux* peuvent donner naissance à des hématémèses, soit par suite de troubles vaso-moteurs, soit d'ulcérations consécutives à des infarctus ou des thromboses.

Dans les brûlures, même peu profondes, s'étendant à une grande partie du tégument, il est quelquefois donné d'observer des hématémèses, lorsque les malades survivent au delà d'une semaine.

Dans l'*asystolie*, la stase veineuse qui atteint l'estomac, comme les autres organes, dans l'*urémie* (1), la congestion de la muqueuse gastrique ou la formation de petites ulcérations à son niveau, expliquent la présence des hémorrhagies.

Les hématémèses des *hystériques* et des *hémophiliques*, offrent peu de gravité.

VII

LES TROUBLES DU SOMMEIL

La plupart des dyspeptiques ont un mauvais sommeil.

Chez les uns, c'est simplement une difficulté à s'endormir. Se couchant tôt ou tard, le malade, malgré son désir de reposer et les efforts qu'il fait dans ce but, se tourne et se retourne dans son lit, jusqu'à une heure avancée de la nuit. Cette difficulté à s'endormir est préjudiciable, non tant par la diminution du nombre des heures consacrées au repos absolu, que par l'état d'énervement qui l'accompagne et surtout par la tendance naturelle qu'a le malade à se coucher de plus en plus tard, dans le but de diminuer son temps d'insomnie.

Chez d'autres, le sommeil vient assez vite, mais il est irrégulier, entrecoupé de nombreux réveils : le matin, au moment du lever, il y a une fatigue générale prononcée, qu'il ne faut pas se hâter de mettre toujours sur le compte d'une neurasthénie soupçonnée.

Dans d'autres cas, et c'est là la généralité, le sommeil est

---

(1). Rechercher les signes du brightisme et pratiquer l'auscultation du cœur, l'urémie pouvant se traduire par des symptômes subjectifs localisés à l'estomac.

excellent quantitativement, les malades dorment huit ou dix heures de file, mais ils ont presque sans arrêt des rêves pénibles, des cauchemars angoissants : chute dans des abîmes sans fond, enterrements, crimes, etc., qui fatiguent beaucoup leur état cérébral.

Ces divers types d'insomnie se rencontrent dans des types dyspeptiques variés, mais de préférence chez les hyposthéniques et les dilatés atoniques, dont certains encore, après s'être endormis lourdement et d'un sommeil pesant, peu de temps après leur entrée au lit, sont brusquement réveillés vers onze heures ou minuit, par un poids qui les étreint à la région épigastrique et qui remonte parfois jusqu'à la gorge.

Chez tous ces malades à sommeil mauvais ou à cauchemars, on restreindra la quantité de nourriture prise le soir, nourriture qui devra être très légère et ne pas comporter de viande ; le vin sera complètement interdit.

Il y a souvent avantage à conseiller le repos complet dans un fauteuil ou sur une chaise longue après le repas et le lit peu de temps après. Lorsqu'on laisse les malades debout de 8 à 10 heures du soir, ils lisent ou jouent, accoudés à une table et compriment ainsi leur estomac ou ils font de la musique, ce qui est au moins aussi mauvais ; la digestion est ainsi mal mise en train et favorise l'insomnie.

On conseillera en outre une affusion tiède-chaude, au moment du coucher, même si c'est une demi-heure ou une heure après le dîner ; il n'y a aucun inconvénient à cela.

On sera assez réservé comme médicaments, les seuls qui puissent agir réellement étant ceux qui s'adressent à l'estomac. Pourtant, de manière à calmer légèrement les centres nerveux et à favoriser ainsi le sommeil, on aura recours à l'*eau de laurier-cerise*, qui donne de très bons résultats, même employée à petite dose :

> Eau de laurier-cerise. . . . .   20 gr.
> Sirop de fleurs d'oranger . . . .   q. s. p. 90 c. c.

Une à deux cuillers à café, dans un peu d'eau sucrée ou d'infusion de feuilles d'oranger ou de tilleul, au coucher.

— au *bromure*, efficace et inoffensif à faible dose :

> Bromure de sodium. . . . . . . , . .   5 gr.
> Eau distillée. . . . . ; . .   150 gr.

Une cuillerée à soupe le soir.

— à la *valériane*, employée de préférence sous la forme de *suc*, qui n'a pas d'odeur désagréable et qui est plus actif que les préparations usuelles :

> Suc de valériane. . . . .   20 gr.
> Eau distillée. . . . . q.s.p.150 c. c.

Une à deux cuillers à soupe, dans un peu d'eau.

Les hypersthéniques ont une insomnie plus prononcée ou un sommeil plus mauvais en général que les hyposthéniques, sans doute parce que leur système nerveux est plus irrité et plus excitable.

C'est surtout chez eux qu'on rencontre cette difficulté à s'endormir, accompagnée d'idées obsédantes, ayant souvent rapport à des banalités, qui assiègent le malade pendant de longues heures.

Chez d'autres, la venue du sommeil est normale, mais ils sont bientôt réveillés par une crise de douleurs violentes accompagnées ou non de vomissements ou de régurgitations et qui dure plus ou moins longtemps.

D'autres fois, le réveil nocturne est spontané et normal ; mais une sensation de vide à l'estomac et de fausse faim, souvent impérieuse, les empêche de se rendormir ; elle s'accompagne d'une agitation nerveuse, qui ne cède qu'à la prise de quelque nourriture, cette dernière étant pour eux le meilleur soporifique à ce moment.

Les médicaments précédents pourront être employés chez les hypersthéniques surtout le laurier-cerise et la valériane : mais ils sont inférieurs aux *alcalino-terreux* et à la *codéine* associés :

Phosphate de chaux.................	0,50 cg.
Carbonate de magnésie..............	0,30 cg.
S. n. bismuth......................	0,10 cg.
Codéine...........................	0,01 cg.

Pour un paquet. Un immédiatement après le repas du soir et un second au coucher ; un autre, dans la nuit, au moment de l'insomnie tenace.

Le repas du soir devra être encore plus surveillé que chez les hyposthéniques et souvent réduit à un potage et un ou deux œufs, pour permettre un sommeil voisin de la normale. On insistera également sur les applications chaudes au creux de l'estomac et l'affusion générale tiède chaude, au moment du coucher.

Chez les jeunes enfants, les retentissements des troubles gastro-intestinaux sur le sommeil se montrent sous la forme de terreurs nocturnes. C'est deux heures et demie à trois heures après le repas que l'accident apparaît ; l'enfant se réveille brusquement, se dresse sur son lit, le plus souvent les yeux ouverts et fixes. Il voit des animaux ou des voleurs, pousse des cris, appelle ses parents, mais ne les reconnaît généralement pas ; ni consolation, ni caresses ne peuvent le calmer. Au bout d'un temps qui varie de quelques minutes à une demi-heure, l'enfant a une crise de larmes ou de sanglots, quelquefois une émission involontaire d'urine, mais jamais de convulsions et il se rendort.

La seule précaution à prendre, pour éviter le retour ou l'apparition de ce symptôme peu grave, mais effrayant pour les parents, est de surveiller le régime alimentaire, surtout au repas du soir et de veiller à la régularité des fonctions intestinales.

VIII

CONSTIPATION ET DIARRHÉE

Mon intention n'est pas d'entrer dans l'exposé des détails concernant la constipation et la diarrhée et de leurs rapports complets avec les maladies de l'estomac, question très compliquée et encore mal connue. Je désirerais seulement faire part de quelques remarques, surtout au sujet du traitement de ces symptômes.

La *constipation* est la règle dans la généralité des affections gastriques ; elle est plus fréquente et plus prononcée dans le type hypersthénique que dans la variété contraire.

Dans le premier cas, elle peut être attribuée à un état spasmodique ; dans le second, à une atonie de la tunique musculeuse intestinale.

On a une tendance naturelle à vouloir lutter d'une manière trop active et par des moyens trop violents contre la constipation. De ce que le malade souffre du tube digestif et qu'il a une langue sale, à peu près en permanence, on en conclut que les purgatifs sont pour lui une bonne chose et on lui ordonne d'une façon régulière, tous les trois ou quatre jours, à jeûn, un grand verre d'eau de Janos, Glauber ou autre ou une purgation plus forte, tous les huit ou quinze jours — ou on lui prescrit une cuillerée à soupe d'huile de ricin, tous les deux ou trois jours.

Cette manière de faire aggrave les troubles gastriques, surtout quand on emploie les drastiques, sous forme d'eau-de-vie allemande, même à faible dose, de pilules d'aloès, de scammonée, etc..., car la majorité des purgatifs irritent le tube digestif et il est de règle de constater une augmentation des douleurs chez les hypersthéniques, de la pesanteur chez les hyposthéniques, après l'ingestion de ces médicaments.

L'huile de ricin a une action beaucoup moins irritante, mais non moins mauvaise sur l'estomac, parce que souvent elle n'est pas fraîche et que, quand elle l'est, elle agit toujours à la manière des corps gras, qui ne conviennent à aucune forme de dyspepsie.

On rencontre sans doute des sujets, chez lesquels l'emploi de l'huile de ricin à faible dose souvent répétée, est suivi de bons résultats ; mais chez un nombre beaucoup plus grand, on observe le contraire et ce n'est pas d'après les exceptions qu'il convient de juger une médication.

Toutes les eaux purgatives et les pilules à base de drastiques, outre leurs inconvénients vis-à-vis de l'estomac, n'agissent que temporairement et d'une façon illusoire sur la constipation, contre laquelle ils sont dirigés. Efficaces au début du traitement, les eaux purgatives et les drastiques, en irritant l'intestin, augmentent la coprostase et au bout d'un temps relativement court, doivent être pris à dose plus forte, pour produire le même effet. En continuant a agir ainsi, les malades sont constipés autant ou plus, après un an de médication qu'au commencement [de leur infirmité.

Les purgatifs très actifs doivent être réservés aux cas où

le tube digestif a besoin d'être déblayé une fois unique, à des intervalles de plusieurs mois ou lorsqu'on veut amener une dérivation intestinale.

Lorsque, dans une affection *chronique* on veut provoquer l'exonération quotidienne, les laxatifs légers sont préférables.

On a le choix entre de nombreuses préparations.

Chez les hyposthéniques :

> Poudre de cascara. . . . . . 0,30 à 0,50 cg.
> Poudre de rhubarbe (1). . . 0,25 cg.

Pour un cachet. Un le soir, au coucher ou après le repas.

> — Extrait fluide de cascara. . . 10 gr.
> Glycérine neutre. . . . . . . 50 gr.
> Sirop d'éc. d'or. am. . . . . q. s. p. 250 c. c.

Une cuillerée à soupe après le repas du soir.

> — Teinture de noix vomique. . 3 gr.
> » gentiane. . . . . 4 gr.
> » de cascara. . . . 10 gr.

Vingt gouttes, au début des deux repas.

> — Podophylle . . . . 0,02 cg.

Pour une pilule. Une à deux, au coucher.

> — Podophylle. . . . . }
> Evonymine. . . . . } ââ 0,02 cg.

Pour une pilule. Une le soir.

Chez les hypersthéniques :

> Lactose. . . . . 20 gr.
> Magnésie hydratée. . . . . . }
> Poudre de réglisse. . . . . . } ââ 10 gr.

Une cuillerée à soupe, le matin à jeun ou le soir au coucher, dans un demi-verre d'eau.

---

(1) A ne pas continuer longtemps, à cause de l'action constipante de *l'acide rhéotannique*.

> — Podophylle. . . . .   0,02 cg.
> Extrait de belladone. . . . .   0,01 cg.
> Pour une pilule. Une à deux, le soir.

Encore, ces médicaments (1) ne devront-ils être pris qu'à titre accessoire et d'une façon intermittente, si possible, pour ne pas accoutumer l'intestin à la paresse.

On les alternera avec les moyens physiques ou mécaniques : *lavements* simples ou contenant une ou deux cuillerées à soupe de glycérine, de préférence chauds et non tièdes (2), — *entéroclyses*, à l'aide d'une sonde molle en caoutchouc — *massage*, calmant dans l'hypersthénie (effleurage et vibrations superficielles) ; excitant dans l'hyposthénie (tapotements, percussions avec la pulpe des doigts, hachures avec le bord cubital de la main — ou pressions et frictions, faites le matin au lit, du cœcum vers l'S iliaque, en suivant tout le trajet du gros intestin.

La *diarrhée* est un phénomène rare chez les dyspeptiques.

Elle ne se montre guère que chez les hypersthéniques, atteints en même temps d'entéro-colite muco-membraneuse ; alternant avec des périodes de constipation, elle coïncide avec de violentes douleurs gastriques qui commencent généralement la crise.

On discute beaucoup, depuis quelques années, sur la pathogénie de l'entéro-colite et on a émis à ce sujet bien des

------

(1). A propos de l'action de certains médicaments dans la constipation, il faut signaler l'action, en apparence paradoxale, qu'on observe quelquefois avec l'emploi des opiacés. Ceux-ci *augmentent* les selles chez certains malades, sans doute en modifiant l'état d'irritation des centres nerveux abdominaux et en faisant cesser le spasme intestinal.

(2). Les lavements *froids* sont efficaces, mais ont l'inconvénient de provoquer souvent des coliques.

théories. Les idées de Robin, qui fait de l'entéro-colite une complication ou un accident de l'hypersthénie, me semblent répondre exactement à la réalité des faits.

Le traitement sera donc de tous points celui de l'hypersthénie gastrique. Au moment des crises de diarrhée, on se bornera à des *applications humides chaudes* sur la région de l'estomac et sur tout l'abdomen (compresses ou cataplasmes, arrosés d'une cuiller à café de laudanum) et à l'administration des *alcalino-terreux*, en même temps qu'on mettra le malade à la diète presque absolue.

Ce n'est que si la diarrhée et les douleurs persistent qu'on s'adressera aux *opiacés*, associés ou non au *bismuth*, donnés soit par la bouche, soit plutôt en lavement, à conserver :

Laudanum de sydenham. . . . .   XV gouttes
Eau bouillie tiède. . . . .   150 gr.

Un ou deux par jour.

D'une façon générale, il est préférable de ne pas trop se hâter de couper brusquement une diarrhée survenant à titre épisodique.

Cette remarque s'applique, outre l'hypersthénie avec entéro-colite, d'une manière particulière à la diarrhée, qui se montre parfois dans la dilatation d'estomac et qui est un moyen naturel d'évacuation du liquide contenu dans la cavité gastrique ; une sorte de cathétérisme *ab infero*.

CHAPITRE XVIII

I

DE L'EMPLOI DES EAUX MINÉRALES DANS LES MALADIES DE L'ESTOMAC (1)

La plupart des malades considèrent comme indispensable de prendre une eau minérale ; pour eux, c'est une panacée universelle, qui doit guérir leur estomac, quel que soit le type de leur affection et il est vraiment remarquable de voir la foi plus que robuste de certains sujets qui, depuis des mois ou même des années, prennent toujours la même eau et lui restent fidèles, malgré le résultat négatif qu'elle leur procure.

Les eaux minérales ont une utilité dans le traitement des affections de l'estomac ; mais il est très important de faire un choix entre elles et d'être réservé dans l'emploi de celles qui ne donnent pas ce qu'on en attend.

On peut diviser en trois catégories les eaux couramment employées chez les dyspetiques :

____

(1) Je n'envisagerai ici que l'action des eaux minérales employées au domicile du malade et non prises à la station thermale, où les propriétés des eaux sont différentes et où plusieurs autres facteurs entrent en jeu.

1° Eaux alcalines fortes et moyennes.

2° Eaux alcalines faibles ou indifférentes.

3° Eaux très gazeuses.

1° Eaux alcalines fortes et moyennes. Dans cette catégorie, rentrent les eaux de Vichy et de Vals.

Les eaux de *Vichy* ont toutes une composition à peu près identique : 4 gr. 50 à 5 gr. 25 de bicarbonate de soude, 0 gr. 50 de chlorure de sodium, 0 gr. 40 de bicarbonate de chaux, 0 gr. 30 de sulfate de soude des traces d'arséniate de soude et de lithine et de l'acide carbonique libre (0 gr. 75 à 2 gr.) (1).

Leur principal élément actif est le *bicarbonate de soude*, qui y est contenu en grande quantité.

Chez aucun dyspeptique, à moins que ce ne soit pendant un temps très court, par exemple quelques jours, elles ne peuvent être prises comme boisson de table ; en la mélangeant au vin ou en la buvant pure, on arrive sans peine, surtout pendant la saison chaude, à en consommer une bouteille par jour, ce qui équivaut à 5 gr. environ de bicarbonate de soude.

C'est là une médication très active au point de vue gastrique et que ne supportent pas longtemps sans inconvénients, ni les malades à type hypersthénique, ni ceux à type inverse.

Le bicarbonate de soude a une action chimique saturante et une action physiologique excitante sur la fonction secrétoire de l'estomac.

Son action saturante étudiée dans un tube à essai n'est pas douteuse. Dans l'intérieur de l'estomac, elle est à peu

______

(1) *Index médical des principales stations thermales et climatériques de France* (1903) p. 381.

près certaine si la dose est suffisante. Il semble donc indiqué de prescrire à haute dose l'eau de Vichy dans les états gastriques à type hyper.

A ce sujet, l'observation clinique des malades enseigne que, dans les crises d'hyperchlorhydrie, l'ingestion de hautes doses de bicarbonate de soude calme en général d'une manière rapide les douleurs.

Mais elle apprend aussi qu'au bout de plusieurs mois de cette pratique les troubles gastriques sont aussi ou plus prononcés qu'avant le traitement.

C'est qu'à côté de l'action chimique saturante, il y a l'action physiologique excitante, dûe au bicarbonate de soude et aussi aux gaz contenus dans l'eau de Vichy. Cette action excitante agit aussi rapidement, mais se fait sentir beaucoup plus longtemps que l'action saturante, qui est diminuée ou annihilée par une nouvelle production d'acide chlorhydrique ou d'acides de fermentation dans l'estomac ; elle agit en effet, sur la manière physiologique, sur le fonctionnement vivant de l'estomac qui peut réagir, alors que l'action saturante n'agit que sur le produit inerte de ce fonctionnement. L'excitation se continue une fois que la cause a cessé, puisqu'il s'agit d'une modification fonctionnelle : la saturation ne dure qu'un temps très court.

Ce qui le prouve bien, c'est que pour obtenir le même degré d'atténuation des crises d'hyperchlorhydrie, il faut augmenter à mesure la dose.

L'action de l'eau de Vichy n'a donc pas à être utilisée chez ceux dont l'estomac secrète en trop grande quantité un suc trop acide. Prise comme eau de table, elle ne fait à la longue qu'augmenter l'hyperchlorhydrie et ses symptômes ; à jeun, son action excitante est encore plus marquée ; au mo-

-ment des crises, elle ne peut être employée, à cause de la grande quantité qu'il faudrait ingérer pour avoir une saturation transitoire du contenu gastrique.

Prise à jeun ou avant le repas, tiédie au bain-marie, elle a peut-être une action toute différente. en raison de sa température et elle peut être essayée.

Chez les hyposthéniques, l'eau de Vichy nature, prise à la dose d'un demi-verre au moment de la lourdeur d'estomac et du ballonnement épigastrique, fait disparaître ces malaises. Ingérée à la même dose, un quart d'heure ou une demi-heure avant le repas, elle augmente l'appétit et son action excitante se fait sentir pendant la digestion, qu'elle rend plus facile. Pendant le repas, elle ne peut être prise comme eau de table, c'est-à-dire à la dose moyenne de deux ou trois verres, que pendant quelques jours, car dans ce type dyspeptique, l'acidité de l'estomac doit être augmentée et non saturée et il est à craindre ou que l'estomac, s'il est atone, ne réagisse pas à l'action stimulante forte qu'il reçoit ou que, s'il s'agit d'un sujet particulièrement nerveux ou d'un type dyspeptique mal défini, comme il en existe, les troubles hyposthéniques ne se transforment en manifestations hypersthéniques.

En somme, l'eau de Vichy, *prise chez soi*, est un médicament très actif, qu'il faut doser et non prendre *larga manu*.

Les mêmes considérations s'appliquent à l'eau de *Vals* ; mais on sera moins parcimonieux, parce que le choix est plus grand, en raison de la teneur variable des sources en bicarbonate de soude.

Dans l'hyposthénie, on prescrira, comme eau de table,

Vals Carmen : *Vals Perle*, n° 1, *Vals la Reine* qui seront prises à la dose de 3 à 4 verres par jour.

Les sources fortes : *Perle*, n° 5 et 7, *Rigoletto* (6 gr.), *Précieuse, Magdeleine, Désirée, Vivaraises* (5 à 9), seront réservées à titre de médication apéritive stimulante, chez ces mêmes malades, à la dose d'un demi-verre, un quart d'heure ou une demi-heure avant les repas.

2° *Eaux alcalines faibles ou indifférentes.* Parmi ces eaux, la plus connue est *Evian*, à côté de laquelle il convient de citer *Alet* et *Thonon*.

D'une minéralisation très faible (0 gr. 45), l'eau d'Evian, qui contient surtout du carbonate de chaux (0,20 cg.) se recommande avant tout par sa grande pureté et sa digestibilité. Pure ou employée pour couper le lait ou les autres boissons, elle peut être administrée chez tous les malades, y compris les tous jeunes enfants, en n'importe quelle quantité.

Chez les hypersthéniques, elle a une action plutôt sédative sur l'estomac, en raison du carbonate de chaux qu'elle contient et de l'absence de bicarbonate de soude et de gaz (seulement 0,01 cg. d'acide carbonique libre) et elle a, sur l'eau ordinaire calcaire, l'avantage d'être plus pure et plus digestible.

En outre, dans la plupart des manifestations hépatiques, rénales ou générales, primaires ou associées aux troubles gastriques : lithiase biliaire, congestion active du foie, albuminurie dyspeptique, goutte, arthristisme, artério-sclérose, lithiase rénale, l'eau d'Evian agit, comme on l'a dit, plus par ce qu'elle emporte que par ce qu'elle apporte et elle a sur les eaux fortement alcalines, l'avantage tout en étant aussi active contre la dyscrasie, de pouvoir être prise à haute dose, pendant longtemps, tant aux repas qu'à jeun, sans avoir d'effets défavorables sur l'estomac.

3° *Eaux très gazeuses*. Elles exercent une action stimulante sur les fonctions gastriques, en excitant le péristaltisme de l'estomac.

Quoiqu'on attribue à l'acide carbonique une action calmante sur la muqueuse gastrique, toujours est-il que les hyposthéniques se trouvent bien de l'usage d'eaux telles que *Pougues, St-Léger, St-Galmier, St-Alban*, et que les hypersthéniques au contraire voient leur sensation de douleur-brûlure augmentée.

Mais on ne permettra les eaux gazeuses que d'une façon modérée aux hyposthéniques peu ou moyennement atteints ; à ceux dont l'atonie est très prononcée et aux dilatés on l'interdira, dans la crainte de distendre outre mesure un organe à demi-inerte, n'ayant pas le pouvoir suffisant pour se contracter et chasser le gaz qu'il contient.

A côté des eaux minérales s'adressant directement à l'estomac, il convient de dire un mot de l'action sur cet organe d'autres eaux médicamenteuses.

L'eau de *Contrexéville* et l'eau de *Vittel*, employées dans la lithiase biliaire et rénale, ont une minéralisation plutôt faible : respectivement 2 gr. 4 et 1 gr. 8 ; les éléments dominants sont le sulfate de chaux, 1 gr. 50 et 0, 45 cg. — le sulfate de magnésie : 0,24 et 0,44 — le bicarbonate de chaux : 0,40 cg. La seconde, en raison de sa teneur plus faible en sulfate de chaux semble préférable, chez les hyposthéniques ; la première, chez les hypersthéniques.

Quoique d'après Buzdygan, le fer passe pour être un excitant de la sécrétion gastrique, les eaux *ferrugineuses* ne sont bien supportées par aucune catégorie de dyspeptiques, en général, même par les chlorotiques.

Il en est de même des eaux *arsenicales*.

II

Divers modes et différentes voies d'alimentation dans les affections graves de l'estomac.

Il est des cas où l'estomac ne peut supporter une quantité suffisante de nourriture même liquide ou bien où, par suite d'un obstacle pylorique, il ne peut évacuer son contenu dans l'intestin. Dans ces cas, il faut offrir à l'estomac une alimentation suffisante, sous un volume réduit ou se servir de la voie rectale ou hypodermique pour amener dans la circulation des matériaux nutritifs.

Les *peptones*, théoriquement indiquées, puisqu'elles représentent des albuminoïdes prêtes à être absorbées et n'exigeant presque aucun travail de la part du tube digestif, ne donnent pas de résultats satisfaisants en pratique. Elles sont difficilement supportées par l'estomac (Hayem) et elles ralentiraient la digestion stomacale, selon Dujardin-Beaumetz. Il semble qu'elles doivent être réservées pour la voie rectale (1).

---

(1) Peut-être faut-il exiger d'elles que sous un très petit volume et sous une forme soluble elles aient suffisamment de valeur nutritive : à ce point de vue, la *Somatose* avec laquelle on obtient la solution aqueuse et dont 2 à 3 cuillers à café en 24 heures suffisent, paraît digne d'intérêt.

La *poudre de viande* ne peut guère être prescrite chez des sujets ne supportant pas une quantité moyenne de lait, prise à petites doses fractionnées ; elle n'est, en général, pas tolérée par les dyspeptiques ou dans les états gastriques graves. Elle doit être plutôt employée dans un but de suralimentation chez des malades atteints d'une affection générale.

Le *jus de viande*, extrait à l'aide de la presse, d'un morceau légèrement grillé, se recommande surtout dans les cas d'atonie grave, où il agit comme stimulant peut-être plus que comme aliment. On commencera par une dose plutôt faible (50 gr.) qu'on augmentera ensuite jusqu'à 150 ou 200 gr. (1), selon la manière dont l'estomac réagira.

Quant au *bouillon*, on ne peut lui reconnaître aucune valeur alimentaire, même s'il s'agit de bouillon concentré, dit américain ; ce n'est qu'un stimulant gastrique.

Les diverses préparations pharmaceutiques à base de jus de viande (CARNINE, suc DURHAM, etc.), ayant pour la plupart la glycérine comme véhicule, donnent souvent d'excellents résultats ; mais il est indiqué de les étendre d'eau, pour faciliter leur tolérance de la part de l'estomac.

En somme, dans les affections graves de l'estomac, l'alimentation *per os* méritant véritablement ce nom, est bien difficile ; ou bien l'organe a encore quelque vigueur et les produits naturels, pris par petites quantités souvent répétées : lait, eau albumineuse, eau sucrée, jaune d'œuf cru ou œuf entier battu dans du lait suffisent, ou bien on a affaire à un organe et un malade cachectiques et les dérivés des produits alimentaires administrés par la voie buccale sont d'un minime secours.

____

(1) Quantité fournie par 600 à 800 gr. de viande.

Aussi faudra-t-il, en même temps qu'à eux avoir recours aux lavements alimentaires et, quoique ce soit une méthode moins pratique, aux injections hypodermiques.

En utilisant ces divers moyens d'une façon simultanée, on pourra, dans les cas aigus, comme les hémorrhagies de l'ulcère simple (1), sustenter suffisamment le malade et dans les cas chroniques, qui sont plus fréquents, lui donner une survie de durée variable.

On est bien peu fixé sur la valeur des lavements dits alimentaires. Si, en effet, Voit et Bauer admettent l'absorption et l'utilisation de la peptone et de l'albumine de l'œuf par la muqueuse rectale — et Czerny et Munk celle de la graisse, ces mêmes auteurs déclarent qu'on ne peut ainsi fournir à l'organisme que le quart de la ration nécessaire à l'entretien de la vie.

D'autre part, selon J. C. Roux, l'amaigrissement, chez les malades nourris uniquement par la voie rectale, est à peu près aussi prononcée et aussi rapide que chez ceux qui n'ingèrent que de l'eau par la voie buccale. Etant donné que l'eau seule suffit à entretenir l'existence pendant un temps relativement long et qu'elle est très bien absorbée par le rectum, on peut se demander si les substances que l'eau des lavements alimentaires tient en solution ou en suspension ont une réelle utilité.

Mais, même en n'admettant cette utilité que comme probable, elle suffirait à légitimer l'emploi des lavements alimentaires (2).

---

(1) Ici, cela va de soi, la voie buccale ne doit pas être utilisée.

(2) On est prié de se reporter au chapitre du traitement de l'ulcère, où on trouvera diverses formules.

Pour Soupault, le plus simple serait la meilleure parce que celles trop compliquées et contenant trop de substances nutritives sont mal tolérées par l'intestin. Cet auteur recommande de battre un ou deux œufs *complets* dans un peu d'eau froide, jusqu'à ce que l'albumine ne file plus, puis d'y ajouter un quart de litre d'eau tiède et une demi-cuiller à café de sel.

Ces lavements, donnés au nombre de deux à trois en 24 heures, seront précédés (une seule fois le matin) d'un lavement évacuateur.

Southgate Leigh a conseillé récemment la méthode suivante d'alimentation sous-cutanée, qui lui aurait donné de bons résultats, là où les autres procédés auraient échoué.

On fait fondre dans 500 c.c. d'eau ayant bouilli pendant dix minutes quatre des tablettes suivantes :

Chlorure de sodium.	0,55 cg.
Sulfate de soude.	0,02 cg.
Carbonate de soude.	0,01 cg.
Phosphate de soude.	0,007 mg.
Phosphate de magnésie.	0,0025 dmg.

D'autre part, on prend des œufs frais, on les brosse avec du savon et de l'eau chaude, on les lave avec une solution de sublimé au millième et on les met ensuite dans l'eau stérilisée (1).

Les œufs sont cassés et les blancs versés dans des verres stérilisés ; on ajoute alors la solution saline, dans la proportion de 350 c.c. environ pour chaque œuf. On délaye et on filtre le mélange sur coton dans des flacons stérilisés, qu'on

_____

(1) Ces précautions antiseptiques externes sont peut-être un peu exagérées.

ferme avec du coton. La solution se conserve assez bien et peut servir pendant 36 heures.

Avant de l'employer, on chauffe les bouteilles en les immergeant dans de l'eau à 40°.

L'injection, d'une contenance de 350 c.c., est faite en un point où la peau est lâche ; elle doit être pratiquée lentement, le réservoir étant tenu à une faible hauteur. On peut la renouveler toutes les quatre heures.

J'ignore ce que vaut cette méthode, n'ayant pas eu l'occasion de l'employer. Elle semble plutôt encombrante et son action vaut peut-être surtout par les sels contenus dans la solution, qui est un vrai sérum artificiel.

TROISIÈME PARTIE

CHAPITRE XIX

ESTOMAC ET NEURASTHÉNIE

La propriété fondamentale du sys-
tème nerveux est de transmettre à
distance l'irritation.
(RICHET. *Psychologie générale*).

Presque tous les dyspeptiques sont des nerveux et la plupart des nerveux sont dyspeptiques ; telle est la vérité à double face, qui a fait bien discuter sur les rapports de la dyspepsie et de la neurasthénie, les uns disant que la dyspepsie des neurasthéniques était toujours secondaire, les autres lui attribuant au contraire un rôle initial et perturbateur du fonctionnement des centres nerveux.

Les deux opinions contiennent une part de vérité et je désirerais exposer brièvement ici des idées exprimées déjà en partie ailleurs (1).

A côté de la neurasthénie à hypertension, qui est plutôt une pseudo-neurasthénie, il y a la neurasthénie à point de

______

(1). *La neurasthénie ; pathogénie et traitement* (1905) ROUSSET éditeur.

départ infectieux ou toxique, qui succède à la grippe ou à une intoxication exogène, saturnisme, hydrargyrisme, etc... ou à l'insuffisance de certains organes à sécrétion interne.

Cette neurasthénie est plutôt rare par rapport à la *neurasthénie d'origine dynamique ou par irritation*.

Le corps humain est une unité parfaite, dont toutes les parties sont solidaires ; tout organe lésé ou troublé dans son fonctionnement exerce une modification plus ou moins forte rapide et durable d'abord sur les régions voisines, puis sur tout l'organisme.

Bien plus, toute excitation même non perçue détermine une modification dans l'état dynamique des divers appareils musculaire, sensoriel, circulatoire (Expériences multiples de FÉRÉ). Cette modification est proportionnelle à l'intensité de l'excitation.

Cette unité fonctionnelle existe grâce au système nerveux, qui met en rapport constant les uns avec les autres les viscères et les divers points de l'organisme et qui se compose de deux sortes de centres : cérébro-médullaires et sympathiques, les premiers régissant l'activité volontaire, les seconds la vie végétative.

Ces divers centres nerveux cérébro-médullaire et sympathique, avec les organes dévolus à chacun d'eux (moëlle pour le tronc et les membres, plexus divers pour chacun des viscères), et dont ils sont fonctionnellement inséparables, forment une chaîne ininterrompue et réagissent d'une façon incessante les uns sur les autres, mais non avec une égale force.

Le cerveau commande à lui seul, au reste du système nerveux c'est-à-dire à la moëlle épinière et au grand sympathique.

En raison du nombre, de la diversité et de la perfection des cellules et des fibres dont il est composé, il détient la plus grande partie de l'énergie nerveuse disséminée dans tout l'organisme et il exerce un pouvoir inhibiteur sur les autres centres nerveux, dont il diminue l'irritabilité et la réflectivité. Il serait superflu de rappeler ici les expériences classiques qui démontrent cette propriété.

La moëlle et le grand sympathique, avec ses plexus, qui président aux mouvements et à la sensibilité de tous les muscles et de tous les viscères, adressent à l'encéphale les sensations sans nombre, qui résultent de la vie obscure des organes et qui passent inaperçues, en raison de leur continuité toujours égale.

Tel est l'état de santé. Il y a équilibre entre le cerveau d'une part et d'autre part les centres nerveux inférieurs.

Mais, pour que cet équilibre subsiste, pour que le système nerveux reste normal dans son fonctionnement, il faut que les excitations qui lui parviennent du monde extérieur ou des organes soient proportionnées à sa force de résistance et de réaction.

Lorsque cette résistance est diminuée sous l'influence de l'hérédité ou des antécédents personnels du sujet, l'équilibre est rompu et la neurasthénie apparaît d'autant plus facilement que la cause morbide agit sur un centre nerveux plus important, soit directement, soit par l'intermédiaire de l'organe auquel ce centre appartient.

Point de départ cérébral. — Dans un grand nombre de cas, c'est le cerveau qui ouvre la scène. Qu'un choc moral ou un traumatisme vienne à ébranler les cellules cérébrales ou qu'elles soient surmenées par un travail intellectuel trop longtemps prolongé : leur force s'épuise. Elles ne sont plus, dès lors, en état de recevoir d'une façon normale les impressions qui leur parviennent de l'organisme et du monde extérieur, ni de dominer le fonctionnement des centres nerveux inférieurs.

Il en résulte une perturbation dynamique qui se fait *d'abord sentir du côté des voies digestives* (perte d'appétit, digestions pénibles, vomissements, diarrhée, etc.), puis, peu à peu, toutes les autres fonctions sont atteintes et la maladie devient générale.

Et combien de causes peuvent amener l'affaiblissement du dynamisme cérébral ! Tantôt, ce sont les affaires, qui exigent une grande dépense d'activité nerveuse ; tantôt, la préparation d'un examen, tantôt les chagrins ou les déceptions de la vie !

Point de départ gastrique. — Inversement, le point de départ de la neurasthénie peut se trouver dans l'estomac, car le centre nerveux de cet organe, le plexus solaire, est le plus volumineux des groupements du grand sympathique. Sans entrer dans des détails anatomiques, qui seraient hors de place ici, rappelons que le plexus solaire qui reçoit d'une part les splanchniques, le pneumogastrique droit et un filet du phrénique, et qui envoie d'autre part des plexus secondaires à tous les viscères de l'abdomen peut être considéré comme un carrefour résumant le système nerveux de la vie végétative et qu'il est susceptible de donner naissance à des réflexes importants.

Lancereaux a fait connaître, en mars 1902, dans une communication à l'Académie, la fréquence des morts subites d'origine gastrique. L'on sait, de plus, que le simple écrasement des ganglions semi-lunaires ou un coup brusque porté sur les organes abdominaux mis à nu (expérience de GOLTZ) peut amener la mort ou l'arrêt du cœur par réflexe sur le bulbe.

Sans doute, cette condition expérimentale n'est jamais réalisée sur l'homme ; mais, étant donné la fréquence des dyspepsies, leur longue durée habituelle, l'irritation presque continue de la muqueuse gastrique par les acides de fermentation dans certains cas, il est difficile de ne pas admettre qu'à la longue cette irritation puisse se transmettre au cerveau.

REYNIER a aussi montré tout récemment que la simple distension expérimentale ou *pathologique* de l'estomac amène une diminution très grande de la pression artérielle, de la pâleur de la face, s vertiges et des troubles vaso-moteurs réflexes importants. Cet ensemble de symptômes ressemble fort à certains signes capitaux de la neurasthénie.

La clinique, du reste, de même qu'elle a noté les troubles gastriques consécutifs aux chagrins ou aux excès intellectuels, a fait connaître l'influence que la dyspepsie exerce sur l'état dynamique des cellules cérébrales.

Point de départ génito-urinaire. — A côté de l'estomac, il convient de faire une place importante aux organes génitaux, dans la production de l'épuisement nerveux. Au moment de l'orgasme vénérien, l'intensité de l'excitation est si grande qu'il se produit une modification profonde, bien que temporaire, dans la plupart des fonctions (accélération de la circulation, de la respiration, etc...) et un ébranlement du système nerveux qui entre, pour ainsi dire, en état de crise. Puis tout rentre dans l'ordre.

Mais si le coït est répété trop fréquemment, le système nerveux ne retrouve plus aussi vite son équilibre et n'a plus le temps de recouvrer l'énergie perdue. Bientôt, le sujet éprouve une fatigue générale avec des troubles gastriques, des palpitations de cœur, etc... C'est l'entrée en scène de la neurasthénie.

Peut-être peut-il paraître exagéré de dire qu'un organe comme l'estomac ou qu'un groupe de muscles périphériques soit capable d'apporter un trouble sérieux et durable au système nerveux dans son ensemble.

Mais c'est la répétition du phénomème morbide primitif qui fait la force de l'effet qui en résulte ; à mesure que la cause nocive agit, elle trouve le terrain préparé et sa résultante pathologique est accrue d'autant.

De plus, il faut tenir grand compte des prédispositions héréditaires. Il est certain que, sans cette condition, une dyspepsie datant de quelques mois ou un exercice pénible prolongé, ne pourrait créer l'épuisement nerveux . Mais l'inverse est également vrai ; si tel organe n'avait été surmené, irrité ou lésé, le patient n'aurait pas vu éclore en lui le mal de Beard, malgré ses antécédents morbides personnels ou ancestraux.

Du reste, chacune de ces causes isolées n'agit pour son compte personnel que pendant un temps relativement court Les excès génitaux, par exemple, après avoir créé d'abord l'irritation du plexus hypogastrique, déterminent des troubles digestifs, puis des palpitations de cœur et une fatigue générale, cérébrale et corporelle ; ensuite, l'estomac joint son action pathogénique à celle des organes génitaux pour rendre plus intense la perturbation portée sur le cerveau et la moëlle. A leur tour, ces deux centres réagissent ; leur irritation, qui est secondaire, retentit sur les organes mêmes qui lui ont donné naissance.

En un mot, le mal, lorsqu'il n'est pas né directement dans

le cerveau (s'il l'est, la place principale est attaquée d'emblée), s'étend de proche en proche, jusqu'à gagner les centres nerveux supérieurs ; ceux-ci répondent d'une façon morbide et de la sorte, se trouve constitué un cycle pathologique complet, dont le point originel est quelquefois difficile à trouver.

A ce stade de *naissance* et de *propagation de l'irritation* ou de la perturbation dynamique en fait suite un autre, celui de *l'atonie générale avec ptoses et des troubles sécrétoires*.

Toutes les cellules des centres nerveux perdant de leur vitalité et de leur pouvoir tonique sur le reste de l'organisme, les fibres musculaires des groupes périphériques et des tissus contractiles des organes internes se distendent et n'ont plus la force de se rétracter ; en un mot, leur élasticité est diminuée.

Les expériences classiques de physiologie rendent bien compte de ce fait.

Si l'on sépare du bulbe les centres encéphaliques, on constate au sphygmomètre une diminution sensible de la pression artérielle. Cette diminution tombe très bas, si l'on fait porter la section au-dessous du bulbe (Goltz). Enfin, si l'on détruit toute la moëlle par une injection d'eau chaude sous pression pratiquée dans le canal médullaire, on voit la pression baisser encore davantage. De même, la séparation d'un muscle avec les centres médullaires, fait cesser immédiatement l'état de tonicité de ce muscle (expérience de Brondgeest), la moelle ayant, entre autres fonctions spéciales, celle d'exercer d'une façon constante, même quand le corps est à l'état de repos, une excitation latente sur les muscles (tonus musculaire) par l'intermédiaire des ganglions rachidiens (1).

Cette hypotonie se traduit au point de vue clinique par la flaccidité de tous les muscles périphériques.

Du côté des viscères, on note l'atonie gastrique, qui finit dans certains cas par aboutir à la dilatation. L'intestin, mal soutenu par une paroi abdominale devenue flasque, s'abaisse. Les ligaments, qui unissent l'un à l'autre le foie, le rein, l'estomac, la ra e, etc., se distendent ; il en résulte une ptose abdominale complète. On note fréquemment un abaissement de l'utérus. Le muscle cardiaque, atteint lui aussi, manifeste son affaiblissement par une diminution du nombre des pulsations et de   n   ne, diminution à laquelle contribue pour une large part l'atonie de la tunique musculeuse des artères et qui explique la pâleur des téguments et de la face.

En même temps que cette hypotonie générale, se produisent des troubles chimiques, qui en sont la conséquence, selon certains auteurs ; — qui dépendent peut-être de la même cause, dirons-nous, c'est-à-dire de l'insuffisance de l'influx nerveux.

Ce sont des modifications dans la quantité et la nature des sécrétions. Il y a hyposécrétion qui porte sur tout le système glandulaire ; mais les modifications chimiques les plus importantes sont celles qui ont trait au tube digestif.

Les divers sucs fournis par l'estomac, le pancréas, le foie et l'intestin diminuant de richesse et de quantité, il en

---

(1) Le tonus musculaire dépendant de la fonction médullaire est subordonné à l'action des centres nerveux supérieurs (inhibition par les fibres cortico-spinales ; — excitation par les fibres cérébello-spinales et mésencéphaliques).

résulte une élaboration incomplète des aliments et une constipation opiniâtre, qui sont l'une et l'autre favorisées par
l'atonie des parois gastriques et intestinales.

Par suite de l'irritabilité du système nerveux, cette insuffisance sécrétoire est entrecoupée de phases d'hypersécrétion. A l'hyposthénie gastrique avec son ensemble de symptômes qu'on pourrait appeler négatifs, fait suite de temps
en temps l'hypersthénie avec ses douleurs vives, ses vomissements acides et un appétit exagéré.

Dans certains cas fréquents, ce dernier type arrive même
à s'installer complètement et à dominer toute la scène des
troubles gastriques, en même temps qu'il va agir sur le système nerveux.

En effet, les divers acides lactique, butyrique, acétique,
qu'on rencontre dans l'hypersthénie, jouent un double rôle,
qui est dû à leur fonction acide : rôle d'abord local, consistant
en une irritation de la muqueuse de l'estomac et des terminaisons du plexus solaire, irritation qui se transmet aux
autres centres nerveux et qui augmente la perturbation
dynamique de tout le système nerveux ; rôle général consistant en une diminution de l'alcalinité du sang et des
tissus qui deviennent moins résistants. Le cerveau et la
moëlle sont dès lors susceptibles de présenter des réactions
anormales (CHARRIN)

Ces divers acides passant dans l'intestin, en compagnie
d'autres principes nocifs, ptomaïnes, gaz, acétones, etc.,
sont entraînés dans le torrent circulatoire et intoxiquent
tout l'organisme, en particulier les centres nerveux, malgré
le foie qui s'efforce de les retenir et qui, surmené, ne suffit
plus à sa tâche.

Le rein est lui aussi spécialement surmené, en raison de sa

fonction éliminatrice anti-toxique. Par le passage à travers cet organe des toxines gastriques et de substances protéiques insuffisamment comburées (J. Teissier), il se produit une albuminurie, minime sans doute, dont la caractéristique est de n'être jamais accompagnée de symptômes brightiques. Sa présence est décelée par l'analyse seule et surtout après les repas ; elle manque, le matin à jeun. Cette albumine digestive est constituée uniquement par de la sérine, tandis que l'albumine rénale est formée de sérine et de globuline.

Le trouble du rein se manifeste aussi par de la phosphaturie, à l'état de phosphate bicalcique ou de phosphate ammoniaco-magnésien, et l'on sait que le magnésium entre pour une grande quantité dans la constitution chimique des centres nerveux. On pourrait expliquer cette phosphaturie, qu'on rencontre surtout chez les neurasthéniques présentant le type hypochlorhydrique, par une augmentation de l'alcalinité du sang et une diminution de l'acidité urinaire, d'où précipitation facile des phosphates terreux.

L'urohématine, dont l'analyse décèle parfois la présence dans l'urine, est l'indice d'une tendance à la déglobulisation et d'une hématopoièse insuffisante.

Avec une digestion défectueuse — un foie déficient, — des fermentations gastro-intestinales, qui intoxiquent toutes les cellules de l'organisme, — des fuites qui s'opèrent par le rein, sous forme d'albuminurie et de phosphaturie ou d'excès d'urée, il est facile de comprendre que le neurasthénique soit en proie à une fatigue constante et qu'il maigrisse rapidement souvent malgré la suralimentation dont il est l'objet.

Mais il est un autre facteur, qu'il est nécessaire de faire

intervenir pour la compréhension complète de ces troubles de nutrition générale. C'est le système nerveux central.

C'est lui qui est le grand régulateur des échanges organiques et qui tient sous sa dépendance toutes les opérations chimiques qui s'opèrent dans le corps humain.

Comment, en effet, expliquer que cette albuminurie qu'on constate après les repas ne se retrouve plus, lorsque le malade garde le repos absolu au lit ? On ne peut la qualifier d'orthostatique, puisqu'en dehors des repas, elle fait défaut lorsque le sujet est debout. Et pourquoi, en soumettant certains malades amaigris à un régime alimentaire beaucoup moins riche en calories que celui qu'ils suivaient, mais beaucoup moins irritant pour l'estomac et le système nerveux, ces malades voient-ils leur embonpoint et leurs forces revenir ?

La chimie ne rend pas compte de ces faits et de bien d'autres semblables.

Pour les expliquer, il faut faire appel au rôle encore obscur que joue le système nerveux dans les phénomènes de nutrition. CHARRIN a, en effet, montré que si on énerve la patte d'un animal quelconque et qu'on lui injecte ensuite des toxines, c'est seulement dans la région privée de nerfs que l'infection se localise. De même, HÉNOCQUE a montré au Congrès international de Médecine de 1900 que, dans un membre dont les nerfs sont sectionnés, l'activité de réduction de l'hémoglobine diminue d'environ un tiers. Et MARINESCO, étudiant les cellules ganglionnaires de la substance grise, à décrit deux régions bien distinctes : l'une qu'il appelle kinétoplasma, qui préside ou mouvement, — l'autre, trophoplasma, aux échanges nutritifs.

Partis de l'irritation. nous sommes arrivés en fin de compte à l'intoxication, après avoir parcouru divers stades intermédiaires, dont chacun forme un maillon de la chaîne neurasthénique.

Telle est la vue d'ensemble pathogénique que l'on peut concevoir, pour comprendre la symptomatologie complexe et diverse de la neurasthénie.

On voit que *l'estomac peut avoir un rôle initial* et servir de porte d'entrée à la maladie de BEARD, rôle d'une importance qu'on ne saurait nier, étant donné le retentissement que les affections gastriques ont sur le cerveau et que j'ai étudié, il y a quelques années (1).

Inversement, l'*estomac*, au lieu d'être actif, *peut être passif* et ne devenir malade que secondairement à un autre centre : cerveau, moëlle épinière, appareil génito-urinaire.

Mais, même lorsqu'il n'est atteint que secondairement, *l'estomac reste un facteur puissant, pour orienter la neurasthénie vers la guérison ou pour l'aggraver*; les fermentations acides ou autres, envisagées comme conséquence de la neurasthénie, à point de départ extra gastrique, peuvent à elles seules augmenter ou provoquer l'intoxication des centres nerveux et surtout par suite de la diminution de l'alcalinité du sang et des tissus, favoriser les réactions anormales et augmenter l'excitabilité du cerveau et de la moëlle.

Rien que par le régime alimentaire, on peut modifier à son gré les symptômes nerveux des neurasthéniques, sans prévenir les malades, sans qu'on puisse supposer une action suggestive, que je suis loin de nier dans beaucoup de cas, mais dont on exagère beaucoup l'importance et la fréquence.

---

(1) *Influence de l'estomac sur l'état mental et les fonctions psychiques* 2ᵉ édition (1904) librairie ROUSSET.

De même, il n'est pas douteux que le dyspeptique, qui pense beaucoup à son estomac, augmente par là les souffrances de cet organe ; mais, il n'y peut rien, il est bien obligé de vivre avec ses sensations internes, qui composent une partie de son moi.

Au fond, toutes les discussions qui ont eu lieu et qui existeront sans doute pendant encore longtemps, n'ont qu'un intérêt absolument théorique.

De la dyspepsie ou de la neurasthénie, peu importe lequel est cause de l'autre ; une fois que la maladie est constituée (et on n'a guère à la soigner avant) tous les centres nerveux et tous les organes sont pris et, que l'estomac soit cause ou effet, la neurasthénie guérira bien difficilement si cet organe n'est l'objet de soins spéciaux (1). Donnez tous les toniques et les nervins du monde à un de ces malades, en supposant même qu'il ne se plaigne pas de son estomac et permettez-lui de boire du vin pur et de manger, comme les personnes en bonne santé, des crudités, de la charcuterie, des épices, beaucoup de pain, des plats frits, des ragouts, etc., le traitement pourra durer longtemps, sans résultat.

Il faut également, dans toutes les dyspepsies les plus primitives, soigner le système nerveux général, puisque par là le fonctionnement du plexus solaire sera heureusement influencé et par conséquent la guérison des troubles gastriques rendue plus facile.

---

(1) Dans la majorité des cas où l'estomac n'éveille aucune sensation subjective spontanée, son état pathologique se révèle au malade, à l'occasion de certaines causes, qui semblent sans importance au médecin non prévenu (vertige, dès l'ingestion des premières bouchées d'aliments ou de la première cuillerée de potage) ou bien il est découvert à l'examen physique (sensibilité épigastrique).

L'estomac et le système nerveux forment un tout trop uni fonctionnellement, pour qu'on puisse les dissocier vraiment en thérapeutique gastrique ou nerveuse.

____

CHAPITRE XX

L'AMAIGRISSEMENT ET L'OBÉSITÉ DANS LEURS RAPPORTS AVEC LES DYSPEPSIES

Il semblerait, à priori, que tous les dyspeptiques (je laisse de côté les affections graves de l'estomac), dussent être amaigris, lorsque [depuis longtemps leurs fonctions digestives laissent à désirer.

Cet amaigrissement est la règle chez les hypersthéniques ; il s'accompagne même parfois d'un aspect cachectique, qui en impose pour le cancer.

Cet état de déchéance organique peut s'expliquer par les modifications que subit le bilan nutritif et qu'a bien exposées ROBIN. Pour lui dans l'hypersthénie permanente, le coefficient de déminéralisation totale est en hausse et porte principalement sur le chlorure de sodium ; — les matières ternaires sont incomplètement oxydées ; — il y a, dans les fèces, augmentation des résidus organiques et inorganiques non utilisés et, dans l'urine, ainsi que dans les matières fécales, augmentation de l'azote total non utilisé. « Le dyspeptique hypersthénique permanent, ayant conservé son appétit et convenablement nourri, chez lequel il n'existe pas de stagnation appréciable des aliments dans la cavité gastrique et dont la nutrition est encore assez satisfaisante pour qu'il perde peu de poids, perd plus d'azote et plus de sels minéraux qu'il n'en ingère. Comme il faut qu'il emprunte cet azote et ces sels minéraux à sa propre substance, il est perpétuellement en instance de déchéance azotée et de déminéralisation organique ».

Mais, pourquoi perd-il plus d'azote et de sels minéraux qu'il n'en ingère ?

C'est d'abord à cause de la mauvaise utilisation des aliments, celle-ci étant la conséquence de la modification de composition du suc gastrique. Non qu'il y ait à tenir grand compte du rôle *direct* de l'estomac dans la transformation chimique ou digestion véritable des substances alimentaires ; mais, on sait quelle influence importante exerce l'acidité du chyme gastrique indépendamment de la nature de l'acide (1) sur les sécrétions du pancréas, au moment de son arrivée, dans le duodénum. La sécrétion du suc pancréatique est provoquée par l'action ou le contact de la bouillie gastrique acide sur la muqueuse duodénale ; elle varie en raison *directe* du degré d'acidité.

Mais s'il est admis que la sécrétion pancréatique est plus abondante et plus riche quand l'acidité du contenu gastrique est par exemple de 2 gr. 50 que quand elle est de 1 gr. 5 , il n'est peut-être pas invraisemblable de supposer que lorsque l'acidité est de beaucoup supérieure a la moyenne, la proportionnalité n'existe plus, qu'il y a un optinum de sécrétion jusqu'à un certain degré d'augmentation de l'acidité et qu'une fois ce degré dépassé, la sécrétion pancréatique peut-être diminuée ou viciée (2), comme la motricité de l'estomac qui,

---

(1) Duval et Gley. *Traité élémentaire de physiologie* (1906) p. 224.

(2) Linossier a montré, il y a quelques années, que le suc gastrique

évidemment meilleure avec une acidité un peu supérieure à la moyenne qu'avec une inférieure, aboutit au spasme et à la stase alimentaire dans l'hyperacidité exagérée.

La sécrétion biliaire et la sécrétion intestinale ont également comme principal excitant l'acidité du contenu stomacal. Elles peuvent aussi, quand cette acidité est trop grande, être viciées, soit par action directe, soit, en ce qui concerne le foie, parce que l'absorption par la veine porte des divers acides gastriques déversés dans l'intestin modifie la nature de la sécrétion biliaire, qui n'agit plus sur les graisses d'une façon normale (1) et dont le pouvoir renforçateur sur l'amyase et la trypsine est modifié.

C'est en second lieu, le rôle irritatif qu'exercent les acides de fermentation sur la mu ueuse de l'estomac et les terminaisons du plexus solaire, rritation qui, de ce centre, se transmet aux autres groupements sympathiques et cérébro-rachidiens et aboutit à une perturbation dynamique de tout le système nerveux.

Or, le système nerveux joue un rôle certain et important, quoiqu'encore obscur, dans les phénomènes de nutrition. Les expériences de HÉNOCQUE montrant que dans un membre dont les nerfs sont sectionnés, l'activité de réduction de

hyperacide détruisait les ferments du pancréas. (Cf. *Journal des Praticiens*, 14 mars 03).

(1) La bile joue un rôle important dans la digestion des graisses. En abouchant chez le chien, comme l'a fait DASTRE, la vésicule biliaire dans l'intestin à une certaine distance au-dessous du canal pancréatique (fistule cholécysto-intestinale) on voit qu'après l'ingestion de graisse, les chylifères ne sont lactescents qu'à partir de l'endroit où la bile arrive à l'intestin. Chez les animaux à fistule biliaire complète, les deux tiers des graisses ingérées se retrouvent dans les fèces.

l'hémoglobine diminue d'environ un tiers et la découverte faite par MARINESCO de deux régions bien distinctes dans les cellules ganglionnaires de la substance grise : l'une, kinéto-plasma, qui préside au mouvement, l'autre, trophoplasma, qui commande aux échanges nutritifs, démontrent, de même que l'observation clinique, l'existence de cette fonction sur laquelle nous allons revenir dans un instant.

Alors que l'amaigrissement se montre à une époque assez rapprochée du début de la maladie chez les hypersthéniques et qu'elle arrive assez rapidement à un degré prononcé, il est rare chez les hyposthéniques et quand il apparaît, ce n'est qu'au bout d'un temps assez long . Il est même fréquent de voir des sujets présentant ce type dyspeptique et venant consulter uniquement pour leur estomac, être doués d'un certain embonpoint, pouvant aller jusqu'à l'obésité, alors que leur affection gastrique remonte à quinze ans et plus.

Les rapports entre la dyspepsie et l'obésité, ont été bien étudiés et mis récemment en lumière par G. LEVEN (1) qui a pu compulser, à ce sujet, le très grand nombre d'observations recueillies dans sa longue pratique par son père, le Dr M. LEVEN, ancien médecin en chef de l'hôpital Rothschild à Paris.

En théorie, on admet que l'obésité se montre à la suite d'une alimentation trop riche ou d'un exercice physique insuffisant : excès de recettes sur les dépenses = obésité.

En pratique, on voit que l'obésité n'évolue jamais seule : ce n'est pas une maladie, c'est un symptôme morbide qui

____

(1) *De l'obésité* (1901). Thèse couronnée par la faculté de médecine de Paris.

L'obésité et son traitement (1904), 1 vol. 142 p. chez Joannin.

apparaît au cours d'états physiologiques ou pathologiques très différents : menstruation, grossesse, lactation, ménopause, maladies aiguës, traumatisme, émotions, etc., ou qui accompagne une autre affection : diabète, goutte, bronchite, maladies de peau, hystérie, etc.

Bouchard a dressé un tableau des associations morbides de l'obésité. En ce qui concerne l'estomac, il trouve pour 1.000 cas d'obésité :

138 fois la dyspepsie simple ;

69 fois la dilatation ;

35 fois la gastralgie ;

23 fois la gastrite.

G. Leven, sur un très grand nombre d'observations qu'il a eues à sa disposition, dit n'avoir jamais trouvé un seul cas d'obésité, où il n'y eut des symptômes gastro-intestinaux, soit que [ces symptômes. fussent accentués et subjectifs pour le sujet, soit que plus souvent ils fussent discrets et eussent besoin d'être recherchés avec soin. « Tel malade nie tout trouble gastrique qui, après le repas, a le visage rouge, vultueux, congestionné. Telle femme, également précise dans ses négations, avoue qu'après le repas, elle est obligée d'ouvrir son corset, même peu serré, parce qu'elle étouffe et croit manquer d'air. Cette obèse a de la dyspepsie gastrique, qui était sur le point d'être méconnue, car on s'était contenté de lui demander si elle souffrait de l'estomac. Elle était de bonne foi, en répondant que son estomac était excellent ; et cependant il se manifestait par la dyspnée (1) ».

D'autres fois, c'est l'examen physique seul qui permet

----

(1) L'obésité et son traitement (1904), p. 61.

de dépister la gastropathie : tel malade a le creux épigastrique, c'est-à-dire le plexus solaire, très sensible à la pression, qui ne se plaint pas de son estomac ; tel autre a une dilatation très marquée, qui répond que ses digestions sont excellentes. (Il sera question plus loin des affections de l'estomac sans symptômes gastriques).

En étudiant complètement le malade et en analysant avec soin ses anamnèses, jamais, selon G. LEVEN, on ne trouvera en défaut la notion : *l'obèse est toujours un dyspeptique.* soit que la dyspepsie, c'est-à-dire l'irritation du plexus solaire, soit primitive, ce qui est l'exception, soit qu'un autre organe lésé ou troublé dans son fonctionnement : cerveau, émotion — plexus hypogastrique, menstruation ou grossesse — moëlle épinière, traumatisme, etc.., provoque « d'abord et fatalement l'irritation du plexus solaire,... parce que ce centre nerveux, plus facile à faire vibrer, est constamment impressionné par l'irritation des autres centres ».

LEVEN fait reposer toute la pathogénie de l'obésité sur le fonctionnement imparfait du système nerveux, régulateur du poids. Comme preuves à l'appui de cette opinion, il rapporte les suivantes : la première de MOSNY et BEAUFUMÉ (1), la seconde, plus ancienne de WEIR MITCHELL (2).

1° F. jardinier, âgé de 30 ans. Pas d'antécédents hérédi-

----

(1) Bulletin et mémoires de la Société médicale des hôpitaux de Paris. 14 février 1902.

(2) *American Journal of médical Sciences.* P. 105 ; vol. XV, juillet 1885.

Voir dans le *Journal de Psychologie normale et pathologique.* (N°⁸ 3 et 4 de l'année 1907) une étude expérimentale de LAIGNEL-LAVASTINE sur les fonctions du plexus solaire. Entre autres troubles résultant de l'ablation du plexus solaire, on trouve, dans les urines, de la leucine de la tyrosine et de l'acétone, ce qui indique des perturbations profondes du métabolisme général.

taires ou personnels à signaler. Lorsqu'on examine le malade, on est frappé par le contraste remarquable entre la gracilité des membres et le développement excessif des parois du tronc. Sur les parois de l'abdomen et des lombes et surtout sur la paroi thoracique existent des masses graisseuses. Ces masses constituent un véritable plastron sur la poitrine et un plastron dorsal figurant assez bien un gilet descendant au-dessous de l'ombilic en avant et s'arrêtant à la région lombaire en arrière.

Il n'y a aucune infiltration graisseuse de la face et des membres supérieurs et inférieurs. Tous les muscles sont diminués de volume sans amyotrophie. La vigueur musculaire réduite empêche tout effort prolongé.

Les masses graisseuses ne sont pas douloureuses. Les réflexes sont normaux. Tous les modes de la sensibilité sont également normaux.

Le malade dit avoir été toujours tel qu'il est aujourd'hui. Nous ne pouvons nous défendre de l'impression qu'il s'agit ici d'une maladie nerveuse, d'origine centrale, spéciale : la localisation de la lipomatose, sa bilatéralité, sa symétrie plaidant en faveur de cette hypothèse.

2⁰ B. C. âgée de 12 ans, a deux frères en bonne santé. Elle a été nourrie au biberon : la dentition fut normale et régulière. Elle n'a marché qu'à l'âge de deux ans. Elle a eu la coqueluche à trois mois.

En 1878, elle se refroidit et se met à tousser ; la toux avec expectoration dure trois mois environ ; la malade reste faible et amaigrie. L'été et l'hiver qui suivent, la maigreur s'accentue, surtout au visage ; ce fait attire l'attention des parents qui, en 1879, constatent le désaccord entre l'amaigrissement de la moitié supérieure et de la moitié inférieure du corps.

23

Elle a des sueurs très abondantes le jour et la nuit, sueurs qu'aucun traitement ne modifie.

Depuis, elle a grandi, son poids s'est accru, malgré la persistance de cet amaigrissement localisé. Elle fait de bonnes études, elle est plus active et plus vigoureuse que ses camarades.

Etat actuel. — Son teint est clair ; elle paraîtrait normale s'il n'y avait pas d'amaigrissement. L'appétit, le sommeil sont bons ; estomac et intestin fonctionnent bien. La dentition est excellente : pas de rachitisme.

Il y a une absence complète de graisse dans la moitié supérieure du corps, surtout remarquable au visage, dont l'apparence est celle d'une figure de vieille femme.

Les bras sont dépourvus de tout tissu adipeux ; il en est de même pour la poitrine. Les masses musculaires sont bien développées ; le squelette est fortement constitué.

Sa force est suffisante pour lui permettre de se suspendre par les bras. Tout le reste du corps est normal. Les cheveux, les ongles ne sont pas altérés.

Aucune déviation de la colonne vertébrale. Les mouvements du tronc sont souples, aisés, faciles. Les réflexes sont normaux, sauf le réflexe mentonnier qui manque.

Aucune secousse fibrillaire.

Sensibilité intacte, sauf aux deux avant-bras où sur le bord cubital, il y a hypoesthésie.

Elle localise bien les contacts ; les réactions aux courants galvanique et faradique sont normales.

Les urines ne renferment ni sucre, ni albumine.

Weir Mitchell admet la possibilité de centres nerveux distincts, capables d'empêcher la formation de la graisse et il propose de les localiser dans le segment postérieur de la moëlle, a cause des zones d'anesthésie que l'enfant présentait au niveau des deux bras (1).

G. LEVEN fait remarquer que ces deux observations se complètent l'une l'autre, qu'elles peuvent être considérées comme de véritables faits d'expérimentation et qu'elles permettent d'admettre l'existence d'un centre nerveux qui, selon les cas, a une activité normale, exagérée ou amoindrie.

Comme autres preuves de l'influence du système nerveux sur l'accumulation localisée ou généralisée de la graisse dans l'organisme, il cite la présence constante dans l'obésité de symptômes nerveux simples ou complexes, bénins ou graves — les observations d'obésité traumatique ou consécutive à des émotions ou à des affections organiques ou inorganiques du système nerveux — l'existence de lésions des nerfs, des cordons de GOLL et du corps pituitaire dans l'adipose douloureuse décrite par DECUM — la symétrie des tumeurs graisseuses — l'existence d'adiposité sous-cutanée localisée, dans presque toutes les amyotrophies, dans les atrophies musculaires consécutives à des névralgies, à des lésions cérébrales ou médullaires (2).

Le système nerveux réglant l'obésité, les aliments n'ont pour LEVEN ; d'influence pour produire ou supprimer ce symptôme que par leur action bonne ou mauvaise sur l'estomac, c'est-à-dire sur le plexus solaire toujours touché dans l'obésité et *non par leur valeur calorique*. Il se base sur des

---

(1) A rapprocher une observation de BARRAGUER, analysée dans la *Revue Neurologique* du 15 mai 1907; amaigrissement local de la face et de la partie supérieure de la poitrine, ayant débuté à 13 ans, chez une femme de 25 ans. L'auteur voit la cause de ce trouble trophique dans une altération encore indéterminée du sympathique.

(2) Thèse de VERGNES (Paris, 1878). Adipose sous-cutanée dans ses rapports avec les atrophies musculaires,

centaines d'observations pour poser cette affirmation. Tous les obèses traités par lui et son père ont maigri en mangeant à leur faim tous les aliments prescrits dans le régime anti-dyspeptique, c'est-à-dire des purées de légumes secs, des sucres, etc. et en évitant tous ceux qui sont nuisibles à l'estomac : graisses, crudités, pain, épices, vin pur, alcool, etc...

Et pour bien montrer que dans la diminution de l'obésité consécutive par exemple à la suppression du vin ou de l'alcool, ce n'est pas l'abaissement du nombre de calories ingérées qui agit, il cite l'exemple suivant : un homme qui reçoit 2.500 calories de son alimentation et qui boit un litre de vin en 24 heures ajoute environ 800 calories par le vin qu'il absorbe ; supprimons le vin, l'homme maigrit ; mais il ne maigrit pas, dit LEVEN (1), à cause de la suppression de 800 calories. « A cet homme auquel le physiologiste supprime 800 calories en lui défendant le vin, je rends 800 calories en lui donnant du beurre, du sucre, des féculents et l'homme n'engraisse pas. Il n'engraisse pas, parce que les aliments nouveaux, malgré leur richesse calorique. n'ont pas compromis le tube digestif et parce que la régulation du poids s'est maintenue normale ; si tout le problème de l'engraissement se résumait dans une question de calories, l'homme aurait engraissé aussi bien avec 800 calories en sucre, féculents, etc..., qu'avec 800 calories en vin. Je crois que ma démonstration est suffisante ».

Il est admis que l'eau fait engraisser.

Cette notion est vraie dans un certain nombre de cas. Mais si des obèses ont maigri, en diminuant la quantité

(1) *Société de Biologie*, 9 mai 1903.

d'eau prise aux repas, c'est parce que cette pratique favorise la digestion, alors que l'ingestion d'une grande quantité de liquide en mangeant, gêne le transit stomacal et augmente la dyspepsie. L'eau ne fait pas engraisser directement, elle fait engraisser parce qu'elle entretient les troubles
gastriques ; la preuve en est qu'on arrive à faire maigrir
des obèses, en les laissant boire à leur soif, en dehors des
repas, lorsque l'estomac a évacué partiellement son contenu
dans l'intestin.

L'eau n'engraisse pas et n'a aucune valeur alimentaire ; les
communications de MAUREL à la société de Biologie (1), sont
précises sur ce point. Elles démontrent que si le poids d'un
animal baisse, par la privation d'eau un jour sur deux, c'est
qu'elle entraîne une diminution de la quantité des aliments
ingérés — que sous l'influence du régime sec, la diurèse
diminue, mais non dans la proportion de la privation d'eau,
une partie de l'eau éliminée provient des tissus — et qu'il y
a danger à priver d'eau les obèses.

« L'obésité, cette maladie des gourmands et des paresseux,
ne reconnaît pour cause dans la moitié des cas, ni l'abus de
l'aliment, ni le défaut d'exercice ». C'est ainsi que s'exprime
le professeur BOUCHARD (2) qui, sur 100 obèses, en a trouvé
35 ayant une vie normalement active, 28 ayant une vie plus
active que la moyenne et 37 une vie insuffisamment active.

Ce qu'il y a de certain, c'est qu'on voit rarement diminuer
de poids les obèses qui, dans le but de maigrir, se soumet-
tent à des marches forcées, vont à la chasse, font de la bicyclette ou se livrent à d'autres sports. Le poids reste le même

---

(1) 22 octobre, 29 octobre, 5 novembre, 19 novembre, 26 novembre 1904.
(2) *Maladies par ralentissement de la nutrition.*

ou il augmente, parce que la fatigue agit sur le système nerveux central, dont le pouvoir sur les phénomènes de nutrition se dérègle.

Sans doute, on constate, après plusieurs heures de canotage ou d'ascension dans les montagnes une perte de poids, qui peut aller jusqu'à plusieurs kilos en une journée ; elle résulte d'une perte d'eau et non d'une fonte de graisse. Si ce mode de traitement est continué longtemps, il peut avoir les plus graves conséquences et compromettre définitivement la santé ; ce n'est pas précisément là le but de la thérapeutique.

Ce n'est pas à dire que la suppression de tout exercice musculaire soit un traitement de l'obésité. Il est même indiqué de prescrire de l'exercice aux obèses à profession sédentaire, mais à dose moyenne, pour que leur corps fonctionne plus et leur esprit moins, ils maigriront, non parce qu'ils s'usent, mais parce que le fonctionnement de leur système nerveux est rapproché de la normale.

Ce qui prouve combien la diminution de poids est artificielle par ce qu'on appelle la cure d'amaigrissement, c'est qu'après sa cessation (et elle ne peut durer longtemps sans nuire à la santé) l'obésité réapparaît comme avant.

« L'obèse doit maigrir en mangeant à sa faim, en buvant à sa soif, sans surmenage physique » telle est l'épigraphe qui résume la conception de G. Leven.

J'ai tenu à exposer cette théorie, parce que souvent des dyspeptiques obèses ou ayant une tendance à le devenir, auxquels je prescrivais de se coucher tôt, de se lever tard, d'éviter la fatigue et de manger des purées de légumes secs, me disaient : « Mais, je ne veux pas grossir ! » Je leur assurais que malgré ce régime, ils ne grossiraient pas, et au bout de quelques semaines, ils se rendaient à l'évidence, en voyant que non seulement leur poids n'augmentait pas, mais qu'il diminuait, en même temps que leurs symptômes gastriques et nerveux s'amendaient.

S'il est permis de tabler sur une expérience de sept années, je n'hésite pas à dire que je me rallie entièrement à la théorie de Leven, au sujet des rapports de la dyspepsie et de l'obésité.

CHAPITRE XXI

L'ESTOMAC DANS SES RAPPORTS PATHOLOGIQUES AVEC LES AUTRES ORGANES (1).

I. — ESTOMAC ET CERVEAU

Influence de l'estomac sur le cerveau (2).

Avant les premiers médecins, les écrivains et philosophes de l'antiquité ont fait mention, dans leurs œuvres, des rapports pathologiques existant entre le cerveau et l'estomac ; entre autres, il convient de citer HOMÈRE, ARISTOPHANE, DÉMOCRITE, ARISTOTE, PHILOLAUS ET PLATON. Parmi les médecins ou les physiologistes : HIPPOCRATE, ARÉTÉE, GALIEN, ACTUARIUS, PARACELSE-VAN HELMONT, DESCARTES, CABANIS et plus près de nous, GUISLAIN, CHOMEL, BEAU, ROBIN et surtout M. LEVEN, sans oublier le grand VOLTAIRE, qui a raconté lui-même, dans ses lettres, les impressions mentales que lui causait la dyspepsie, dont il a souffert presque toute sa vie.

L'estomac et le cerveau ont l'un pour l'autre une affinité morbide, qui a toujours été remarquée et. si le premier agit

---

(1). Voir dans le Traité de ROBIN cette question très largement étudiée.

(2). Pour plus ample développement : *Influence de l'estomac sur l'état mental et les fonctions psychiques.* 2ᵉ édition (1904) libr. ROUSSET.

si facilement sur le second, c'est à cause de l'importance anatomique et fonctionnelle de son système nerveux, le plexus solaire (cerveau abdominal de Bichat), véritable carrefour, résumant la vie végétative, recevant toutes les impressions qui se passent dans les autres viscères et facteur puissant par les modifications que peut subir l'état cénesthésique.

Même à l'état de santé, le plexus solaire agit sur l'état mental, selon les excitations qu'il reçoit, car les aliments n'ont pas seulement un rôle chimique. Avant de devenir des substances absorbables et assimilables, ils exercent sur la muqueuse et le système nerveux de l'estomac une action directe et immédiate. Cette action varie avec chaque aliment en intensité et peut être en qualité ; chacun d'eux exige de la part de l'estomac une certaine dose de travail et produit sur le plexus solaire une certaine excitation— la viande plus que le poisson, le poisson plus que certains légumes, les légumes plus que le lait — d'où résulte un apport d'énergie variable, qui se fait sentir immédiatement et qui s'étend à tout l'organisme, aussi bien aux viscères et aux muscles qu'au cerveau et aux fonctions psychiques.

Cette variabilité d'action se répétant fréquemment, selon un type plus ou moins déterminé — ce qui est réalisé en pratique par le régime alimentaire, marque d'une empreinte définie l'être mental et oriente le cours et la nature des idées vers telle ou telle direction.

D'une façon générale, les peuples qui font usage de mets légers et substantiels ont une intelligence plus vive, des facultés plus brillantes et un abord plus aimable que ceux qui se nourrissent de substances indigestes. Les peuples carnivores ont été de tout temps supérieurs aux peuples frugivores ;

plus courageux et plus audacieux, ils les ont asservis et domptés.

C'est que la viande, par la stimulation qu'elle imprime au plexus solaire et de là aux autres centres nerveux, communique à tout l'organisme un sentiment de vigueur et un besoin d'activité remarquables.

Mais si le régime carné à des avantages, il faut dire aussi qu'il entraîne à sa suite de graves inconvénients, quand il est suivi trop exclusivement, comme cela a lieu dans la majorité des familles de la classe riche et même de la classe ouvrière.

Les personnes adultes, qui prennent plusieurs plats de viande par jour, ont un système nerveux excité ou facilement irritable ; elles manquent souvent de pondération et leur pensée n'est jamais au calme.

Les enfants auxquels on a donné de la viande de trop bonne heure ou en trop grande quantité, sous le prétexte fallacieux de les fortifier sont pour la plupart désagréables et bruyants, souvent paresseux. Chez eux les inconvénients qui résultent d'une nourriture surtout animale, sont particulièrement prononcés, parce que leur système nerveux est plus délicat et répond plus facilement aux excitations qu'il subit.

L'usage d'aliments végétaux laisse au contraire, le système nerveux calme. Les personnes qui suivent un tel régime sont plus tranquilles ; leurs idées sont peut-être moins vives, leurs facultés moins brillantes, mais en revanche plus saines et elles conservent plus longtemps leur vitalité.

Lorsque l'estomac est malade toutes les fonctions de l'âme sont troublées.

Le dyspeptique est presque toujours un hypocondriaque, qui n'a pas le pouvoir de se réjouir, qui aime à être seul, qui évite même de rencontrer un ami et qui n'a de pensées que pour son mal.

Mais, il ne faudrait pas croire, comme c'est la coutume, que ses souffrances sont imaginaires. Si le malade en parle beaucoup et s'il y pense encore davantage, c'est que par la répétition prolongée des mêmes phénomènes douloureux, son attention est attirée sur eux.

A l'état de santé, la volonté pourrait intervenir ; mais comme l'organisme, en ce qui touche le système nerveux, est affaibli, elle est tout à fait impuissante à réfréner ou à modifier la nature des idées. Tout ce qu'on peut dire, c'est qu'à la longue, il se crée une mauvaise habitude mentale, mais dont le point de départ est somatique et a une base matérielle.

Arêtée appelait les dyspeptiques : *repente irascentes*. Leur mauvaise humeur et leurs inégalités de caractère sont, en effet, notoires, surtout au moment où ils souffrent. Voltaire a dit, en parlant du constipé : « Le blanc de ses yeux est d'un sombre ardent ; ses lèvres sont collées l'une contre l'autre ; il semble qu'il vous menace, ne l'approchez pas : et si c'est un ministre d'Etat, gardez-vous de lui présenter une requête, il ne regarde tout papier que comme un secours dont il voudrait bien se servir, selon l'ancien et abominable usage des gens d'Europe. Informez-vous adroitement auprès de son valet de chambre favori, si Monseigneur a poussé sa selle, le matin. Ceci est plus important qu'on ne pense ».

De même, si la personne à qui s'adresse votre requête est dyspeptique, informez-vous si elle a mangé des œufs à la coque pour son déjeuner, ou une langouste sauce piquante ;

c'est de l'état de son estomac que dépendra souvent votre sort.

Les dyspeptiques sont très émotifs, pour la plupart, soit pendant leurs mauvais moments, soit d'une façon continue et ils sont sujets à un état d'angoisse pénible. Cette angoisse peut même se changer en violente anxiété, qui va jusqu'à la sensation de mort prochaine. D'autres fois, ce sont des phobies : peur de la solitude et des voyages, transpiration au moment de se mettre à table, agarophobie, etc...

Certains, incapables de juger sainement les impressions qu'ils reçoivent de leur organisme et du monde qui les entoure, las de souffrir et désespérant de la guérison, en arrivent à avoir des idées de suicide, qu'ils mettent quelquefois à exécution.

Comme l'affectivité, l'intelligence et la volonté sont modifiées sous l'influence de la dyspepsie.

Au moment des malaises gastriques, le malade éprouve une lourdeur mentale, qui le rend incapable de tout travail; d'autres fois, il est incapable de la moindre attention. Combien d'écoliers, qui ont de la peine à faire leurs devoirs et à apprendre leurs leçons, sont qualifiés de paresseux et traités en conséquence, alors que le vrai coupable est l'estomac !

Quand le dyspeptique souffre depuis plusieurs années, il est rare que son intelligence ne paye pas, comme son corps, un tribut non plus intermittent, mais chronique, à la maladie. Il arrive à un état d'obscurité cérébrale permanent, il n'assimile plus facilement ce qu'il lit, il est obligé de faire effort pour comprendre ce qui auparavant lui apparaissait d'une clarté évidente, et, malgré toute la peine qu'il se donne, il ne peut plus fournir la même somme de travail qu'autrefois et il sent que son niveau intellectuel baisse.

La mémoire, elle aussi, a à souffrir. Son exercice normal suppose un état normal du cerveau, car elle est, ainsi que l'a dit M. Ribot, un fait essentiellement biologique et par accident un fait psychologique. Elle se compose de trois éléments : la conservation d'un état de conscience antérieur, la reproduction volontaire de cet état et sa localisation dans le passé ; c'est donc une fonction compliquée. De plus, certains souvenirs, unis par les lois de l'association des idées, reviennent dans le champ de la conscience, sous forme de séries plus ou moins longues ; qu'un des chaînons unissant les termes d'une de ces séries vienne à se rompre, il se produira une lacune, un trou dans la pensée. C'est ainsi qu'il arrive souvent qu'on s'arrête net au milieu d'une phrase, sans pouvoir aller plus loin.

Tantôt, il y a seulement diminution du degré de la mémoire, d'une manière passagère ou continue : tantôt, il y a amnésie véritable. C'est ainsi que ROBIN rapporte le cas d'un officier fort intelligent qui, *durant la période digestive*, perdait tout à coup, pendant quelques secondes, la notion des lieux où il se trouvait, au point de ne plus retrouver la porte de sa chambre et cela, avec une parfaite conscience de son oubli.

Un autre mode d'amnésie, c'est l'aphasie ; on la rencontre de préférence chez les enfants à la suite d'indigestion ; elle cesse dès que les fonctions gastro-intestinales redeviennent normales.

Ces cas d'aphasie transitoire sont rares, mais un fait qu'on rencontre très fréquemment chez les dyspeptiques et qui a trait à la parole, est la lassitude que certains éprouvent à causer ou, plus exactement, le mutisme involontaire qui s'empare d'eux.

____

(1) *Les maladies de l'estomac*, fasc. II (1901), p. 677.

Il arrive souvent que le malade se met à table assez gai et qu'il prend part à la conversation avec autant d'entrain que son entourage ; puis, brusquement, après quelques bouchées ou quand la fin du repas approche, il éprouve une lourdeur à l'estomac et il sent que cette lourdeur se porte du côté droit plus souvent gauche de la tête ; alors il se tait ; si on lui pose certaines questions, souvent il ne répond pas ou bien il lance un mot évasif qui, pour lui, tient lieu de vraie réponse. Cet état dure une demi-heure, une heure, rarement plus et réapparaît le lendemain ou le soir même, dans le courant ou à la fin du repas.

Il arrive aussi que les mots ne se présentent pas spontanément à la pensée. Le sujet les cherche ou même en dit un pour un autre et cette dysarthrie mentale est conditionnée par les souffrances ou l'embarras de l'estomac et disparaît avec eux.

Les dyspeptiques sont quelquefois sujets aux hallucinations. Au sortir de table, le libraire allemand NICOLAI apercevait des figures d'hommes et d'animaux ; un autre malade voit, avant de s'endormir, un fantôme blanc couché à terre ; une dame, non hystérique, voit rouge pendant quelques minutes, chaque fois qu'elle prend des aliments trop vinaigrés ; un autre patient voit jaune, au moment de ses souffrances gastriques.

Dans la dyspepsie, la volonté est discontinue, alternante, hésitante, à tel point que, dans l'insomnie des hypersthéniques, un véritable flot d'idées plus ou moins incohérentes assiège le cerveau du malade, sans qu'il puisse l'ordonner ou le maîtriser. Dans d'autres cas, des idées fixes s'implantent dans l'esprit, non d'une façon fugace, mais pendant des semaines ou des mois. En 1900, j'ai observé un jeune homme qui eut ainsi ce qu'il appelait une folie de pâtisserie et dont j'ai rapporté l'observation complète.

Le retentissement de l'estomac sur le cerveau peut même aller jusqu'au délire passager (on en a relaté plusieurs cas), et jusqu'à l'aliénation mentale, si l'on s'en rapporte à l'opinion de certains psychiâtres autorisés.

Quel est le mode d'action de l'estomac sur le cerveau ?

La théorie de l'auto-intoxication, très séduisante et patronnée par l'autorité de Bouchard, a longtemps régné en maîtresse incontestée et reste encore aujourd'hui un dogme classique. Elle ne peut pourtant pas rendre compte de la plupart des phénomènes observés.

Si elle explique certains troubles permanents tels que la céphalée, l'obnubilation intellectuelle, l'accablement, la diminution de volonté et de mémoire, les hallucinations, elle n'explique pas la périodicité intermittente d'autres symptômes ; certains dyspeptiques par exemple ont la migraine tous les huit jours, d'autres tous les deux jours, d'autres éprouvent une lourdeur mentale, dès l'ingestion des premières bouchées, à chaque repas ou seulement au repas du soir ; la plupart des observations montrent la *soudaineté et l'intermittence* des symptômes psychiques. Comment dès lors les expliquer par une intoxication chronique ?

Comment de même comprendre que dans le cancer de l'estomac, où les produits nocifs sont abondants, on rencontre beaucoup moins de troubles psychiques que dans la dyspepsie simple ?

Et que dans certains cas de dilatation, l'amélioration des symptômes psychiques suive *immédiatement* le lavage de l'estomac ? Il n'est pas possible de désintoxiquer un organisme en quelques secondes.

C'est parce que la muqueuse stomacale n'est plus en contact avec des acides qui l'irritent — irritation transmise immédiatement au cerveau — que le lavage est efficace, ou bien parce qu'il soustrait à l'estomac une quantité de liquide pesante, qui tiraille le plexus solaire.

Mais ce ne sont pas seulement les faits cliniques et thérapeutiques qui rabaissent la valeur de la théorie de l'auto-intoxication ; l'expérimentation fournit des résultats analogues.

DEBOVE et RÉMOND n'ont pas pu intoxiquer des cobayes avec le contenu concentré de l'estomac d'un dyspeptique qui avait de la contracture des membres. GRUMPRECHT est arrivé au même résultat négatif, ainsi que ROBIN et KUSS, Fr. MILLER n'a pas été plus heureux, en expérimentant sur des lapins.

BRIEGER a découvert, dans le contenu stomacal des dyspeptiques, un principe bien défini qu'il dénomme pepto-toxine. Mais on trouve ce composé chimique quand on soumet de la fibrine à l'action du suc gastrique. Alors, pour-

---

En supposant même que les expériences d'intoxication faites avec le contenu gastrique des dyspeptiques fussent toutes positives, il n'en resterait pas moins un sérieux point d'interrogation au sujet de leur valeur. En effet, l'action de substances toxiques diffère complètement selon qu'on les injecte sous la peau ou qu'elles sont introduites dans le tube digestif ; le vibrion septique est un des hôtes habituels de notre intestin, qui ne nous gêne en rien ; or, qu'on injecte sous la peau une faible quantité du contenu intestinal, on verra se déclarer une septicémie rapide (1). De même, l'ingestion de bouillon de culture de diphtérie est inoffensive pour des animaux, comme le cobaye, qui sont tués par une injection sous-cutanée de 1 c. c. et quelquefois 1/10 de c. c.

(1) GIRODE. *Traité de médecine* de BROUARDEL et GILBERT (1895), t. I, p. 39.

quoi la pepto-toxine ne déterminerait-elle pas d'accidents chez l'homme sain, si elle en produit chez le dyspeptique ?

Ce qu'il y a de certain, c'est que la théorie de l'auto-intoxication ne peut expliquer tous les faits cliniques, ni surtout l'intermittence, l'apparition soudaine ou la disparition brusque des symptômes observés.

La vieille théorie réflexe, beaucoup plus humble et rénovée, il y a quelques années par Robin, a besoin de compléter sérieusement celle de l'auto-intoxication.

Influence du cerveau sur l'estomac

Cette question a déjà été traitée, à propos des causes de la dyspepsie (excès intellectuels, chagrins, émotions) et des rapports de l'estomac et de la neurasthénie. Il est inutile d'y revenir.

Tout ce qu'il y a à ajouter, c'est que Charcot a vu des lésions de l'estomac se produire à la suite d'hémorrhagies cérébrales — que Brown-Séquard et Schiff ont pu déterminer des ulcérations de la muqueuse gastrique, en sectionnant les couches optiques et les pédoncules cérébraux — et que Dubois est arrivé au même résultat, en opérant sur la moëlle au niveau de la quatrième cervicale, chez le lapin (1).

De plus, selon Von Noorden, la majorité des aliénés mélancoliques seraient hyperchlorhydriques. Il y aurait, au contraire, diminution de l'acidité dans les démences d'origine diverse.

____

(1) *Société d Biologie*: 12 juillet 1902.

II

ESTOMAC ET SYSTÈME NERVEUX

Influence de l'estomac sur le système nerveux

A côté de la neurasthénie d'origine gastrique, des insomnies et des terreurs nocturnes, questions qui ont été traitées dans les chapitres précédents, on rencontre, comme autres phénomènes nerveux conditionnés par la dyspepsie, le *hoquet* qui peut persister quelquefois pendant des semaines consécutives et qui n'est qu'un équivalent dyspeptique, les *baillements* qui se montrent surtout pendant la période digestive chez les hyposthéniques, le *vertige* dont TROUSSEAU a donné dans ses Cliniques (1) une description exacte et imagée. Le vertige stomacal débute par une pesanteur ou bien le malade á une sensation de vide dans la tête et un étourdissement, croit voir un brouillard devant lui ; il lui semble que tout tourne autour de lui. S'il est couché, il sent son lit tourner suivant un axe longitudinal ou c'est lui-même qui est entraîné dans ce mouvement de rotation.

La malade de TROUSSEAU, en même temps que ses jambes fléchissaient, sentait la terre s'entrouvrir sous elle et était poussée par une force irrésistible vers l'abîme qu'elle croyait voir ouvert sous ses pas ; elle poussait des cris de terreur, en priant son fils de la retenir et elle avait pleine conscience de l'erreur de ses sens. En même temps, elle fut prise de

---

(1) Cliniques de l'Hôtel-Dieu, T. III. p. 2.

nausées, de vomissements, et rendit les aliments absorbés la veille, en même temps qu'une petite quantité de bile. Ce pénible état dura environ dix minutes.

Le vertige se produit à l'occasion d'un simple mouvement du corps et même de la tête seule ou par la vue d'un mur treillagé, d'une file d'arbres ou de colonnes ou d'une étoffe rayée ou à carreaux.

En général, il apparaît de préférence le matin, quand l'estomac est à jeun, ou quelques heures après le repas, au moment où la difficulté de la digestion est à son maximum et où le centre nerveux gastrique adresse au cerveau ou plus exactement au bulbe une excitation morbide par l'intermédiaire du pneumogastrique (JACCOUD, LEVEN, ROBIN). Il est ordinairement calmé par l'ingestion des aliments.

BOUCHARD a cependant observé un cas dans lequel l'ingestion d'une petite quantité d'eau produisait immédiatement le vertige (1).

La plupart des auteurs expliquent le vertige par l'anémie cérébrale qui est due à la station debout (2). Sans doute, cette cause joue souvent un certain rôle, mais d'autres fois, elle ne peut être invoquée. LEVEN (3) cite le cas d'un agronome de 50 ans, dont le vertige commençait aussitôt qu'il était au lit et qui fut obligé pendant 18 mois de passer ses nuits dans un fauteuil. Nous-même avons observé le cas d'un jeune

---

(1) Cité par WEIL : *Des vertiges* ; thèse d'agrégation (1886), p. 93.

(2) THELBERG (*Med. New.*, 23 mars 1901) l'explique : 1° par une action réflexe par excitation directe des filets gastriques du pneumogastrique, qui, par l'intermédiaire du ganglion cervical inférieur, se transmet aux vaso-moteurs de l'artère cérébrale ; 2° par toxémie, au cours des intoxications chroniques ; 3° par la pression exercée directement sur le cœur par l'estomac distendu (?).

(3) *Estomac et cerveau* (1884), p. 87.

homme dyspeptique depuis plusieurs années qui, pris de faiblesse et de vertige dès qu'il penchait la tête en avant ou en arrière, alla s'étendre sur son lit en pensant retirer de cette position quelque soulagement ; à peine était-il couché qu'il sentit son lit osciller, puis décrire un cercle complet ; pris de nausées violentes, il tomba à terre et eut plusieurs vomissements qui marquèrent la fin de la crise.

Hayem et Lyon (1) n'accordent qu'une très faible part à l'estomac dans la production du vertige ; pour eux, il y a le plus souvent altération des organes des sens.

Germain Sée (2) n'admet pas non plus que l'estomac ou l'intestin soit capable de produire le vertige, car pourquoi ce dernier cesse-t-il par l'expulsion de gaz ou l'introduction d'un aliment qui a à peine eu le temps de toucher la paroi stomacale ?

La réponse à cette objection est très simple ; c'est parce que l'expulsion de gaz, de même qu'une sueur abondante ou l'émission d'une grande quantité d'urine, marque la fin de la crise d'un centre nerveux ou d'un organe quelconque (colique hépatique, terreur nocturne, gastralgie ou irritation de l'estomac) et qu'un *contact quelconque* exercé sur la paroi stomacale met en branle le plexus solaire qui, à son tour, modifie l'état de fonctionnement du cerveau ou du bulbe.

Pourquoi l'introduction du tube de Faucher ou de Debove est-elle capable de provoquer immédiatement une syncope ou une crise nerveuse et pourquoi un simple

---

(1) *Traité de médecine* de Brouardel et Gilbert T. IV. (1897) p. 302.
(2) *Dyspepsie gastro-intestinale* (1881) p. 115.

lavage fait-il cesser *immédiatement* certains troubles psychiques ?

Le vertige d'origine gastrique est trop souvent méconnu. Entre autres erreurs sérieuses de diagnostic, ROBIN cite le cas d'un malade d'Isch-Wall, soigné pour une syphilis cérébrale et qui n'était que dyspeptique.

TROUSSEAU insistait déjà sur les prétendues congestions cérébrales, contre lesquelles on luttait par des saignées et des purgatifs qui ne faisaient qu'aggraver la maladie.

La *migraine*, un des anneaux de la chaîne neuro-arthritique, bien que reconnaissant le plus souvent comme cause prédisposante un état constitutionnel héréditaire, est provoquée occasionnellement et conditionnée par la dyspepsie.

On ne saurait nier que les écarts de régime alimentaire ou l'habitude de mets indigestes n'en favorisent l'éclosion ou n'en augmentent la fréquence. On ne saurait pas davantage nier qu'un régime antidyspeptique sévère et prolongé n'amène la diminution progressive des crises de migraine.

Récemment BARDET a assimilé la crise migraineuse à l'hypersthénie aiguë ; en conséquence, il propose un traitement ayant comme base l'administration des alcalino-terreux. Cette façon de faire donne en pratique des résultats appréciables et dont il faut que le malade et le médecin se contentent : les alcalino-terreux diminuent l'intensité ou la durée de la douleur, ils ne la calment pas complètement. Mais ils doivent être préférés à tous les médicaments antalgiques anciens ou nouveaux, qui sont sans effet bien souvent ou qui ne font que reculer la crise, sans en diminuer la fréquence, dans un temps donné. A la longue même, comme ces médicaments sont le plus souvent mal tolérés par l'estomac et qu'ils augmentent la dyspepsie, les migraines deviennent de plus en plus fréquentes.

Le meilleur traitement de l'état constitutionnel est l'emploi des laxatifs *doux*, l'exercice modéré, le régime antidyspeptique ; celui de l'accès, les alcalino-terreux, la diète et le repos complet au lit.

Outre la vraie migraine, la dyspepsie provoque souvent de la lourdeur de tête ou des *névralgies* localisées en certaines régions du crâne, variables selon les malades ; d'autres fois, ces névralgies sont intercostales ou péri-ombilicales.

On a également signalé l'existence *d'hyperesthésies cutanées,* qui auraient d'après Knud Faber, la forme de zones transversales étroites — et des *troubles moteurs* consistant en crampes et en sensation d'engourdissement d'un ou plusieurs membres ou d'un doigt.

Enfin, question plus importante, de tout temps on a noté la coexistence de troubles gastriques et des crises *d'épilepsie.*

En ce qui me concerne, j'ai soigné pendant plusieurs années un homme d'un certain âge qui avait au début du traitement deux ou trois crises par mois ; toujours, il était averti de l'approche des accidents par ce qu'il appelait « un goût mauvais » venant de son arrière gorge (dont se rendait compte son entourage) et par un état saburral très prononcé de la langue.

Ce qui ne veut pas dire que l'estomac crée l'épilepsie ou une variété de cette affection ; mais il est susceptible de provoquer des crises, quand il est malmené et de les diminuer, quand on lui applique un traitement approprié. C'est ainsi que Robin dit avoir amélioré quatre épileptiques, malgré la suppression complète du bromure.

Je ne dirai rien de la *tétanie* gastrique ni du *coma* dyspeptique, examinés précédemment.

INFLUENCE DU SYSTÈME NERVEUX SUR L'ESTOMAC

On a vu plus haut que, de même qu'il existait une neurasthénie d'origine gastrique, il y avait aussi une *dyspepsie neurasthénique* ; elle fait rarement défaut dans cette névrose dont elle constitue, au contraire, la plupart du temps un symptôme capital.

Très souvent il est fort difficile, pour ne pas dire impossible, de savoir lequel des deux : estomac ou système nerveux, a été le premier atteint et a servi de point de départ à la neurasthénie ; mais, cette question n'a qu'une importance théorique, puisque le traitement est le même dans les deux cas et qu'on ne saurait dissocier, dans la thérapeutique des dyspepsies ou de la neurasthénie, l'estomac du système nerveux.

Dans la dyspepsie la plus pure, d'origine uniquement gastrique, succédant à un régime alimentaire défectueux ou à l'usage de boissons irritantes, toutes les fatigues ou les excitations, qui portent sur le système nerveux, augmentent les phénomènes dyspeptiques ; elles déterminent souvent l'apparition de l'hypersthénie aiguë.

Toutes les causes, au contraire, qui calment ou modèrent le système nerveux : repos, hydrothérapie, etc... influencent d'une façon salutaire l'estomac et contribuent pour une large part à sa guérison.

Chaque fois que le système nerveux central est lésé ou se trouve en état d'hypo ou d'hyperdynamie, l'estomac en subit le contre-coup ; c'est ainsi qu'on décrit couramment dans des chapitres spéciaux, des *névroses gastriques* atteignant toutes les fonctions de l'organe ou portant principalement sur la sensibilité, la motilité, la sécrétion, la vasomotricité : gastroplégie, incontinence du pylore, mérycisme, contracture spasmodique du cardia ou du pylore, vomissements nerveux (1), boulimie, battements aortiques au creux épigastrique ou à l'abdomen crises de gastralgie, etc... A noter *l'anorexie mentale* des hystériques, qui arrivent à un amaigrissement rapide en très peu de temps et sans qu'elles y prêtent attention.

Toutes ces manifestations sont susceptibles avant tout d'un traitement général nervin.

Les crises *gastriques* du *tabès* peuvent être souvent méconnues, quant à leur origine, car elles existent surtout à la période préataxique. Toutes les fois qu'on se trouve en présence d'accidents gastralgiques violents et périodiques, chez un adulte, il faut penser à l'ataxie locomotrice et interroger soigneusement le système nerveux.

III

ESTOMAC ET TUBE DIGESTIF

Influence de l'estomac sur le tube digestif.

Bouche et langue. — Dans les dyspepsies, quel qu'en soit le type, la langue est presque toujours recouverte d'un *enduit blanchâtre*, d'autant plus épais que la maladie est plus ancienne ; ceci est aussi vrai dans l'hyposthénie que dans l'hypersthénie.

---

(1). Distincts comme pathogénie et surtout comme pronostic des vomissements encéphaliques.

Les purgatifs, administrés dans le but de faire disparaître cet enduit, n'ont souvent d'autre résultat que d'irriter les voies digestives et de n'agir que bien temporairement sur l'état saburral ; au bout de quelques jours, il réapparaît aussi prononcé qu'auparavant. Le traitement seul en vient à bout, souvent après un temps très long, proportionné à l'âge de la maladie.

La langue peut s'exfolier ou présenter par places des *ulcérations superficielles* ; d'autres fois, elle est le siège d'une sensation de brûlure, intermittente ou continue, très pénible.

Chez d'autres malades, apparaissent des *aphtes* sur la voûte palatine, les joues ou les lèvres — ou bien une sensation de sécheresse dans la bouche, avec manque de salive, à laquelle succède une sécrétion salivaire exagérée.

L'haleine est souvent fétide, surtout le matin à jeun, par suite de fermentations gastriques ou de la décomposition de l'enduit de la langue.

Les dents se recouvrent plus vite de tartre qu'à l'état normal et leur émail s'altère plus facilement.

Pharynx. — L'angine pharyngée, la *pharyngite granuleuse* est en rapport fréquent avec une dyspepsie ancienne ; la toux sèche, la sensation de picotement et le rejet de spumes, quelquefois sanguinolentes, dues à la rupture d'un des capillaires de la muqueuse dilatée, augmentent après le repas ou après une fatigue ou le matin à jeun, lorsque le dîner de la veille a été trop plantureux ou indigeste. Le traitement local est, dans les cas de ce genre, à peu près inefficace.

Coexistant avec la pharyngite ou se montrant isolément,

on rencontre assez souvent le *spasme des muscles du pharynx*.

Œsophage. — La sensation de boule ou d'*étranglement*, que les malades accusent au cou ou le long de l'œsophage, est loin d'être toujours un symptôme d'hystérie : elle existe fréquemment après ou pendant le repas chez des sujets indemnes de tare nerveuse, de même que la *sensation de brûlure*, partant de l'estomac, qui se montre seule ou accompagne les autres symptômes gastriques de l'hypersthénie.

Comme au pharynx, la musculaire de l'œsophage peut se contracturer en un point d'une façon passagère, ce qui détermine le rejet presque immédiat du bol alimentaire — ou d'une façon continue, ce qui amène une dilatation du canal, dans laquelle s'accumulent les aliments qui sont expulsés en bloc, plus ou moins longtemps après leur ingestion. On peut alors penser à de la rétention gastrique ou à un cancer de l'œsophage.

Gros intestin. Indépendamment de la *diarrhée* et de la *constipation* (beaucoup plus fréquente) l'estomac malade agit sur le gros intestin et y détermine une inflammation avec catarrhe, qu'on a décrit d'abord sous le nom d'entéro-colite muco-membraneuse, puis récemment sous celui *d'entéro-névrose*.

Il y a exactement vingt ans que M. LEVEN a exposé cette théorie (1), qui passe aujourd'hui pour une nouveauté.

ROBIN met l'entéro-colite sous la dépendance unique de l'hypersthénie ; je me rallie entièrement à cette opinion.

Un autre retentissement de l'estomac sur l'intestin est la

____

(1) *La Névrose*. (1887), p. 185.

provocation d'une ou plusieurs selles, souvent sans coliques ni diarrhée, très peu de temps après le repas ; on ne peut expliquer ce phénomène que par une action nerveuse issue du plexus solaire et aboutissant au plexus lombo-aortique et au plexus hypogastrique.

Par une *contraction spasmodique* de l'intestin, qui entraîne la dilatation de la partie située en amont, se produisent des *tumeurs sonores* à contenu gazeux, en même temps qu'une ou plusieurs *nodosités* aux points contracturés.

Ces désordres intestinaux aboutissent aux *hémorrhoïdes* et à leurs complications douloureuses.

Foie. — La *congestion* du foie est la règle dans l'hypersthénie gastrique, en raison de la solidarité fonctionnelle qui unit cet organe et l'estomac. Le passage du suc gastrique sur l'ampoule de Vater étant l'excitant normal de la sécrétion biliaire, cette sécrétion est exagérée quand le suc gastrique est hyperacide ; le foie est surmené et augmente de volume, à cause de la suractivité imprimée à sa circulation.

Cet hyperfonctionnement du foie entraîne une augmentation générale des échanges dans le bilan nutritif ; la production d'urée est augmentée, de même que l'azote total et le coefficient d'oxydation azotée.

Comme signes généraux, on note de l'amaigrissement une teinte subictérique de la peau et des muqueuses, sans modification de coloration de l'urine et des matières fécales — une tendance au refroidissement,

Dans l'hyposthénie, au contraire, le foie devient paresseux ; il en résulte une diminution dans les échanges, diminution révélée surtout par un abaissement du taux de l'urée.

Lorsque la congestion du foie est ancienne et que l'hypersthénie n'est pas soignée, elle se change en un trouble non plus fonctionnel, mais en une lésion anatomique et aboutit à la *cirrhose dyspeptique*.

Dans d'autres cas. où l'estomac souffre d'une façon intermittente, où, tout en étant à peu près bon en général, il ne suffit plus momentanément à sa tâche, après un excès de nourriture ou l'ingestion de mets particulièrement indigestes, apparaît surtout chez les enfants, un *ictère passager* qui semble bien conditionné par le trouble gastrique et qui cède à la diète lactée associée à un léger purgatif.

Sur 1.600 cas d'hypersthénie gastrique. Robin a constaté 83 fois, soit 5, 18 °/₀, la *glycosurie* ; elle a comme caractère de manquer le matin et de ne se montrer qu'après le repas ; elle s'accompagne souvent d'albuminurie transitoire et toujours d'une augmentation des échanges nutritifs. Pour cet auteur, elle est liée à la suractivité et non à l'insuffisance hépatique, car cette dernière ne comporterait pas un accroissement de tous les échanges — et cette suractivité dépend de deux causes : 1° le passage du chyme hyperacide sur l'ampoule de Vater — 2° « l'excitation directe que les sucres engendrés ou transformés par les actes digestifs exercent fonctionnellement sur la cellule hépatique, dont ils constituent l'excitant habituel. Et l'on peut se demander si, en thérapeutique, la suppression des amylacés et des sucres n'agit pas autant sur certains diabètes, en privant le foie de cet excitant habituel qu'en supprimant la matière première du glycogène ».

Cette glycosurie dyspeptique se changerait quelquefois en *diabète gastrique*.

En ce qui concerne la *colique hépatique*, elle est souvent provoquée par un écart de nourriture ou l'ingestion de vin

pur ou de liqueurs et cela souvent d'une façon presque immédiate.

Influence du tube digestif sur l'estomac

Toutes les modifications de statistique de la paroi abdominale et des viscères sous-jacents à l'estomac contribuent à
amener des troubles fonctionnels dans cet organe ou à les augmenter lorsqu'ils existaient primitivement. La diminution de
tonicité des muscles abdominaux facilite la *ptose de la masse
intestinale* et cette dernière entraîne celle de l'estomac, dont
la forme et les rapports sont modifiés et dans lequel la stase
alimentaire est facilitée. C'est dans des cas de ce genre que
la sangle de Glénard ou d'autres moyens de contention font
merveille, donnant des résultats supérieurs à ceux obtenus
par les meilleures médications.

Il est bien difficile de savoir le retentissement de l'intestin
grêle sur l'estomac, car les *dyspepsies intestinales* sont fort
mal connues. Il semble, du reste, que dans la très grande
majorité, l'intestin grêle ne soit pas ou peu touché par la
dyspepsie gastrique.

Par contre, le gros intestin est toujours frappé et la *constipation*, consécutive à la dyspepsie gastrique, agit à son
tour sur l'estomac, pour en augmenter tous les phénomènes
morbides ou y créer des symptômes nouveaux, disparaissant
ou diminuant après une évacuation suffisante.

La *diarrhée*, les diverses *entérites* et les affections qui
peuvent atteindre un des points du canal intestinal produisent les mêmes effets.

Les *hernies* s'accompagnent souvent de malaises gastriques, affectant tel ou tel type dyspeptique, survenant par

accès et améliorés considérablement par le port d'un bon bandage.

L'*hypertrophie*, la *congestion* ou le *déplacement du foie*, que ce déplacement soit primitif (*hépatoptose*) ou consécutif au port d'un corset, qui abaisse le foie et le rein et en même temps la partie pylorique de l'estomac, qui tend aussi à devenir plus ou moins vertical et dont l'évacuation est très gênée — qui enserre dans le même cercle foie, rate et estomac, déformant ce dernier en *bissac* — ou qui refoule vers le haut ces organes — agissent d'une manière mécanique et produisent des troubles d'autant plus difficiles à guérir que la forme et les rapports des viscères entre eux sont modifiés d'une façon quelquefois définitive.

Les *coliques hépatiques* sont presque toujours accompagnées de gastralgie et de vomissements. Indépendamment de ce cas, dont le diagnostic est facile, il arrive souvent que la colique hépatique est annoncée par des troubles dyspeptiques ou que l'affection du foie se traduit uniquement par des symptômes gastriques : crises de gastralgie violentes dûes au reflux d'une grande quantité de bile dans l'estomac (boue biliaire de BOUCHARD).

La *cirrhose hypertrohique biliaire* de HANOT s'accompagne d'hypersthénie, dans la majorité des cas.

Les *vers intestinaux* qui peuvent ne manifester leur présence par aucun trouble digestif, produisent souvent des vomissements, des modifications de l'appétit ou d'autres symptômes dyspeptiques.

IV

Estomac et reins

Influence de l'estomac sur le rein.

Indépendamment de toute lésion rénale, il existe une *albuminurie* fonctionnelle, qui est sous la dépendance unique de troubles gastriques ; cette albuminurie dyspeptique est surtout fréquente dans l'hypersthénie, où on la trouve chez un cinquième environ des malades (Robin) ; elle est plus rare chez les adultes que chez les adolescents.

Ses caractéristiques sont les suivantes : elle n'est jamais accompagnée d'œdème — elle manque, le matin, au réveil — elle se montre pendant la période digestive ou après une fatigue ou un refroidissement — elle augmente d'une manière inégale après le repas, proportionnellement à l'indigestibilité des aliments ingérés — le repos absolu au lit l'empêche souvent de se montrer même pendant la période digestive (ce qui montre l'influence du système nerveux et ce qui ne permet pas d'accepter la théorie de l'intoxication).

Il est très important de faire l'examen des urines chez tous les dyspeptiques, car cette albuminurie fonctionnelle peut dégénérer en mal de Bright.

On rencontre aussi chez les hypersthéniques la *phosphaturie*. Les malades émettent par intervalles et plutôt après les repas, des urines blanchâtres, laiteuses, qui par le repos, laissent déposer un sédiment gris-blanc et dont la surface se recouvre d'une pellicule luisante, formée de phosphate de chaux et de phosphate ammoniaco-magnésien ; ces urines, en raison de leur réaction faiblement acide, souvent alcaline, dégagent assez rapidement une odeur désagréable, dûe à des fermentations.

Les mictions sont douloureuses ou accompagnées d'une sensation de brûlure au méat ou le long du canal et de constriction au périnée.

L'analyse chimique décèle une augmentation des phosphates, dont la quantité atteint 5 ou 6 gr. et davantage au lieu de la moyenne : 3 gr. Mais il faut, dans l'appréciation des chiffres tenir compte du poids du sujet et de la nature de l'alimentation. qui peuvent faire varier dans une assez large mesure le chiffre moyen de 3 gr.

Cet excès de *phosphates terreux* est le résultat de la suractivité des échanges ;il rend compte de l'affaiblissement général éprouvé par les malades, puisque la magnésie entre pour une part importante dans la constitution chimique des centres nerveux.

Non seulement les urines sont laiteuses ; dans certains cas leur émission est suivie du rejet de masses pâteuses plus ou moins consistantes et de forme variable, qui provoquent de violentes douleurs.

Influence du rein sur l'estomac

Tantôt le rein agit sur l'estomac par voie réflexe ; c'est ainsi que les vomissements et les crises gastralgiques provoqués par la *colique néphrétique* et le *rein flottant* sont de notion banale.

Tantôt, c'est par intoxication directe ou indirecte, soit que la muqueuse de l'estomac serve de voie d'élimination pour suppléer à l'insuffisance du rein — soit que la rétention de produits nocifs, qui devraient être éliminés, agissent sur les centres nerveux qui commandent aux fonctions gastriques.

Dans les *néphrites diffuses* subaiguës et chroniques, les troubles digestifs, anorexie, vomissements, etc... sont habituels. Dans le *mal de Bright*, la dyspepsie est également la règle, sans type défini. Quelquefois, on pourra être embarrassé pour savoir si c'est le rein ou l'estomac qui a commencé, puisqu'il existe une albuminurie dyspeptique ; les antécédents, l'état général, la présence ou l'absence d'œdème, la marche de l'albuminurie permettront de répondre à la question.

L'urémie gastro-intestinale à forme chronique (anorexie, nausées; vomissement, salivation) qui a des allures intermittentes, durant plusieurs semaines, pour disparaître, puis revenir ensuite — et à forme aiguë (pyrosis, vomissements répétés de liquide séreux, le plus souvent neutre ou alcalin. contenant de l'urée et du carbonate d'ammoniaque) constitue une mode bruyant de retentissement du rein sur l'estomac.

La *rétention d'urine*, qu'on rencontre surtout chez les vieillards à prostate hypertrophiée, agit d'une façon plus cachée sur les voies digestives, dont l'état ne peut être amélioré que si l'on s'adresse à la vessie.

V

Estomac et circulation.

Influence de l'estomac sur le cœur.

La plupart des dyspeptiques se croient atteints de maladie de cœur ; ils éprouvent, en effet, très souvent pendant ou après le repas ou la nuit, au moment de la difficulté de digestion, des *palpitations* accompagnées d'une sensation de gêne ou de serrement dans la région précordiale ou des *intermittences*, avec tendance au vertige et à la défaillance.

Ces troubles ont ceci de particulier, c'est qu'ils se produisent au repos et que, loin d'être aggravés par un exercice modéré, ils sont plutôt calmés.

D'autres fois, les battements du cœur sont normaux comme force et régularité ; c'est leur nombre qui est modifié. Certains malades ont de la *bradycardie*, beaucoup plus prononcée, le matin à jeun ou dans la matinée qu'après le repas ; d'autres de la *tachycardie*, qui se montre durant la période digestive et peut affecter le type paroxystique.

Certains malades présentent même les symptômes de la *pseudo-angine de poitrine* : douleur violente et subite à la région précordiale, à l'occasion quelquefois d'un effort ou d'une marche à pied (1) après le repas, avec irradiation au côté gauche du thorax et au bras gauche.

On a voulu expliquer ces retentissements cardiaques des dyspepsies par la distension de l'estomac, qui refoulerait vers le haut le diaphragme et comprimerait le cœur ou modifierait la courbure de l'axe aortique. Cette explication est vraisemblable dans quelques cas, mais ne saurait être admise d'une façon habituelle ; en interrogeant en effet les malades, on se rend compte qu'ils souffrent aussi bien après avoir pris une petite quantité d'aliments et de boisson *indigestes* qu'après un repas copieux. La théorie réflexe, l'excitation ayant son origine dans le grand sympathique et le pneumogastrique, rend mieux compte de la majorité des faits.

Pour POTAIN, l'excitation réflexe détermine un spasme des capillaires du poumon et une tension exagérée dans le système de l'artère pulmonaire, d'où dilatation transitoire du cœur droit.

A côté de l'influence de l'estomac sur le cœur lui-même, un mot sur les retentissements circulatoires des dyspepsies.

Il arrive que les vieux dyspeptiques, atteints de dilatation prononcée, ont, pendant la période digestive une *pâleur* inaccoutumée et très grande *de la face et de tous les tégu-*

---

(1) Ces crises surviennent le plus souvent au repos, mais elles peuvent ne se montrer qu'au moment d'un exercice physique. Deux faits permettent, indépendamment de l'examen du système circulatoire, de les différencier de la véritable angine de poitrine : 1° l'exercice ou l'effort qui les produit *après le repas* est sans aucun effet, à jeun ; 2° une fois la crise passée, le malade peut reprendre sa route et se livrer au mouvement sans qu'elle réapparaisse.

ments, qui cesse au bout de quelques heures et qui se montre de préférence après un repas copieux.

Les expériences de P. REYNIER faites avec le Dr BURTHE, dans le laboratoire du professeur DASTRE, permettent d'interpréter ce phénomène : sur un chien endormi, l'ouverture de l'abdomen fait baisser la pression sanguine ; si l'on injecte dans l'estomac un litre et demi d'eau, la pression tombe à 10 centimètres de mercure ; avec trois litres, elle descend à 7. Puis au fur et à mesure qu'on vide l'estomac, la pression remonte. — L'injection d'air détermine les mêmes phénomènes, quoique moins nets. — Ces expériences montrent à l'évidence que la distension de l'estomac est le point de départ de réflexes, qui portent sur la circulation artérielle et qui font baisser notablement la pression.

Les *battements aortiques abdominaux* constituent un symptôme très fréquent dans la dyspepsie.

Ces battements ne sont que de fortes pulsations de l'aorte, ils sont réguliers, et il ne convient pas de leur donner le nom de palpitations.

En général, ces battements se montrent au moment de la période digestive, pendant que l'estomac souffre, soit immédiatement après le repas soit une heure après ; ils durent de une à quelques heures. D'autres fois, ils se produisent au moment de la marche ou à l'occasion d'une fatigue. Ils peuvent durer plusieurs jours de suite, même la nuit, et ils empêchent le malade de dormir. J'ai vu un sujet de 43 ans qui fut pendant 3 semaines environ, tourmenté par le mouvement régulier et incessant qu'il éprouvait dans la région de l'estomac et qu'il appelait avec justesse son maréchal-ferrant. Enfin, il arrive que ces battements se prolongent un temps presque indéfini ; tel est le cas d'une femme de 65 ans qui les avait jour et nuit, depuis deux ans (j'ajoute qu'elle ne présentait aucun symptôme de cancer, mais un riche cortège de troubles nerveux).

Tantôt ces battements sont perçus par le malade et par la main étrangère appliquée au creux épigastrique, tantôt ils le sont par le malade seul.

Ils siègent presque toujours au creux épigastrique, mais ils peuvent se montrer à un autre endroit. Chez une femme qui tenait le lit depuis quinze jours, pour une crise hépato-gastrique, ils étaient à gauche de l'ombilic (bifurcation de l'iliaque primitive gauche).Cette malade ne présentait aucun symptôme pouvant faire penser à un anévrysme.

On pourrait expliquer par l'état de maigreur fréquent chez les dyspeptiques et par l'atonie gastrique, la perception de ces battements par la main appliquée au creux de l'estomac. Cette explication ne vaut plus rien, quand on envisage la perception subjective que les malades ont de ces battements. Du reste, la maigreur et l'atonie gastrique sont les mêmes entre les repas qu'après les repas ; or, c'est surtout après les repas qu'apparaît le symptôme.

Il faut faire intervenir un nouvel élément pathogénique : l'irritation des plexus nerveux abdominaux qui innervent l'estomac et l'intestin et *qui entourent le tronc cœliaque et ses branches.* Il se produit des troubles vaso-moteurs et il y a érection vasculaire, s'il est permis de s'exprimer ainsi.

Le traitement s'adressera à la cause, c'est-à-dire à la dyspepsie et à l'état nerveux qui l'accompagne. On pourra en même temps faire un traitement symptomatique et donner l'extrait de muguet en potion, à la dose de 1 gramme par jour, pris en 2 fois, à fa fin du repas.

Influence du cœur sur l'estomac.

Les cardiopathies retentissent sur l'estomac de plusieurs manières.

Dans l'hyposystolie avec *stase veineuse*, l'estomac présente des lésions de congestion passive : dilatation des capillaires de la muqueuse, pouvant aboutir à des ecchymoses ou à des érosions hémorrhagiques — d'autres fois, foyers de sclérose. Ces lésions se traduisent cliniquement par les symptômes de l'insuffisance gastrique : anorexie, pesanteur épigastrique, fatigue après le repas, etc...

Lorsque l'affection cardiaque est plus avancée, des troubles mécaniques dûs à l'*ascite*, à l'*hydrothorax*, à la *congestion du foie* s'ajoutent aux troubles de circulation gastrique.

Chez les *aortiques*, les *artério-scléreux* et les angineux, les symptômes sont différents et consistent principalement en une crise de douleurs, qui apparaît à jeun ou plutôt pendant la période digestive. Péter et G. Sée admettaient pour expliquer ce phénomène une irritation du plexus cardiaque par les plaques d'athérome, avec réaction sur le pneumogastrique.

On a encore admis un type hypochlorhydrique, consécutif à l'anémie générale, qui est la règle dans l'*insuffisance aortique* et Huchard, dans un cas d'angine de poitrine, a observé une dilatation de l'estomac, dûe à la paralysie du pneumogastrique.

V

Estomac et voies respiratoires

Influence de l'estomac sur les voies respiratoires.

Bien des malades qui présentent, en dehors de toute lésion pulmonaire ou laryngée, une petite toux continue, ne sont que des dyspeptiques et ce n'est qu'en soignant leur estomac qu'on vient à bout de cette toux, qualifiée trop souvent de nerveuse et contre laquelle le bromure et les autres médicaments nervins restent sans effet.

La dyspepsie peut aussi amener de l'*enrouement* et de l'*aphonie*. Elle provoque souvent de la *dyspnée*, dûe à la trop grande réplétion de l'estomac, qui comprime la base du poumon — ou a des fermentations gazeuses, qui agissent de la même manière — ou plus souvent à une simple action réflexe, la dyspnée pouvant se montrer après un repas peu abondant. A signaler également la dyspnée toxi-alimentaire qu'on rencontre, chez les artério-scléreux..

Quant à l'*asthme*, ses relations avec l'estomac sont intéressantes. Il y a l'asthme gastrique, manifestation pulmonaire d'une crise de dyspepsie, qui se termine par des hoquets et des renvois, accompagnés ou non de vomissements — et l'asthme vrai, qui alterne avec la dyspepsie; pendant des semaines ou des mois tous les symptômes gastriques cessent, mais des crises d'asthme apparaissent; puis le poumon redevient silencieux et l'estomac recommence à faire des siennes.

Influence des voies respiratoires sur l'estomac.

Lorsque les crises d'*asthme* se répètent fréquemment, il en résulterait, pour G. SÉE, une flaccidité du diaphragme et une diminution de tonicité des muscles de la paroi abdominale, qui permettraient la distension gazeuse de l'estomac et engendreraient des troubles variés.

Les *affections chroniques des fosses nasales et du pharynx*, sont une cause de dyspepsie, qu'elles agissent par voie réflexe, par les propriétés irritantes des mucosités dégluties ou par les fermentations dont ces dernières sont le point de départ dans l'estomac.

Selon BEAU, la dyspepsie « active la diathèse tuberculeuse qui, sans elle, ne se révélerait pas par sa lésion caractéristique (1) ».

Ce rôle prépondérant et initial de l'estomac n'est plus guère admis de nos jours ; tout au plus, peut-on dire que, chez un sujet en puissance de *tuberculose pulmonaire,* la dyspepsie facilite l'entrée à la maladie, en affaiblissant l'organisme.

C'est au contraire, l'estomac qui est frappé, soit au début de l'affection (2), par action du poison tuberculeux sur la musculature stomacale (KLEMPERER) ou par l'irritation des filets pulmonaires du pneumogastrique par les lésions tuberculeuses commençantes (ROBIN) — soit dans le cours et à la fin de la maladie, par toxi-infection.

Quant à la *tuberculose de l'estomac,* elle est rare (6 à 8 fois sur 1000 autopsies de tuberculeux, selon SOUPAULT). Les lésions consistent en un ulcère le plus souvent unique, dont le siège de prédilection est la région pylorique et la grande courbure et dont les dimensions sont variables ; au lieu d'avoir, comme l'ulcère simple la forme d'un tronc de cône, dont la base répond à la muqueuse et le sommet au plan sous-jacent, l'ulcère tuberculeux a la forme inverse, la base répondant à la partie profonde et le sommet à la surface de l'organe.

La tuberculose de l'estomac ne se manifeste pas par des

____

(1) La *dyspepsie* (1866), p. 98.

(2) Dyspepsie hypersthénique prodromique, de ROBIN ou syndrôme gastrique initial de MARFAN, ce dernier ayant au contraire les caractères de la dyspepsie asthénique.

signes spéciaux ; elle peut même passer cliniquement ina-perçue.

On a proposé plusieurs théories pour expliquer son origine: pénétration directe du bacille de Koch à travers la muqueuse surtout à la faveur d'une érosion ou d'une ulcération — infection par voie lymphatique — propagation d'une tuber-culose du péritoine ou de ganglions voisins, — infection par voie sanguine, cette dernière opinion ralliant la majorité des suffrages.

VI

Estomac et organes génitaux

Influence de l'estomac sur les organes génitaux.

C'est principalement sur l'utérus et les fonctions mens-truelles que l'estomac malade fait sentir ses effets.

Souvent l'*aménorrhée*, la *dysménorrhée* ou la *leucorrhée* ne reconnaissent pas d'autre cause qu'une dyspepsie, quel-quefois même peu ancienne et c'est de ce côté qu'il faudra chercher toutes les fois qu'on se trouvera en présence d'une femme se plaignant de troubles de ce genre, non améliorés par les emménagogues ou le traitement local.

La dépendance gastrique de l'aménorrhée est parfois très nette. J'ai observé tout dernièrement une jeune fille de cons-titution robuste, mais souffrant de l'estomac depuis plusieurs années, pendant la période d'été ; dès l'apparition de la dys-pepsie, les règles habituellement normales devenaient irré-gulières, manquant un mois sur deux ; en 1906, elles firent défaut pendant cinq mois consécutifs, puis à l'automne elles reprirent leur cours mensuel, en même temps que disparais-sait la dyspepsie.

Chez les femmes sujettes à la congestion utéro-ovarienne, la dyspepsie favorise les *ménorrhagies* ; elle augmente les métrorrhagies, qui sont sous la dépendance de l'endométrite.

Chez l'homme, la dyspepsie est souvent cause de *spermatorrhée* ou de *pollutions nocturnes*, par la propagation de l'irritation du plexus solaire au plexus hypogastrique. D'autres fois, elle diminue ou supprime le pouvoir. virile ou le désir vénérien ; plus souvent peut-être, et ceci est surtout fréquent dans l'hypersthénie, les malades, à certains moments de leurs malaises, en particulier de leurs fringales sont en proie à une excitation génitale très grande. ARÉTÉE disait déjà : « Lorsque le mal est parvenu à son comble..., ils ont un désir insatiable pour le coït. »

Ce n'est pas seulement d'une façon immédiate que l'estomac agit sur le centre nerveux génital ; le lendemain du jour où le malade aura commis quelque excès gastrique, un désir subconscient de coït germera en lui, et *malgré lui*. S'il se laisse aller, si, averti par l'expérience précédente, il n'a pas la force de résister à cette impulsion malsaine, le désir reviendra ensuite encore plus fort et, l'acte génital retentissant à son tour sur les phénomènes locaux, sa dyspepsie sera par là augmentée et le malade entrera dans un cercle vicieux, d'où il ne sortira que difficilement.

INFLUENCE DES ORGANES GÉNITAUX SUR L'ESTOMAC.

Il a été question ailleurs des vomissements du début de la *grossesse*, dûs non à la compression des organes voisins par l'utérus gravide, puisqu'ils apparaissent souvent dès le moment de la conception, mais à une action du plexus utéro-ovarien sur le plexus solaire — et qui cèdent presque toujours au traitement de l'hypersthénie (alcalino-terreux).

Il n'est pas de femme ayant une *affection des voies génitales*, qui ne présente de phénomènes dyspeptiques continus ou concomitants des crises utéro-ovariennes. La *dysménorrhée douloureuse* provoque souvent des vomissements et même les périodes de *menstruation* normale sont accompagnées de troubles gastriques, chez les personnes nerveuses.

Chez l'homme, les *pertes séminales* et l'*onanisme* entraînent à leur suite la dyspepsie — et l'aggravation ou l'apparition de l'hypersthénie est dûe, dans une large part, aux *excès génitaux*.

VII

INFLUENCE DE L'ESTOMAC SUR L'ŒIL ET L'OREILLE.

Ce qui montre bien le pouvoir morbide et l'influence à distance de l'estomac, ce sont les retentissements des dyspepsies sur l'œil et l'oreille.

I

En ce qui concerne l'œil, GRANDCLÉMENT, de Lyon, a décrit quatre variétés de symptômes : les *scotômes,* la *pseudo-conjonctivite,* l'*asthénopie musculaire et accommodative,* et des troubles de vision (1) consistant en *brouillards, difficulté d'accommodation* pour les objets rapprochés et persistance des sensations colorées.

De ce dernier symptôme, il faut rapprocher le phénomène de *vision colorée.* LEVEN a observé une dame de 45 ans,

____

(1) Pour TERRIEN et CAMUS, l'excitation du sympathique cervical augmente la réfraction de l'œil correspondant (*Société de Biologie*, 25 mai 1902.

souffrant de gaz continuels depuis de longues années, qui, pendant une certaine période de sa maladie voyait du rouge après ses repas — et un jeune homme de 22 ans, qui voyait tous les objets jaune, au moment de ses souffrances gastriques (1).

Plus fréquente est la *migraine ophtalmique*, qu'on pourrait classer parmi les retentissements cérébraux et qui ne mérite pas de description particulière ; elle ne peut, en effet, à aucun point de vue, soit étiologique, soit symptomatique, soit thérapeutique, être séparée de la migraine banale, dans laquelle existent toujours des symptômes oculaires qui sont simplement plus prononcés dans un cas que dans l'autre.

II

Le *bourdonnement* d'oreille, en dehors de toute affection locale, est un symptôme assez fréquent chez les dyspeptiques, il affecterait le côté gauche de préférence, selon LEVEN ; d'où il s'étendrait au côté droit ; il peut être remplacé par un *sifflement* ou un bruit de cloche. En même temps ou consécutivement, l'*acuité de l'ouïe* diminue jusqu'à aboutir quelquefois à une surdité temporaire.

Les rapports anatomiques existant entre l'artère vertébrale, qui irrigue l'oreille interne et le ganglion cervical inférieur permettent de comprendre ces retentissements éloignés.

VIII

Les dermatoses gastriques

L'estomac joue un grand rôle dans la production des dermatoses les plus diverses ; eczéma, acné, prurigo, furoncu-

____

(1) *Estomac et cerveau*, (1883), p. 27.

losc, urticaire, etc.., il suffit, pour s'en convaincre, de voir de quelle importance est le régime alimentaire dans leur traitement, et de constater la coexistence constante de la gastro-entérite avec l'érythème fessier.

Les recherches de ROBIN et LEREDDE ont montré que les fermentations gastriques étaient l'origine de ces troubles cutanés. Mais peut-être est-il besoin encore de la théorie réflexe pour expliquer l'apparition de dermatoses fugaces, se montrant quelques minutes après l'ingestion de certains aliments

IX

DYSPEPSIE ET ANÉMIE

Les rapports de ces deux affections sont absolument étroits et si, dans un certain nombre de cas, il est facile de savoir laquelle dépend de l'autre, souvent, il est presque impossible de s'en rendre compte — ce qui, quoi qu'il puisse sembler, n'a aucune importance au point de vue pratique.

Les anémiques par dyspepsie ne supportent pas le fer, ni les vins dits reconstituants, ni la viande dont on est tenté de les bourrer. Le repos, une alimentation nutritive sous un petit volume et facile à digérer, quelques médicaments gastriques constituent le meilleur traitement.

Ce traitement sera aussi celui de la dyspepsie par anémie ou de la dyspepsie évoluant en même temps que l'anémie. Les succès obtenus par l'administration du fer ne sont dûs qu'au repos et à l'alimentation choisie dont on accompagne la médication ferrugineuse, souvent, même mal tolérée dans l'anémie primitive.

X

RETENTISSEMENTS GASTRIQUES DE DIVERSES AFFECTIONS

Etats fébriles. — SCHIFF prétendait que la muqueuse de l'estomac ne contenait pas de ferment ou qu'elle perdait son pouvoir digestif dans la fièvre ; EWALD a exprimé la même opinion.

Par contre, SASSESKI, EDINGER et ROBIN, ayant fait l'analyse du suc gastrique de diverses classes de fébricitants, trouvent que la sécrétion chlorhydro-peptique est peu modifiée. Expérimentalement, M. LEVEN a obtenu une infusion active avec la muqueuse de l'estomac d'un chien atteint de fièvre.

La manière de voir de SCHIFF et d'EWALD semble donc infirmée.

Ce n'est donc que dans les *états infectieux* graves comme la fièvre typhoïde, la pneumonie, les septicémies, etc.., que l'estomac peut être réellement atteint.

Intoxications. — L'élimination de certains poisons se faisant au niveau de la muqueuse gastrique, d'autre part cette dernière participant à l'intoxication générale des tissus de l'organisme ou ne pouvant, avec une irritation sanguine de mauvais aloi, former un suc digestif normal, le *saturnisme*, l'*hydrargyrisme*, l'*arsenicisme*, etc., provoquent des déterminations diverses du côté de l'estomac ou y créent de véritables lésions, souvent irrémédiables.

Syphilis.— Elle agit de deux façons : *par infection* et alors les manifestations sont diverses (anorexie, gastralgie, catarrhe), d'autant qu'on peut se demander si l'ingestion de mercure ou d'iodure n'est pas quelquefois pour beaucoup dans ces troubles — et *par action directe*, créant la syphilis de l'estomac.

La syphilis de l'estomac, dans laquelle on rencontre des gommes, des infiltrations, des hémorrhagies et des ulcères consécutifs à la fonte des gommes, se traduit cliniquement par des symptômes variés. Ce sont des troubles fonctionnels peu sérieux ou des vomissements avec coliques ; d'autres fois, elle simule l'ulcère rond avec ses hématémèses et ses violentes douleurs — ou le cancer, le malade se cachectisant et la palpation permettant parfois de sentir une induration, mal limitée.

Le traitement est banal ; mais la voie hypodermique pour l'administration des sels de mercure et la voie rectale pour l'iodure seront employées seules.

Goutte et rhumatisme. Les rapports de l'estomac avec ces deux diathèses sont encore bien mal connus.

Certains malades, dyspeptiques depuis longtemps présentent de ci, de là des attaques de goutte qui paraissent indépendantes. D'autres, n'ayant jamais souffert des voies digestives et devenant goutteux, éprouvent des troubles gastriques pendant les périodes de fluxion articulaire.

Un phénomène admis à peu près par tous est la *rétrocession de la goutte*. Au déclin ou après un accès de goutte, éclatent brusquement des accidents gastriques (douleur violente et vomissements) dûs peut-être(?) à l'élimination d'acide urique au niveau de la muqueuse de l'estomac ou des manifestations en un autre point de l'organisme (cœur, cerveau).

Ce que l'on observe assez souvent, d'après LEVEN, c'est l'alternance entre les douleurs articulaires et la dyspepsie. Quand celle-ci augmente, la crise de goutte diminue ; lorsque les articulations sont fortement atteintes, l'estomac va mieux.

COUTARET a voulu rattacher le catarrhe de l'estomac à ce qu'il appelle la diathèse rhumatoïdale ; mais il semble bien difficile de décrire un type d'affection gastrique consécutive au rhumatisme, les troubles digestifs qu'on rencontre ayant des caractères variés.

CHAPITRE XXII.

QUELQUES REMARQUES GÉNÉRALES

I

Gastropathies sans symptomes gastriques

Généralement, l'affection d'un organe se produit par des symptômes localisés à cet organe et pouvant amener, au bout d'un temps plus ou moins long, d'autres troubles.

Il n'en est pas toujours ainsi, en ce qui concerne l'estomac.

Il n'est pas rare de constater l'existence d'une dilatation, atteignant souvent de grandes dimensions et datant de plusieurs années, chez des sujets n'ayant jamais souffert et ne s'étant jamais plaint *de l'estomac*. En voici deux observations personnelles, dont la première a déjà paru ailleurs.

Mlle X... a commencé, à l'âge de deux ans, à boire plusieurs carafes d'eau par jour (1). Lisait à trois ans ; petit prodige à sept ans. A neuf ans, tout décline ; vers dix ans, incapacité totale à faire quoi que ce soit : recommence vingt fois une lettre ; indifférente à tout, aux gronderies comme aux punitions ; caractère détestable.

Depuis quelques années, coliques fréquentes, migraines avec vomissements bilieux, cauchemars.

____

(1) Symptôme de dyspepsie.

Onze ans, danse de St-Guy, après le surmenage de la première communion. Vient à Paris consulter CHARCOT, qui la soumet, sans aucun résultat au traitement suivant : douches froides, bromure, quassia, gouttes amères. La maladie dure plus d'un an.

A treize ans, on consulte le professeur BOUCHARD, qui constate une dilatation gastrique s'étendant à 2 cm. au-dessous de l'ombilic et à 10 cm. à droite de la ligne ombilico-pubienne.

Or la malade n'avait jamais senti son estomac : ni douleur, ni lourdeur, ni autre phénomène subjectif. (1)

Par un traitement purement antidyspeptique, les migraines, les coliques et les vomissements cessent au bout de quelques semaines, en même temps que, par la suite, le caractère s'améliore, à mesure que la dilatation rétrocède.

M... X... 60 ans environ, malade vu en septembre 1902. En janvier dernier, crise aiguë de gastro-entérite, après avoir abusé par gourmandise d'un vin médicamenteux très agréable au palais. En dehors de cette manifestation n'ayant duré que quelques semaines, il n'a jamais souffert de l'estomac; mais depuis des années, il présente un état général plutôt mauvais : amaigrissement et teint jaune.

L'estomac descend à 6 cm. au-dessous de l'ombilic et est également très dilaté dans le sens transversal. *Aucun point* de l'abdomen et du creux épigastrique n'est *sensible* à la pression.

Cette dilatation ne peut être que l'expression d'une vieille dyspepsie ayant eu son point de départ il y a environ vingt ans, à l'époque où M. X., avocat à Paris, mangeait à la hâte à 10 heures du matin et parlait ensuite beaucoup, sans rien

---

(1) Excitations viscérales ne franchissant pas le seuil de la conscience.

prendre avant 6 heures du soir et où il ingérait entre ses repas et le soir après dîner une grande quantité de bière, en fumant beaucoup.

(J'ajoute que le malade a été très amélioré rapidement et qu'il est toujours là depuis 5 ans, vacant à ses occupations— pour le cas où cette observation éveillerait l'idée d'une dilatation consécutive à un néoplasme).

Dans d'autres cas, la maladie gastrique, après s'être révélée pendant des mois par des symptômes divers, ne provoque plus chez le sujet de sensation subjective localisable à l'estomac ; il n'éprouve absolument rien de ce côté. C'est la percussion et la palpation qui font découvrir une dilatation ou une sensibilité plus ou moins prononcée du plexus solaire, sensibilité exprimant le trouble local qui a besoin d'être recherché d'une manière objective.

Ou bien, ces symptômes objectifs après avoir existé, durant un temps variable, font défaut. Le malade et le médecin voient là un signe d'amélioration ou de guérison, alors qu'il n'en est rien.

L'estomac toujours aussi malade, exprime sa souffrance non plus par lui-même, mais par un autre point du système nerveux sympathique ou cérébro-rachidien ; ce sont des palpitations se montrant pendant la période digestive — de la lourdeur ou du vide dans la tête — de la constipation — des cauchemars ou de l'insomnie — des migraines — une toux ou une dyspnée gastriques — des douleurs de dos ou de reins — de la faiblesse dans les jambes, etc...

Il arrive même que le trouble de l'estomac se manifeste primitivement à distance ; c'est ainsi que j'ai observé souvent l'apparition d'un vertige de très courte durée, dès l'ingestion de la première cuillerée de potage, chez des personnes neuro-arthritiques, n'ayant jamais eu l'attention attirée sur leurs fonctions gastro-intestinales.

II

HABITUDES PATHOLOGIQUES DE L'ESTOMAC
NÉCESSITÉ, DANS CERTAINS CAS, DE VISER SURTOUT L'ÉLÉMENT SYMPTOME.

Dans la plupart des affections, mais surtout dans celles du système nerveux ou dans celles d'organes où le système nerveux joue un grand rôle, les phénomènes morbides se montrent d'une façon intermittente et souvent à intervalles réguliers..

L'estomac ne fait pas exception à cette règle.

Quand, pour une cause déterminée, par exemple l'ingestion d'aliment difficile à digérer, il souffre et manifeste son malaise par de la lourdeur, de la pesanteur, etc... (hyposthénie) et cela depuis longtemps, ces phénomènes ne disparaissent pas immédiatement après la suppression de la cause qui les a fait naître ; ils survivent un certain temps, d'autant plus long que l'affection est plus ancienne.

Dans l'hypersthénie simple ou dans le *syndrôme de Reichmann*, on voit des malades qui sont réveillés chaque nuit à la même heure par des crises de douleurs ou qui régulièrement, le matin à jeun, éprouvent à l'estomac une sensation de brûlure ou d'âcreté.

Dans ce dernier cas, le traitement pathogénique qui est le seul logique et fructueux et qui consiste à diminuer l'excitabilité du plexus solaire et l'hypersécrétion de la muqueuse ne suffit pas ou du moins donne des résultats moins rapides que si l'on s'adresse en même temps au symptôme douleur.

Ce symptôme, en effet, quand il n'est pas très prononcé, peut durer une ou deux heures, sans que le malade, habitué à souffrir davantage à d'autres moments, y prête une grande attention et sans que le médecin croie utile de le combattre directement.

Mais, traduisant la présence, dans la cavité gastrique, d'un liquide acide ou hyperacide, ce symptôme est accru et renforcé chaque jour par ce fait que ce liquide irrite la muqueuse et que cette irritation agit secondairement pour augmenter l'hypersécrétion.

Il est de toute nécessité de viser et de faire disparaître au plus tôt ce symptôme, par l'administration quotidienne d'alcalino-terreux dans une infusion chaude ; on évite, de la sorte, l'aggravation des troubles gastriques que cette manifestation douloureuse répétée ne manquerait pas de produire si l'on n'y prenait garde.

De même encore dans l'hypersthénie, lorsque le sujet éprouve entre ses repas et principalement dans la matinée le besoin impérieux de manger, il ne faut pas laisser ce besoin, manifestation d'un fonctionnement anormal de l'estomac et expression de l'hyperexcitabilité du plexus solaire, durer une ou deux heures. Dès qu'il apparaît, il convient de le calmer ; pour cela, on aura recours non à un repas supplémentaire ou à une collation qui, tout en produisant un excellent effet immédiat, ne serait pas long-temps toléré sans dommage pour l'estomac, mais à une simple tasse à café de lait chaud, suffisante pour occuper la fonction gastrique qui demande à se dépenser outre mesure et n'exigeant presque aucun travail de digestion, donc ne fatiguant pas l'organe. Au besoin, on pourra y ajouter 1 ou 2 gr. du mélange alcalino-terreux, codéiné ou non, déjà indiqué plusieurs fois précédemment.

On agira de la même façon dans l'insomnie des hypersthéniques, liée à un état d'agacement général consécutif à l'action du suc gastrique hyperacide sur la muqueuse. L'irritation de la muqueuse irrite tout le système nerveux, qui ne peut obtenir le calme et le repos demandés par le malade ; de son côté, le système nerveux irrité, et en première ligne le cerveau, réagit sur l'estomac, pour augmenter l'hypersécrétion.

C'est sans doute à la faveur de son action sur le cerveau que l'estomac arrive à contracter des habitudes pathologiques, à manifester sa souffrance d'une manière intermittente et cyclique. Aussi est-il nécessaire d'agir sur certains symptômes pour empêcher cette action.

III

MARCHE DE LA MALADIE. — SES VARIATIONS

En raison de ces habitudes pathologiques, l'estomac, même lorsqu'on lui applique le traitement optimum, ne va pas d'une marche ininterrompue vers la guérison.

Il est très rare que les manifestations gastriques de la dyspepsie diminuent d'une façon régulière et progressive, à partir du moment où cette affection est soignée. L'amélioration assez rapide doit être la règle, même lorsque la dyspepsie remonte à dix ou vingt ans ; mais cette amélioration procède par à coups. Les phénomènes douloureux ou morbides vont en diminuant pendant quelques jours ; le malade croit qu'il va en être toujours ainsi, mais, au bout de peu de temps il réapparaissent aussi forts qu'auparavant. Puis, ils se calment de nouveau. pendant une période plus longue que la première fois, pour se montrer encore et ainsi de suite.

Ou bien les malaises se montrent aussi forts, à des inter‧ valles de plus en plus éloignés ou bien de moins en moins marqués à des intervalles à peu près égaux. Le malade va mieux en allant de moins en moins mal, jusqu'à ce que tout symptôme ait disparu.

Il arrive encore fréquemment que, pendant le traitement, les symptômes gastriques supprimés ou masqués se manifestent sur un autre point de l'organisme ; tel dyspeptique, au bout de quinze jours de soins se croit guéri, parce qu'il n'éprouve plus de pesanteur ni de somnolence après le repas, mais voilà qu'il ressent une pesanteur dans la région lombaire, qu'il n'avait jamais eue ou une douleur de tête inaccoutumée ou des palpitations de cœur ; etc... Le système nerveux éprouve le besoin de faire quelques décharges d'énergie pour retrouver son équilibre et compenser l'absence de manifestations localisées jusqu'alors plus ou moins complètement au plexus solaire. Pendant une certaine période, il y a ainsi des oscillations pathologiques, qui disparaissent peu à peu. L'estomac avait l'habitude quotidienne de souffrir, ce n'est pas du jour au lendemain qu'on peut la faire évanouir, sans qu'elle laisse de traces.

Ou bien tel symptôme gastrique est remplacé par tel autre que le patient n'avait jamais éprouvé et qui peut lui faire croire à une aggravation de son mal, alors qu'il ne s'agit que d'une suppléance morbide. Au fond, il n'y a aucune différence d'origine et de nature entre la douleur, la

fausse faim, la lourdeur (1) et les nausées, quatre symptômes qu'on peut rencontrer dans un même type : l'hyposthénie et qui sont tous conditionnés par le plexus solaire.

En somme, l'estomac, après des périodes de mieux, peut
aller momentanément mal sans aucune cause ; voilà une
notion clinique, très simple, qu'il faut connaître pour ne
pas être dérouté et attribuer aux affections banales de l'estomac une complexité et une difficulté de compréhension
qu'elles n'ont pas.

A côté de ces variations spontanées de l'état gastrique, il
est un grand nombre de causes qui agissent sur l'estomac et
dont j'ai déjà cité quelques-unes, au cours de ce travail : ce
sont la fatigue physique et la simple station debout prolongée, les chagrins contre lesquels souvent on ne peut lutter,
les excès de travail intellectuel, les écarts de nourriture et
de boisson.

Sur ce dernier point, il y a une remarque importante à
faire ; c'est que ces diverses causes qui exercent une action
nocive sur l'estomac, n'agissent pas toujours immédiatement.
Tel malade peut aujourd'hui faire une longue course à pied
et, le soir, manger d'un excellent appétit, qui, le lendemain,
se sent mal à l'aise et a un estomac de carton, sans savoir
pourquoi, puisqu'il s'est couché dispos, la veille. Tel autre
prend à un repas un plat franchement indigeste, passant
pourtant inaperçu qui, le lendemain après avoir pris comme
petit déjeuner une simple tasse de lait ou à midi deux œufs
à la coque et une purée de légumes secs, a des renvois

___

(1) Qui, comme le gonflement, se montre souvent dès le début du repas
et qui n'est pas un signe de replétion de l'estomac, mais simplement a
traduction de l'irritation du plexus solaire.

abondants et des troubles marqués de digestion ; la conclusion qu'il tire de ce fait, c'est qu'il ne supporte pas les féculents, alors qu' à la vérité, c'est le homard ou la mayonnaise *de la veille*, qui entre en ligne de compte.

A noter également l'influence de l'époque des menstrues sur l'augmentation des malaises gastriques, qui se produisent soit avant, soit pendant, soit après et qui sont dûs au retentissement de la modification fonctionnelle momentanée du plexus hypogastrique sur le plexus solaire.

TABLE DES MATIÈRES

TROISIÈME PARTIE

TABLE ANALYTIQUE DES MATIÈRES

Imprimerie L. Coquemard et Cie, Angoulême

www.ingramcontent.com/pod-product-compliance
Lightning Source LLC
LaVergne TN
LVHW021926030726
842523LV00001B/62